WERNER MANG

Verlogene Schönheit

Buch

Pralle Brüste, schlanke Hüften, ein ewig faltenloses Lächeln: Immer mehr Menschen legen sich für die Schönheit unters Messer – nicht selten mit Erwartungen und Ergebnissen, die jedes Maß übersteigen. Werner Mang betrachtet die Entwicklung immer absurder werdender plastischer Operationen mit Sorge und kämpft für den seriösen Ruf seines Fachgebiets.
Angesichts des gesellschaftlichen Schönheitswahns, der Frauen dazu bringt, sich Rippen oder Mittelfußknochen entfernen zu lassen, und immer jüngeren Patienten, warnt Mang vor den gefährlichen Auswüchsen. Der Illusion grenzenloser Formbarkeit setzt er ein Konzept natürlicher Ästhetik entgegen: Schön ist, was natürlich aussieht.
Streng rechnet Mang auch mit den Eitelkeiten der High Society ab und spekuliert ganz offen über mögliche Eingriffe von Hollywood-Schönheiten und deutscher Prominenz. Der renommierte Arzt erklärt, was sinnvoll und möglich ist in der ästhetischen Chirurgie, geht mit einigen seiner Berufskollegen hart ins Gericht und beschreibt die üblichen Eingriffe, ihre Preise und ihre Risiken.

Autor

Prof. Dr. Werner Mang, bekanntester deutscher Schönheitschirurg, ist Leiter der Bodensee-Klinik, die mit jährlich etwa 3000 Eingriffen auch international zu den auf diesem Gebiet führenden Kliniken gehört. Er ist Präsident der internationalen Gesellschaft für Ästhetische Medizin. Die von ihm ins Leben gerufene Professor-Mang-Stiftung hat es sich zur Aufgabe gemacht, bedürftigen Menschen, die durch Unfälle oder Krankheit verunstaltet sind, kostenlos zu helfen.

# Werner Mang
in Zusammenarbeit
mit Norbert Lewandowski

Verlogene Schönheit

Vom falschen Glanz
und eitlen Wahn

GOLDMANN

Neben einem starken Mann steht eine starke Frau.
Und diesen starken Frauen ist mein Buch gewidmet,
vor allem meiner Ehefrau Sybille.
Werner Mang

MIX
Papier aus verantwortungsvollen Quellen
FSC® C014496

Verlagsgruppe Random House FSC-DEU-0100
Das FSC®-zertifizierte Papier *München Super* für dieses Buch
liefert Arctic Paper Mochenwangen GmbH.

1. Auflage
Taschenbuchausgabe Dezember 2010
Wilhelm Goldmann Verlag, München,
in der Verlagsgruppe Random House GmbH
Copyright © der Originalausgabe 2009
by C. Bertelsmann Verlag, München,
in der Verlagsgruppe Random House GmbH
Umschlaggestaltung: UNO Werbeagentur, München
in Anlehnung an die Gestaltung der HC-Ausgabe
(R·M·E, Roland Eschlbeck/Rosemarie Kreuzer)
GJ · Herstellung: Str.
Druck und Bindung: GGP Media GmbH, Pößneck
Printed in Germany
ISBN: 978-3-442-15653-5

www.goldmann-verlag.de

Inhalt

1. Gesellschaftskrise, Werteverlust und Schönheitswahn ... 7

2. Mein Leben und der steinige Weg zum Erfolg
   (»Schönheitspapst«) 20

3. Verlogene Schönheit 45

4. Verlorene Schönheit 58

5. Die Trophäenfrau 68

6. Schönheitswahn – die verlogene Gesellschaft 82

7. Schönheit – die großen Verführer.
   Hände weg von Teenie-Operationen! 93

8. Wenn Männer aus den Fugen gehen 103

9. Wie gefährlich ist der OP-Tourismus ins Ausland? 115

10. Sinn, Unsinn und Wahnsinn der Schönheitschirurgie ... 133

11. Glücklich durch eine Schönheitsoperation 144

12. Der Krieg der Schönheitsärzte 153

13. Schönheitschirurgie auf AOK-Kosten:
    Wie das deutsche Gesundheitssystem
    saniert werden muss 161

14. Alterschirurgie – ein Beitrag zur sozialen Kompetenz
 (»in Schönheit altern«) 168

15. Patienten, die ich nie vergessen werde 176

16. Ivo Pitanguy – Freund, Nestor, Vorbild 185

17. Schönheit ohne Skalpell 191

18. Die wichtigsten Operationen und Eingriffe 220

Register 249

1. Gesellschaftskrise, Werteverlust und Schönheitswahn

»*Warum ich dieses Buch schreibe: Die Schönheitschirurgie ist ein Spiegel der Gesellschaft.*« Werner Mang

Sex sells, heißt es. Diese Erkenntnis stimmt nur bedingt. In Wirklichkeit ist es die Schönheit, die verkauft; sie ist der goldene Schlüssel für ein ganzes Leben. Gutes Aussehen, wie wir es entsprechend unserem westlichen Empfinden anstreben, ist ein Türöffner auf dem Weg zum Erfolg, vor allem beim spannendsten Aufeinandertreffen in unserem Dasein: der Begegnung von Frau und Mann. Schöne Menschen sind da klar im Vorteil, so erbarmungslos sind nun mal die Regeln der Auswahl, der Natur. Schönheit kennt – wie auch Intelligenz – keine Gerechtigkeit. Man hat sie, oder man hat sie eben nicht; ob verdient oder unverdient, spielt nicht die geringste Rolle. Ohne Unterschiede – von schön und hässlich, von arm und reich – käme es zum Stillstand. Es gäbe keine Konkurrenz, keinen Wettkampf mehr. Wenn wir alle reich wären, wären wir alle arm.

Das positive Unterscheidungspotenzial steuert den Erfolg. Allerdings: Wer hässlich ist und nichts dagegen unternimmt, bleibt in den allermeisten Fällen auf der Strecke. Das ist bitter, aber harte Realität. Schönheit ist ein Kapital, das die Laufbahn bestimmt und bestechend wirkt. Das fängt schon in der Familie an, wo hübsche Kinder wegen ihres süßen Auftretens bevorzugt werden. Das ist in der Schule so und auch im Beruf. Schönheit, oder sagen wir besser Attraktivität, weckt Sympathie, und Sympathie beschleunigt den Aufbau von Vertrauen. Bei jedem Neubeginn, ob im Privatleben oder im Beruf, steht die Attraktivität im Vordergrund. Erst dann kommen die inneren Werte, die Qualitäten des Restmenschen. Es ist wie mit der Verpackung von Produkten: Zu einer Praline greift man ohne zu zögern, wenn sie appetitlich eingewickelt ist und einen leckeren Inhalt verspricht.

Schönheit hat also etwas mit sozialem Erfolg zu tun. Wer jung und schlank daherkommt, mit harmonischen Gesichtszügen, dem werden Eigenschaften wie Gesundheit, Willenskraft und Erfolgsorientiertheit einfach so zugeschrieben. So betrachtet, hat Schönheit durchaus einen Wert, den man in Geld ausdrücken könnte – wie es bei hoch bezahlten Topmodels der Fall ist. Aber was ist ein schönes Gesicht? Wissenschaftler sind der Frage mit Hilfe von digitaler Bildbearbeitung auf den Grund gegangen. Um ein Abbild idealer Proportionen zu schaffen, reicht es aus, Daten vieler realer Gesichter in den Computer einzugeben. Der rechnet dann, Pixel für Pixel, die Durchschnittswerte aus. Lange Nasen, Pickel, fliehende oder spitze Kinne und Hamsterbacken verschwinden wie von Geisterhand. Ist Schönheit doch nur ein statistischer Mittelwert?

Unser ganzes Leben verläuft in jeder Schattierung nur durch gezielte Nachbehandlung erfolgreich: In der Ausbildung durch Lernen, im Sport durch Training, im Beruf durch Fortbildung, Taktieren, Jobwechsel. Und in der Schönheit durch Aufbesserungen mit Fitness, Diäten, Mode, Kosmetik – und bisweilen durch meine Wenigkeit.

Professor Mang – »King of Nose«

An dieser Stelle möchte ich mich vorstellen. Mein Name ist Werner Mang. Ich bin Facharzt für Hals-, Nasen- und Ohren-Heilkunde/Plastische Operationen und Professor der Medizin. Seit 1990 leite ich die Bodenseeklinik in Lindau, die als größte Schönheitsklinik Europas gilt. Mit über 3000 Eingriffen im Jahr dürfte unsere Fachklinik eine der bedeutendsten für Schönheitsoperationen auf dem Globus sein. In der deutschen Presselandschaft werde ich gelegentlich von den unterschiedlichsten Organen als »Schönheitspapst« (»Das Goldene Blatt«) oder als »Falten-Terminator vom Bodensee« (»Der Spiegel«) bezeichnet, was meine Mitarbeiter, meine Familie und ich eher schmunzelnd zur Kenntnis nehmen.

Der Stellenwert der Schönheit ist traditionell besonders hoch beim Medium Film. Kein Gesicht, das nicht geschminkt und technisch nachgebessert wird. Keine Kulisse ohne verschönernde, unterstützende und manchmal auch überzeichnende Eingriffe. Diese Unterstützung gestehe ich auch dem Körper eines Menschen zu. In unserer Klinik nehmen wir, neben Rekonstruktionen nach Unfällen und Krebserkrankungen, unter anderem Nasen- und Brustoperationen, Facelifting, Lidkorrekturen, Fettabsaugung, Faltenunterspritzung, Oral- und Venenchirurgie, Haartransplantationen, Bauchdecken-, Oberarm- und Oberschenkelstraffung vor. Um es unmissverständlich zu sagen: Ich verdiene meinen Lebensunterhalt als Schönheitschirurg. Und ich versuche, das medizinisch Machbare zu unternehmen, damit sich die Patientinnen und Patienten wieder glücklicher fühlen. Ich will regulieren, reparieren, Unzulänglichkeiten korrigieren, aber ich will niemanden auf dieser Welt tunen oder designen, wie es manche Kollegen in den USA machen.

Es ist grauenhaft, was sich inzwischen auf dem Sektor der Schönheitschirurgie und Schönheitsreparatur abspielt, wie dieser Teil unserer Kultur hemmungs- und bedenkenlos, unmenschlich und vor allem unnatürlich ausufert. Heerscharen von bemitleidenswerten Zombies, verunstaltet von gewissenlosen Ärzten, werden auf die Menschheit losgelassen, die so etwas teilweise noch schön und erstrebenswert findet. Wegen solcher Fehlentwicklungen habe ich dieses Buch geschrieben.

Immer wieder wird mir von den lieben Kollegen, die sonst wenig Skrupel haben, vorgeworfen, ich sei nur HNO-Arzt. Das scheint für viele, von Neid und Missgunst zerfressene Ärzte der einzige Schwachpunkt in meinem Lebenslauf zu sein. Doch ich bin stolz darauf, dass ich Facharzt für HNO/Plastische Operationen bin. Den Facharzt für plastische Chirurgie gibt es erst seit dem Jahr 1993, zu diesem Zeitpunkt war ich bereits ärztlicher Direktor der Bodenseeklinik in Lindau. Und im Bereich der ästhetischen Chirurgie habe ich eine über zehnjährige Ausbildung absolviert. Nach meiner chirurgischen Grundausbildung habe ich am Klinikum Großhadern der Münchner Ludwig-Maximilians-Universität den Facharzt für HNO und Kopf-/Halschirurgie gemacht, weil mich immer das Gesicht am meisten fasziniert und weil es der schwierigste Teil in der ästhetischen Chirurgie ist. Eingriffe der plastischen Gesichtschirurgie wie Nasenoperationen, Facelift oder Lidkorrekturen gehören zu den anspruchsvollsten in der ästhetisch-plastischen Chirurgie. Ich sehe immer wieder junge plastische Chirurgen, die an meiner Klinik hospitieren und keine Ahnung von Gesichts-OPs haben. Für mich ist die Nasenchirurgie, die schwierigste der ästhetischen Chirurgie, eine Spezialität geworden, die mich dank meines HNO-Facharzttitels weit über die Grenzen Deutschlands auch international bekannt gemacht hat.

Die moderne Schönheitschirurgie ist ein Spiegel unserer Gesellschaft. Die Wertesysteme in Familie und Beruf, im Bereich von Geschmack und im Umgang miteinander sind völlig aus den Fugen geraten. Wir befinden uns in einer Zeit der verlorenen Ästhetik, der äußeren und inneren. Die groben Konturen des Verfalls sind in allen wesentlichen Bereichen unseres täglichen Lebens vermehrt festzustellen, weil ja alles miteinander verwoben ist. Begriffe wie Ehre, Respekt, Fleiß, Disziplin, Zuverlässigkeit, Courage, Treue und Solidarität erscheinen wie Relikte aus einer Vergangenheit.

In der Zwischenzeit hat die Gesellschaft in allen Schichten mit großer Beharrlichkeit daran gewirkt, traditionelle Tugenden bis auf kaum erkennbare Reste abzuschleifen. Gut sichtbar und wie von Millionen von Scheinwerfern angestrahlt, präsentieren sich moderne Charaktermerkmale wie Neid und Geiz, über den Werbeagenturen so lange gegrübelt haben, bis sie ihn »geil« fanden. Der Verfall von Geschmack, Eleganz und Stil bildet den zähen, aber sehr fruchtbaren Nährboden für eine armselige Society, in der sich Hunderte von TV-Moderatorinnen, abgehalfterte Sportler, Schlagersänger, selbsternannte Kult-Transvestiten, ausgeratete Söhne und Töchter ausrangierter Musik- und TV-Celebrities, Porno- und Selbstdarsteller tummeln, wo sich geld- und machtgierige Trophäenfrauen mit Sugardaddys, Aktienspekulanten und falschen Adligen präsentieren und das auch noch selbstverliebt Entertainment nennen. Und wir anderen, die vermeintlichen Spaßverderber und Spießer, die seit 20 oder 30 Jahren immer noch mit derselben Frau glücklich verheiratet sind, die keine Nanny haben und ihre Kinder selbst erziehen, die das, was sie kaufen, auch auf Heller und Pfennig bezahlen, wir stehen mehr schweigend als staunend draußen im großen Dunkel des Zuschauerrunds und fragen uns, wer hier im Licht steht und wer im Schatten, was echt ist und was falsch.

Mit letzterer Frage habe ich tagtäglich zu tun. Mit dem Schein und mit dem Sein. Manchmal zerfließen die Grenzen wie in einem Zerrbild, das Wirklichkeit geworden ist. Dann war die Patientin oder der Patient bei einem dieser Modedoktoren in den USA, um sich mit Botox und Kollagen das Gesicht und die gesamte Optik lähmen zu lassen, und ich kann retten, was zu retten ist. Doch warum ist das so? Was treibt Menschen zu Formen und Konturen, die mit der angeborenen Natürlichkeit so gar nichts mehr zu tun haben?

Ich möchte in diesem Buch niemandem wehtun, ich bin auch kein Mensch von Traurigkeit, aber ich wollte ein Buch für die Frauen schreiben und die Männer wachrütteln, denn auch ich kann als Schönheitschirurg die Jahre nicht zurückdrehen. Ich kann nur, wie ein Bildhauer, die Hülle verbessern, aber nicht die Vitalität der Patienten. Was macht ein 70-jähriger Mann mit einer 30-jährigen Freundin, die in die Disco und das Leben in vollen Zügen genießen will? Der alte Mann hat gar nicht die Kondition, er bräuchte eine liebevolle Partnerin, mit der er jeden Tag genießen kann – und zwar stressfrei. Fünfzehn Jahre Altersunterschied sind okay, sowohl für den Mann als auch für die Frau. Alles was darüber ist, kann schon problematisch werden.

Die große Liebe seines Lebens zu finden, ist der größte Glücksfall. Ich habe viele Fehler in meiner Ehe gemacht, aber ich habe begriffen, dass meine Frau Sybille ein Glücksfall in meinem Leben ist und jeder Tag mit ihr ein Geschenk. Je älter ich werde, desto besser begreife ich das. Viele meiner Freunde haben ihre Frauen ausgetauscht, und es bleibt abzuwarten, wie es in zehn Jahren aussieht. Dann kommt meist der große Katzenjammer, dann ist man allein, hat ein Versorgungskind produziert und steht am Ende vielleicht auch noch mit leeren Händen da. Und mit leerem Herzen.

Warum ist die Schönheitschirurgie ein Tabuthema?

Ich weiß es nicht. Ist es unanständig, sich operieren zu lassen? Fragt die Presse blendend aussehende Schauspielerinnen wie etwa Iris Berben oder Uschi Glas, warum sie so toll aussehen, dann lautet die Standardantwort: gesund leben, viel Wasser trinken, positiv denken, Sport treiben. Ich kann es nicht sagen, warum die Schönheitschirurgie nach wie vor ein Tabuthema ist. Es ist doch nichts Unanständiges, sich operieren zu lassen, wenn es gut und natürlich gemacht wird. Ich hätte keine Probleme, mir die Schlupflider und Tränensäcke operieren oder Haare transplantieren zu lassen. Nur fühle ich mich momentan wohl, so wie ich bin. Ich möchte hier keinen Prominenten outen, aber ich bin für Ehrlichkeit und Offenheit.

Verlogene Schönheit sehen wir überall in der Gesellschaft. Heimlich wird Botox gespritzt, Fett abgesaugt, Lippen werden modelliert, Näschen begradigt, Implantate gesetzt – und keiner will es zugeben. Stattdessen hören wir Erklärungen, die ebenso unsinnig sind wie dumm:

- Eine Allergie ließ die Lippen aufschwellen wie ein Schlauchboot.
- Die Antibabypille ist schuld, dass der Brustumfang plötzlich von 75 B auf 75 C gewachsen ist.
- Nicht ein Facelift hat die Falten über Nacht geglättet, sondern eine spezielle Gesichtsgymnastik.
- Und der knackige Body wurde natürlich nicht durch Liposuktion (Fettabsaugen, übrigens ein Renner bei Frauen und Männern) gestylt, sondern durch hartes Training.

Warum werden derartige Eingriffe nicht einfach zugegeben? Schönheitschirurgie ist heute Mainstream. Wir haben einen Boom trotz Rezession. Es wird lieber auf Urlaub oder ein neues Auto verzichtet als auf eine Schönheitsoperation. Als Pionier und Visionär auf diesem Gebiet ist es mein Traum, dass man mit der Schönheitschirurgie ganz normal umginge. Dieses Thema wäre längst nicht mehr so geheimnisvoll, würde weniger Neugier erregen, wenn Prominente zu ihren operativen Verbesserungen stehen würden.

Einige machen es inzwischen, und das finde ich okay. Es gibt nichts zu beschönigen und schon gar keinen Grund, sich zu schämen: Gute ästhetische Chirurgie ist eine Wohlfühlchirurgie. Es sollten natürlich nicht die Horrormethoden aus den USA sein, sondern eine sanfte Schönheitschirurgie, zu der man auch stehen kann, die heute zu unserem Leben und Lifestyle gehört.

In den sechziger Jahren existierte in Deutschland der Beruf Schönheitschirurg noch gar nicht. Die plastische Chirurgie kam praktisch nur zum Einsatz, um Menschen nach schweren Unfällen oder Katastrophen wieder zu einem lebenswerten Aussehen zu verhelfen. Die Hollywood-Melonenbrüste waren noch nicht erfunden. Wer damals, wie etwa Jane Mansfield, viel Holz vor der Hütte hatte, war eben reichlich gesegnet. Man kam noch nicht auf die Idee, als Arzt Hand anzulegen. Natur pur wurde respektiert und nicht angetastet, zumindest nicht mit dem Skalpell. So bewunderte man zu dieser Zeit in München die »bella carrozzeria« der Baronin Renate von Holzschuher, die rund zehn Jahre lang Gespielin von Prinz Johannes von Thurn und Taxis war. Ihre Rundungen waren angenehm ausladend, ihre Oberweite eine garantiert freitragende Konstruktion, üppig und frech nach oben gereckt. Ihr Busen präsentierte sich von Natur aus so perfekt, dass heutzutage die Neider tuscheln würden, die Baronin habe sich die Brust richten lassen. Der liebe Gott hatte die blonde Schönheit beglückt, und das wiederum machte den Prinzen so glücklich.

Mein großer brasilianischer Kollege und väterlicher Freund Ivo Pitanguy, der als Schönheitschirurg Weltruf genießt und mich regelmäßig in der Bodenseeklinik besucht, hatte schon viele Hollywoodstars unter dem Messer. Seine Karriere begann einst in einer ganz normalen Unfallklinik in Rio de Janeiro, und noch heute arbeitet er einen Tag in der Woche in diesem Haus. Neben den an Wunder grenzenden Reparaturen, die verunglückten Patienten ihr Selbstwertgefühl zurückgaben, wurde Pitanguy der berühmteste Körperschneider des Erdballs. Damals rechneten sich die Grazien im »Forever-good-looking-Biotop« von Kalifornien – schon die perfekte Schönheit vor Augen, aber noch um Lichtjahre von den blonden, silikongeklonten Beach-Beauties von heute entfernt – als

Erste die Möglichkeit aus, auf dem Umweg über den Unfalldoktor dem Herrgott etwas nachzuhelfen. Mit Wünschen nach einer schöneren Nase, weniger Falten, einem größeren oder kleineren Busen. Das Podesign kam erst viel später.

**Für mich ist ein reifes Frauengesicht schön.
Natürliche Klarheit ist in**

Jeder Mensch, der sich unbeobachtet im Spiegel betrachtet, verzieht oder reckt sein Gesicht so, wie er glaubt, am vorteilhaftesten auszusehen. Doch Selbsteinschätzung und Fremdurteil klaffen weit auseinander. Oft jagen Patienten einem Ideal nach, ohne die eigene Persönlichkeit zu berücksichtigen. Doch kann nicht auch ein reifes Frauengesicht ausgesprochen interessant und eben darum schön sein? Es heißt, dass man um die dreißig (noch) das Gesicht hat, das einem von der Natur gegeben wurde. Mit vierzig hat man dann das Gesicht, das man sich selbst verdient hat. Lassen Sie mich hierzu Wilhelm Schmid, einen bayrisch-schwäbischen Landsmann von mir, zitieren. Ich schätze ihn als Lebenskunstphilosophen sehr. Er schrieb: »Man macht das Leben zunichte, wenn man es ewig haben will, so wie man eine Lust zunichte macht, wenn man sie immer genießen will. Alle Lust will Ewigkeit, aber die Ewigkeit ist ihr Tod.«

Wenn sich nun aber die Überzeugung – oder die Einbildung? – festgefressen hat, dass die Falten zu tief, die Nase zu groß, zu schief, zu höckerig ist, der Busen zu klein oder zu groß, entwickelt sich eine bedrückende Unzufriedenheit. Ein Rucksack voller Komplexe drückt auf die Psyche, ob nun berechtigt oder nicht. Des Menschen Wille ist bekanntlich sein Himmelreich, und bei solchen Störfaktoren helfe ich gern. Ich sträube mich allerdings, wenn Eingriffe verlangt werden, die das Typische einer Frau oder eines Mannes verändern und ihren Auftritt verfremden, nur weil der Trend es verlangt. Die Riesenwelle der Schlauchbootlippen ebbt glücklicherweise ja etwas ab. Zu mir in die Bodenseeklinik kommen Patienten aus der ganzen Welt, die wieder normal aussehen wollen: keine aufgespritzten Lippen, Mininasen, keine Megabrüste. Es war in meinen Augen ein groteskes Kulturvergehen, dass man so etwas überhaupt zugelassen hat, dass Menschen auf so unzulässige Weise lächerlich gemacht wurden. Viele meiner Kollegen machen eben alles und um jeden Preis – ohne Rücksicht auf die gebotene medizinische Sorgfaltspflicht.

Es war für mich ein Schock, als die Begum Inaara, die frühere Gabriele Prinzessin zu Leiningen, davor Dr. Gabriele Thyssen, eigentlich von Haus aus mit der strahlenden Schönheit einer Grace Kelly ausgestattet, eines Tages mit deutlich vergrößerten Lippen auftrat, was ihr Antlitz sehr veränderte. Nachdem ihre Ehe mit dem Ismaelitenführer Prinz Karim Aga Khan gescheitert ist, gewinnt ihr Gesicht das frühere Leuchten zurück. Hoffentlich ganz.

Unberechenbar ist die Natur besonders dann, wenn man zu sehr an ihr herumdoktert, wie das Beispiel Michael Jackson zeigt. Und die Sucht nach pfirsichglatter Haut führt bei Damen im Lebensabschnitt des Hoch- und Spätsommers oftmals zu Katastrophen. Es gibt so viele Medizingaukler, die das Schönheitswunder versprechen, aber wegen der vielen Mängelrügen eigentlich zum Nordpol auswandern müssten, wenn nach der Heilphase der Wunden ein kaum wiedergutzumachender Horrorumbau zutage tritt. Viele Ladys mit einem ursprünglich gemütlichen (oder auch frustrierten) Gesichtsausdruck sehen plötzlich aus wie Transvestiten oder müssen mit einem furchterregenden Schrumpfkopflook weiterleben. Bei manchen ist die Gesichtshaut so gestrafft, dass sie die Knie anziehen müssten, um lächeln zu können, was aber nicht empfehlenswert ist, denn es könnte ja irgendwo die Sollbruchstelle reißen. Das Fließbandaussehen dieser Patientinnen will ich erst gar nicht ansprechen.

Ich weiß auch nicht, wer was mit Donatella Versace angestellt hat. Die Italienerin geht verunstaltet durch die Welt, mit breiter Nase und Schlauchbootlippen. Noch erschreckender waren die Zeitungsfotos von Donatellas Weihnachtsurlaub 2008 in der Karibik. Ihren abgemagerten Körper krönten zwei Kugeln, höchstwahrscheinlich Silikoneinlagen, im Busen. Selten sah Mehr-Sein so erbarmungswürdig aus.

Manchmal zeigt sich im Schönheitswahn die Verlogenheit unserer Gesellschaft

Eines möchte ich kategorisch klarstellen: Ich möchte mich nicht lustig machen über die freiwilligen Opfer einer in Habitus und Geschmacksfragen hemmungslos verirrten Society, die obendrein von skrupellosen Schönheitschirurgen verschnitten wurden und nun zynischerweise nach den Gesetzen ihrer kranken Gesellschaft durchs Leben gehen – als wäre ihnen das Schönste auf der Welt widerfahren. Das ist für mich der Gipfel einer verlogen lächelnden Verrohung: Erst wird der Mensch verstümmelt und der Lächerlichkeit preisgegeben, dann folgt, quasi als empfohlene Therapie, der Selbstbetrug – nach dem Motto: Bei mir bist du schön. Spätestens jetzt ist für jeden erkennbar, welchen Einfluss der Verlust von Werten und Moral auf das Schönheitsempfinden und damit auf die Schönheitschirurgie der heutigen Zeit hat.

Diese grundlegenden Erwägungen, die Kritik an erschreckenden Entwicklungen, liegen in meinem ureigenen Interesse: Ich sorge mich um die Patienten, um das Erscheinungsbild und die Zukunft der seriösen Schönheitschirurgie. Ich sehe mich sowohl als Arzt als auch als Mitglied dieser Gesellschaft in der Pflicht, vor Auswüchsen im wahrsten Sinne des Wortes zu warnen, was ich übrigens seit geraumer Zeit tue. Wenn das heutige Schönheitsideal der Barbiepuppe – mit uniformer Stupsnase, Wespentaille und steil aufragender Brust – von Medizinern immer eifriger nachgeschnitzt wird, ist das für mich, bei aller Liebe zum Beruf, eine widernatürliche Fehlentwicklung. Der Gang zum Schönheitschirurgen birgt nun mal gewisse Risiken und sollte nicht so gedankenlos angetreten werden wie ein Friseurbesuch. Wenn Ärzte bei Frauen Rippen herausschneiden, damit die Taille noch schmaler wird, wenn Mittelfußknochen entfernt werden, damit noch steilere High Heels getragen werden können, dann hat das nichts mehr mit vernünftiger Schönheitschirurgie, geschweige denn mit der Verbesserung von Körpergefühl und Seelenzustand zu tun.

Seit über dreißig Jahren beschäftige ich mich mit Möglichkeiten und Problemen der medizinischen Schönheitsverbesserung. Seit einiger Zeit beunruhigt mich die Tatsache, dass in einer Gesellschaft, die jegliche Form von normalem Verfall und naturbedingter Alterung kategorisch ablehnt, das Streben nach Schönheit immer mehr zu einem rücksichtslosen, selbstzerstörerischen Wahn wird. Extreme Schönheitsideale gab es in der Kulturgeschichte immer wieder, das sehen wir beispielsweise an den deformierten Füßen chinesischer Frauen oder an den Tellerlippen bei den Frauen afrikanischer Stämme. Neu ist jedoch, dass mit Hilfe der modernen Medizin menschliche Körperteile geformt, zusammengeschnitten und aufgespritzt werden, die als natürliche Körperformen nicht vorkommen.

Damit wir uns nicht missverstehen: Schönheitschirurgie ist sinnvoll und heilbringend. Es gibt genügend medizinische und ästhetische Gründe, um zu helfen, ein besseres Leben führen zu können, um psychische Krisen zu vermeiden bzw. zu beenden. Dazu gehören neben der Unfallnachsorge natürlich auch Korrekturen im Gesicht (Nase oder bei fliehendem Kinn) und am Körper (z.B. bei unterschiedlichen Brustgrößen oder das Fettabsaugen bei der sogenannten Reiterhose, einer genbedingten Gesäßerweiterung bei jungen Frauen, denen keine Diät mehr helfen kann). Auch halte ich eine Alterschirurgie bei Tränensäcken, Schlupflidern und ein sanftes Facelifting für sehr wichtig; das ist meines Erachten genauso berechtigt wie die dritten Zähne oder Zahnimplantate sowie künstliche Hüft- und Kniegelenke. Wir sind heutzutage mit sechzig so vital wie früher mit vierzig. Da sind bisweilen kleinere Eingriffe erwünscht und nötig, damit die äußere Vitalität der inneren entspricht. Denn auch unser Aussehen gehört zur sozialen Kompetenz. Da könnte man schon mal über Schönheits-OPs auf AOK-Kosten diskutieren...

**Natürliche Schönheit ist in –
Barbiepuppen sind out**

Es gibt jede Menge Eingriffe, die ich strikt ablehne. Und das sind: Riesenbrüste (Doppel-D), Poimplantate bei Frauen (und Männern!), Rausschneiden von Rippen, Behandlung von Mädchen unter sechzehn, übergroße Lippen, Brustimplantate bei Männern, Penisverdickung und -verlängerung, Sixpackbauch bei Männern, der übermäßige Einsatz von Botox. Also alles, was nach der Operation nicht natürlich aussieht, nicht gesund ist und medizinische Komplikationen vorprogrammiert. Ein Viertel unserer Eingriffe sind mittlerweile (lebens-)notwendige Korrekturen vorausgegangener Operationen bei anderen Ärzten. Das sollte nicht nur meine Kollegen nachdenklich stimmen.

Eine Zeitschrift hat mich mal als den »Robin Hood der Schönheitschirurgie« betitelt: ein Arzt, der es von den Reichen nehme, um den Armen zu helfen. Ich habe nichts gegen dieses Bild, obwohl ich es als viel zu krass und stark übertrieben empfinde. Tatsächlich habe ich die Professor-Mang-Stiftung gegründet, die es sich zur Aufgabe macht, bedürftigen Patienten, die, durch was auch immer, verunstaltet wurden, kostenlos zu helfen. So behandelte ich unter anderem Marc-David Jung, der 1988 bei der Flugshow-Katastrophe von Ramstein als Vierjähriger sehr schwer verletzt wurde. Vierzig Prozent seiner Hautoberfläche waren verbrannt. Wir Ärzte werden ihn wohl nicht mehr als einen körperlich völlig normalen und genesenen Menschen wiederherstellen können, doch wir konnten erreichen, dass sein Leben etwas leichter geworden ist.

Ich weiß aufgrund meiner Erfahrungen, was machbar ist und was Menschen weiterhilft. Vor diesem Hintergrund sage ich klipp und klar: Weniger ist mehr. Gesunde Ernährung und Lebensweise, genügend Sport, wenig Alkohol und ausreichend Schlaf machen oft (kostspielige) Schönheits-OPs überflüssig. Das ist keine Koketterie unter Schönheitschirurgen, sondern eine simple Grunderkenntnis der Medizin. Der – und nur der – fühle ich mich als Arzt verpflichtet!

Overlifted und botoxiert ist megaout

Natürlich habe auch ich Schönheitsideale und Vorstellungen von einer funktionierenden Gesellschaft. Auch ich träume davon, wie es sein könnte – in meinem Beruf und in meiner Umwelt. Als Mediziner bekenne ich mich zur natürlichen und natürlich aussehenden

Schönheit, zur ungekünstelt wirkenden Attraktivität, die den eigenen Charakter nicht verstellt, sondern eher betont. Ein unverstelltes, ungekünsteltes Leben ohne Missgunst, Neid und Gier – das ist meine Vision von menschenwürdigem Leben. Solidarität ist für mich als sozialer Leistungsdemokrat kein leeres Wort. Unter Solidarität verstehe ich die Rückkehr zur sozialen Marktwirtschaft, den Zusammenhalt in Krisenzeiten und politische Transparenz: Die Politiker sollten für die Bevölkerung da sein und nicht die Bevölkerung für die Politiker.

Die größte Solidarität aber ist für mich das Bekenntnis zum Lebenspartner, was nicht mehr en vogue scheint. Leider muss ich es oft genug erleben, dass Männer um die sechzig mit ihrer gleichaltrigen Ehefrau bei mir erscheinen und unverblümt verlangen, dass ich ihre Gattin wieder knackig herrichte. Ich weiß nicht, was da größer ist: die Unverschämtheit oder die Würdelosigkeit. Denen sage ich nur: »Richten Sie sich doch erst einmal selber her. Lassen Sie sich die Tränensäcke und Schlupflider operieren und den Bierbauch absaugen, bevor Sie mit Ihrem Machogehabe Ihre Frau zur Schönheits-OP schleppen.« Meist sind die Ehen solcher Herren bereits gescheitert, und sie sind längst dem Trend der Zeit gefolgt – zur wesentlich jüngeren Zweit- und Drittfrau. Umgekehrt sucht diese Trophäenfrau ihr (materielles) Glück beim wesentlich älteren, dafür umso reicheren und mächtigeren Mann. Bei dieser fatalen Entwicklung laufen wir alle Gefahr, dass die Keimzelle unserer Gesellschaft, die Familie, am sich aufblähenden Egoismus des Einzelnen zerbricht. Diese Krise empfinde ich als wesentlich elementarer als die des Geldes.

Ich möchte keine heile Welt predigen; die gibt es nicht. Ich bin auch kein Heiliger. Doch die Solidarität zwischen Frau und Mann, zwischen Eltern und Kindern, der Wille, in guten wie in schlechten Zeiten zusammenzuhalten, ist für mich kein leeres Versprechen, sondern Bestandteil einer lebenswerten Welt, in der die Liebe die kostbarste Schönheit ist, die den Menschen widerfahren kann. Wenn sie manipuliert wird, stirbt sie.

2. Mein Leben und der steinige Weg zum Erfolg (»Schönheitspapst«)

»Imago est animi vultus.« – *»Das Gesicht ist ein Abbild der Seele.«* Cicero

Man sagt, ein Lebenslauf sei eine Rennstrecke. Das scheint mir, mit Blick auf meinen eigenen Lebensweg, gelegentlich auch so. Ein Leben mit Vollgas, so könnte man es durchaus bezeichnen. Doch sympathisch klingt das nicht. Ich vermisse in diesem Bild die Mußestunden, jene Augenblicke der inneren Konzentration, der Ruhe und Abspannung oder des Genusses, die jeder Mensch, der auch nur ein bisschen Respekt vor sich selber hat, braucht und liebt. Viel menschlicher und für mich zutreffender empfinde ich den Spruch des Altberliner Satirikers und Originals Adolf Glaßbrenner (1810–1876), der selbst bei mir alemannischem Bayern den Punkt trifft: »Welt, jetzt kannste wieder losjehn! Lebenslauf, ick erwarte dir!« Genauso war das in meinem bisherigen Leben. Ein Ziel vor Augen, Gas geben – und »Welt, jetzt kannste losjehn!«, das Ziel war immer dasselbe –, ein guter Arzt werden, gemäß dem legendären Eid des Hippokrates von Kos (460–370 v. Chr.): »Ärztliche Verordnungen werde ich treffen zum Nutzen der Kranken nach meiner Fähigkeit und meinem Urteil, hüten aber werde ich mich davor, sie zum Schaden und in unrechter Weise anzuwenden. ... Wenn ich diesen Eid erfülle und nicht breche, so sei mir beschieden, in meinem Leben und meiner Kunst voranzukommen, in dem ich Ansehen bei allen Menschen für alle Zeit gewinne ...«

Ja, das war mein großes Ziel: den Menschen helfen. In meinem Leben und in meiner Kunst vorankommen. Dahin führte mich all mein Ehrgeiz, den ich hier nicht leugnen möchte. Ohne ihn wäre ich nicht so weit gekommen. Man muss sich diesen Lebenslauf vergegenwärtigen, um meine Empfindungen, bisweilen auch den Zorn über durchgeknallte Typen der sogenannten Society, über den folgenschweren Werteverlust und meine unbequeme, manchmal widerborstige Einstellung zum eigenen Stand der Schönheitschirurgie zu verstehen. Mein Lebenslauf verrät, wie ich ticke: als Arzt, als Mensch, als Familienvater und als Mitglied dieser Gesellschaft. So gesehen ist mein Weg durch mein berufliches wie privates Leben eine Visitenkarte, auf die ich stolz bin.

Geboren wurde ich als Schwabe. Ich gehöre also zu einem Volksstamm, dem man gleichermaßen Sparsamkeit, Bodenständigkeit und eine gewisse Sturheit, mit der wir unsere Vorhaben verfolgen, nachsagt. Angeblich können wir alles, außer Hochdeutsch. Ein bisschen trifft dies alles auch auf mich zu. Ich kam am 4. September 1949, Sonntagskind, im altehrwürdigen Ulm zur Welt, der Geburtsstadt illustrer Persönlichkeiten wie Albert Einstein, Dieter und Uli Hoeneß, Siegfried Unseld, Claudia Roth, Amelie Fried und Mike Krüger, um nur einige zu nennen. Warum Ulm? Unsere Familie kommt vom Bodensee und aus dem Allgäu. Mein Vater, Dr. Karl Magnus Mang, leitete als Forstdirektor das Forstamt Lindau und kam, wie meine Mutter Luise, geborene Baur, aus dem Fuggerstädtchen Babenhausen im Unterallgäu. Der Vater stammt aus einer Bauernfamilie mit neun Kindern und meine Mutter aus einer Unternehmerfamilie (Landmaschinen). Karl Magnus, dem ich sehr viel zu verdanken habe, durfte als jüngstes Kind der Familie aufgrund seiner Intelligenz studieren.

Er wurde vom Babenhausener Pfarrer auf das Priesterseminar nach Dillingen geschickt. Nach dem Abitur entdeckte mein Vater – Gott sei's gedankt! – die weltlichen Freuden. Er lernte meine Mutter kennen; nach der Hochzeit zog das Paar nach Lindau. Zuerst wurde mein Bruder Karl, der heute Jurist ist, geboren, dann war ich unterwegs. Es sollte eine schwierige Geburt werden. Bei der Diagnose »Beckenendlage« sah sich der Lindauer Gynäkologe überfordert, meine Mutter wurde ins Bethesta-Krankenhaus nach Ulm geschickt, um dort ihr Kind zur Welt zu bringen. Die Geburt war tatsächlich schwierig, mein linker Arm einige Monate gelähmt. Bei meiner Mutter musste ein sogenannter vaginaler Kaiserschnitt gemacht werden, der heute wohl nicht mehr durchgeführt wird. Die Geburt stand auf Spitz und Knopf. Ich hatte die ungewöhnliche Länge von 62 Zentimetern und ein Gewicht von über vier Kilogramm, war also ein »Wonneproppen«, der schon damals seinen eigenen Weg ging.

In der Volksschule gab es oft Schläge mit dem Bambusstock

Ich wuchs, umgeben von einer wunderbaren Landschaft, in einem Forsthaus auf; mein Vater legte großen Wert auf preußische Erziehung, auf Naturverbundenheit, Wandern und Sport. In unserem Garten waren sogar Rehe. Eines Tages brachte mein Vater einen jungen Fuchs mit nach Hause, der ganz zahm wurde und den ich an der Leine in den Kindergarten mitnahm. Frühzeitig unterstützte der Vater meine sportlichen Aktivitäten; er baute im Garten einen Bolzplatz, sodass ich bereits im Alter von fünf Jahren mit meinen Freunden Fußball spielen konnte. Im Kindergarten fiel ich als unbequemes, manchmal stures Kind auf. Meine Mutter sagte später, dass ich frühzeitig eine gewisse Führungsrolle beansprucht hätte. 1954 kam ich mit fünf Jahren in die Volksschule von Lindau-Aeschach. Bereits in diesem zarten Alter entdeckte ich das weibliche Geschlecht: Ich wollte die Mädchen vor den anderen Buben beschützen. Da gab es häufig handfesten Streit. Oft kam ich mit zerrissener Kleidung nach Hause, wenn ich mich mal wieder gegen andere Jungs durchsetzen musste. Ich war halt ein richtiger Lausbub und bekam in der Schule hin und wieder auch »Tatzen«, was damals eine bei den Lehrern beliebte Strafe war. Wir Kinder haben sie gefürchtet und gehasst. Man musste morgens vor die Klasse treten, und man bekam, je nach »Straftat«, mit einem Bambusstock sechs bis zwölf Schläge (»Tatzen«) auf die Hände. In der dritten Volksschulklasse unterrichtete mich Frau Weyer. Sie hatte einen Narren an mir gefressen, weil sie sah, dass ich ehrlich, aber auch eigen und dickköpfig war. Und dass ich ohne großen Fleiß sehr gute schulische Leistungen erbrachte. Sie hat mich so begeistert, dass ich Ministrant wurde und Missionar werden wollte.

Meine Volksschulzeit war wunderbar. Im Sommer bin ich jeden Tag mit dem Fahrrad zum Bodensee gefahren. Ich bin geschwommen und getaucht. Meinen ersten Kuss bekam ich mit zehn Jahren im Aeschacher Bad. Ich wusste gar nicht, wie mir geschah. Mit meinem Vater unternahm ich bereits mit sechs Jahren Bergtouren auf die Lindauer Hütte. Er brachte mir auch das Skifahren bei. Wir fuhren in wunderbare Orte, nach Schruns, in den Bregenzer Wald, nach Lech am Arlberg, nach Lenzerheide, und wohnten in einfachen Pensionen. Es ist das große Verdienst meines Vaters, dass er mir unsere wundervolle Heimat zeigte und mich so erzog, dass ich mir ein Leben mit Problemen nicht vorstellen konnte. Bis zu meinem 18. Lebensjahr wusste ich nicht einmal, was das Wort Problem für mich bedeuten könnte, so behütet wuchs ich auf. Dafür bin ich meinen Eltern sehr dankbar.

Ab 1959 ging ich auf das Bodenseegymnasium in Lindau. Ich kann mich noch erinnern, dass von 28 Schülern meiner Volksschulklasse nur drei die Aufnahmeprüfung geschafft haben, eine Eliteauslese. Das Bodenseegymnasium war eine strenge Lehranstalt mit Tradition; es wurde bereits 1582 als Lateinschule gegründet. Zu den Absolventen, die dort ihre Reifeprüfung ablegten, gehören zum Beispiel der Schriftsteller Martin Walser, der Autor und ZDF-Journalist Wolfgang Herles oder der erfolgreiche Informatiker und Unternehmer (sun microsystems) Andreas von Bechtolsheim. Ich begann mit Latein, lernte ab der Untertertia (4. Klasse Gymnasium) Griechisch und Englisch; ich erhielt also eine humanistische Ausbildung, wofür ich sehr dankbar bin. Was die griechischen und lateinischen Philosophen vor über 2000 Jahren gelehrt haben, hat bis heute hohen moralischen Stellenwert. »Homo doctus in se semper divitias habet«, sagte der römische Dichter Phaedrus (20 v. Chr.–51 n. Chr.). Das heißt: Ein gebildeter Mensch hat immer Reichtum in sich. Und meinen amerikanischen Kollegen, die leider oft ebenso hemmungslose wie grauenhafte Arbeit abliefern, möchte ich folgenden Spruch von Cicero (106–43 v. Chr.) zurufen, in der Hoffnung, dass sie ihn auch verstehen: »Imago est animi vultus.« – »Das Gesicht ist ein Abbild der Seele.«

Mit 16 Jahren hatte ich meine erste Freundin: Birgitt aus Essen

Bald jedoch musste ich am Gymnasium erkennen, dass ich nicht den für mich passenden Zweig gewählt hatte. Ich hatte Schwierigkeiten mit Latein und Griechisch, ich war naturwissenschaftlich talentiert. Ich tat mich leicht in Physik, Mathematik und Chemie, aber in Sprachen war ich nie der große Held. Das ist bis heute so geblieben. Ich mühte mich also mit Latein ab, und als mit vierzehn noch Griechisch dazukam, hatte ich katastrophal schlechte Noten. In den Naturwissenschaften lauter Einser, aber die Sprachen machten mir Stress.

Ab meinem vierzehnten Lebensjahr arbeitete ich regelmäßig in den Ferien. Ich war jeweils zwei Monate im Sommer Bademeister am Bodensee, anfangs im Lindenhofbad, später im Strandbad. So lernte ich auch mit sechzehn meine erste Freundin kennen, eine Birgitt aus Essen. Es war eine wunderbare Romanze, nicht mit Handy, SMS oder Internet, sondern ein süßer Flirt mit Händchenhalten, Spaziergängen, Kino- und Eisdielenbesuchen. Wir haben uns an der Natur und am Leben gefreut – und nicht diese Probleme gewälzt, die Jugendliche heute haben.

Zu diesem Zeitpunkt war mir schon klar, dass ich Medizin studieren wollte. Besonders interessierte mich das Gebiet der wiederherstellenden Chirurgie, der Transplantation, der Gesichtschirurgie. Deswegen habe ich auch in der Schule in Kunst Gesichter und Körper gezeichnet, habe Tonfiguren modelliert, Gesichter mit langen und kurzen Nasen, abstehenden Ohren, Frauenkörper mit großen oder kleinen Brüsten. Meine Mutter ist an diesen Modellen fast verzweifelt, weil ich jede Woche eine andere Büste mit nach Hause brachte. Damals habe ich den Wunsch geäußert, Chirurg zu werden. Das Thema Schönheitschirurgie war noch nicht bekannt, lediglich Professor Ivo Pitanguy, der Nestor der Schönheitschirurgie aus Rio de Janeiro, publizierte bereits in den sechziger Jahren zu ästhetischen Operationen. Es war schwierig, an diese Schriften zu kommen. In Zeitungen habe ich ab und zu spärliche Meldungen über Professor Pitanguy gelesen. Und ich wollte ihn sofort nach dem Abitur in Brasilien besuchen.

Mein Vater fuhr Opel Rekord; zu einem Opel Kapitän hat es nicht gereicht

Meine Kindheit und Jugend war nicht von einer Medizinerfamilie geprägt. Meistens ist es auch nicht gut, wenn man einem Elternteil oder beiden Eltern nacheifert. Ich habe mein Leben selbst in die Hand genommen und mich durch meine Ferienjobs finanziell über Wasser gehalten. Zu Hause wurde ich streng erzogen. Ich wurde kurz gehalten; es war schon viel, wenn ich am Kiosk einen Kaugummi bekommen habe. Kinder, die über zu viel Geld verfügen, haben oft nicht den Ansporn, selbst etwas zu schaffen. Ich war mit meinen Eltern im Zelturlaub in Italien. Wir sind mit dem Vater in die Jugendherberge gefahren, gingen zum Bergwandern und haben auf dem Matratzenlager geschlafen. Das war wunderschön, und ich möchte diese Zeit nicht missen. Ich habe versucht, auch meine Kinder mit dosierter Strenge zu erziehen. Aber ich habe natürlich nicht die Vorbildfunktion, die mein Vater hatte. Ich war mit meinen Kindern nie in der Jugendherberge oder im Zeltlager, dafür war meine Zeit leider immer zu knapp. Wenn wir mal gemeinsam unterwegs sind, logieren wir in Fünf-Sterne-Hotels, und ich fahre gern schicke Autos. Mein Vater hatte immer nur einen Opel Rekord oder Opel P 4, zu einem Opel Kapitän hat es nie gereicht, obwohl das damals sein Traumauto war.

Ich habe versucht, meinen Nachwuchs nach dem Leistungsprinzip zu erziehen. Sowohl meine Tochter als auch mein Sohn haben ein Einser-Abitur gemacht. Mein Sohn studiert meinen Alternativ-Traumberuf Architektur in München, meine Tochter, nach anfänglichem Medizinstudium, jetzt Kommunikationswissenschaften ebenfalls in München, mit dem Ziel, vielleicht meinen Klinikkonzern zu übernehmen; zumindest strebt sie den Vorstand für Marketing-Medizinmanagement an.

Die Zeit auf dem Gymnasium war für mich Megastress, das muss ich sagen. Ich war in einer sehr braven Klasse mit 20 Schülern und hatte nur einen Freund, Christian Lutz. Die anderen hatten Anlagen zum verklemmten Spießer – so sah ich das zumindest damals. Sie verkrümelten sich ausschließlich hinter ihre Bücher. Auch ich musste viel lernen, denn das Abitur war für mich Pflicht, um studieren zu können. So habe ich mich in den beiden letzten Jahren extrem angestrengt, damit ich ein Einser-Abitur schaffe; der Numerus clausus für Medizin lag bei einem Notendurchschnitt von 1,6.

Während meiner gesamten Schulzeit kompensierte ich den Lernstress am Nachmittag mit Sport, täglich drei bis vier Stunden. Ich hatte Oberschenkel wie ein Zehnkämpfer, brachte es im Tennis zum Allgäuer Jugendmeister und war in der bayerischen Jugendauswahl. Ich verdiente mein Geld als Balljunge und bekam damals 50 Pfennig pro Stunde. Mein erster Tennisschläger, mit dem ich Allgäuer Jugendmeister wurde, war ein alter Maxplay für sechs D-Mark. Mein Vater musste mich oft vom Tennisplatz wegprügeln, weil ich die Hausaufgaben vergessen hatte.

Im Sommer waren das Aeschacher Bad und der Tennisplatz mein Reich. Damals habe ich die Sommer als viel länger und wärmer empfunden. Die Wassertemperatur des Bodensees betrug oft wochenlang 23 bis 25 Grad. Das Aeschacher Bad am Lindauer Seeufer war auch Treffpunkt für meine Freunde und Freundinnen. Obwohl ich nicht der Schönste war, hatte ich doch gute Chancen bei den Mädchen; sicher habe ich auch einige hübsche Lindauerinnen unglücklich gemacht. Im Winter war Skifahren angesagt. Ich war im Skiklub und bin an den Wochenenden Skirennen gefahren. Später arbeitete ich als Skilehrer, um mein Studium zu finanzieren.

Das Abitur 1968 war noch einmal eine richtige Quälerei. Ich hatte überall super Noten, aber Latein und Griechisch waren für mich der blanke Horror. Ich weiß noch heute, dass ich beim Abitur in Griechisch den Text durchgelesen und kein Wort verstanden habe. Da dachte ich mir, jetzt ist dein Traum, Medizin zu studieren und zu Professor Pitanguy nach Brasilien zu fahren, ausgeträumt: Du packst den Numerus clausus nicht. Als ich dann in allen Fächern eine Eins schaffte und in Latein eine Drei und Griechisch eine Vier, hat es doch noch zu einem Notendurchschnitt von 1,6 gereicht.

Gleich nach dem Abitur kaufte ich mir von meinem ersparten Geld ein altes VW-Cabrio, für 400 D-Mark von einem Lehrer aus Aalen. Bei meinem Onkel Karl in Babenhausen habe ich dieses Auto zerlegt, den Motor frisiert, Auspuff erneuert und das Cabrio dunkelgrün umgespritzt. Dann fuhr ich im August 1968 mit meinem Freund Christian Lutz an die Côte d'Azur. In Saint-Tropez haben wir am Tahitistrand gezeltet. Ein herrliches Gefühl: Jetzt gehörte mir die große weite Welt. In der Zwischenzeit hatte mich mein Vater in München zum Studium der Medizin und, als Alternative, für Architektur und Betriebswirtschaft angemeldet. München war damals meine Traumstadt, ich wollte nur dort studieren. Im September erhielt ich in Saint-Tropez ein Telegramm, dass ich einen Studienplatz für Medizin bekommen habe und sofort nach Hause kommen solle. Mir wurde in der Schellingstraße ein Zimmer im vierten Stock bei einem Herrn Olbrich besorgt – mit Kohleofen für 60 D-Mark im Monat. So begann mein Studium mit dem Wintersemester im Herbst 1968.

Was die Sterne mir für mein späteres Leben mitgaben

Das Sternzeichen Jungfrau gibt mir Zuverlässigkeit, Genauigkeit und Strebsamkeit. Mein Aszendent ist Löwe, damit habe ich auch eine wirtschaftliche Ader. Weil mein Vater Beamter war, bekam ich kein BAföG. Ich erhielt von ihm monatlich 300 D-Mark zum Studieren. Damals konnte man damit gerade so auskommen; aber ich habe mein Budget mit Taxifahren, als Ski- und Tennislehrer etwas aufgebessert. Nach dem ersten Semester bin ich bei Herrn Olbrich ausgezogen und habe mich in eine Wohngemeinschaft in der Apianstraße 5, die später für ihre Feste berüchtigt war (Kommune 5), eingemietet. Dort wohnten noch drei weitere Freunde. Natürlich hatte auch ich lange Haare, ziemlich wild, heute würde man cool sagen. Ich war gegen das Establishment, habe aber immer Gewalt von links verachtet. Meine Devise war und ist auch heute noch die »soziale Leistungsdemokratie«. Ich muss gut werden, besser als die anderen, dann geht es mir auch gut. Nicht durch Krakeele, Haschisch und andere Drogen. Mein Ausgleich waren Sport, schöne Frauen, schöne Autos. Das Getue um die 68er-Generation war mir zu blöd. Die ewigen Diskussionen, Demonstrationen, Sit-ins haben letztendlich nicht so viel bewegt.

Während meines Studiums habe ich viele interessante Menschen kennengelernt. Mein erstes Steckenpferd und meine ganz große Leidenschaft war mein zukünftiger Beruf. Ich habe mich sofort zur Anatomie und Chirurgie hingezogen gefühlt. Das wirkte sich entsprechend auf meine Leistungen aus: Alle meine Zertifikate trugen hervorragende Noten, und ich war schon während meiner Studentenzeit Anatomieassistent und habe andere Studenten ausgebildet. Anatomie ist gleich Chirurgie. Wer die Anatomie kennt und handwerklich begabt ist, kann gut operieren. Ich fürchte jedoch, dass aufgrund des immer strengeren Numerus clausus gute Chirurgen immer seltener werden. Denn die Zulassungsbeschränkungen an den deutschen Universitäten haben mit dem, was einen guten Chirurgen ausmacht, nichts zu tun. Übrigens auch nicht mit einem guten Arzt. Hier müsste ein anderes Auswahlverfahren getroffen werden, damit Menschen zum Medizinstudium kommen, die von ihrer Persönlichkeit her für den Arztberuf geeignet sind. Ich mag weltoffene Menschen, die unbequem sind, aber leistungsorientiert, sozial kompetent, nicht neidisch, stolz auf sich sind, sportlich, Freude am Leben haben und die keine künstlichen Probleme wälzen. Bis zum Physikum habe ich das Leben in vollen Zügen genossen. Nach den Prüfungen wurde gefeiert. Wir hatten wenig Geld, aber dafür war das Feiern umso schöner.

Mit meinen Kommilitonen Bernd, Eckehard und Helmut habe ich mich ab dem vierten Semester auf das Physikum vorbereitet, und zwar bei dem legendären Pauker Dr. Heinzler. Etliche schöne Frauen haben mein Leben in jener Zeit begleitet, vor allem Margot hat mir im Studium sehr geholfen und mir einen starken psychischen Halt gegeben. Das Physikum war eine anspruchsvolle Hürde; aber da mir das Medizinstudium Spaß gemacht hat, konnte ich sowohl das Physikum als auch das Staatsexamen mit der Note eins abschließen. Dafür habe ich mich selbst belohnt: Nach dem Physikum habe ich mir von meinem Ersparten den ersten Porsche 911 gekauft, gelb, gebraucht, für 14 000 D-Mark, eine damals astronomische Summe.

Am Bodensee und in Lindau habe ich mich immer sehr wohl gefühlt, dieses Gefühl habe ich auf meine Kinder übertragen. Ich bin ein alemannischer Schwabe, der ausgezogen ist, die medizinische Welt zu erobern, aber meine Wurzeln habe ich nie vergessen. Der Bodensee ist eine der schönsten Regionen Deutschlands, nur eine Stunde von Zürich entfernt, eine Stunde zum Skifahren am Arlberg, zwei Stunden bis München. Eine traumhafte Landschaft mit mediterraner Vegetation. Kein Wunder also, dass ich nach dem Physikum im Kreiskrankenhaus Lindau drei Monate famuliert und dort bei meiner ersten Blinddarmoperation assistiert habe. Mein Herz gehörte schon damals der Chirurgie. Und das Kreiskrankenhaus Lindau hat mich chirurgisch geprägt. Als Famulus musste ich Nachtdienste mitmachen; ich habe bei Geburten assistiert und nachts bei Patienten, die nach Unfällen kamen, mitoperiert. Als später mein Onkel Chefarzt wurde, war ich dort chirurgischer Assistent mit der Möglichkeit, als junger Arzt sehr viele Eingriffe durchzuführen.

Ich flog nach Brasilien, zu Professor Pitanguy, meinem großen Vorbild – mit 200 DM in der Tasche

Mein ganzer Ehrgeiz galt der ästhetischen Chirurgie, deswegen bin ich bereits 1971 von meinem ersparten Geld mit Capital Airlines, das Flugticket für 280 D-Mark, mit dem Rucksack nach Rio de Janeiro gereist. Dort ging ich sofort in die Privatklinik zu Professor Pitanguy in der Rua Dona Mariana in Botafogo. Ich erschien bereits um 10.00 Uhr morgens und habe die Sekretärin gefragt, ob ich Professor Pitanguy sprechen könne. Sie meinte, dass täglich viele junge Kollegen aus der ganzen Welt bei ihrem Chef hospitieren wollten, man müsse sich langfristig anmelden. Hartnäckig habe ich von 10.00 Uhr bis abends um 18.00 Uhr vor dem Sekretariat gewartet. Dann kam er – Professor Pitanguy – nach den Operationen zu seiner Sekretärin. Und ein Wunder geschah! Die Sekretärin holte mich um 19.00 Uhr in sein Zimmer. Wahrscheinlich hatte sie ihm gesagt, dass da ein verrückter junger Deutscher schon acht Stunden ohne Essen und Trinken auf ihn wartete. Auf dieser Sturheit beruht mein Durchsetzungsvermögen. Ich ließ und lasse mich durch Niederlagen nicht abwimmeln. Zu einem beruflichen Aufstieg gehört

Durchsetzungsvermögen, egal, ob man Mediziner, Architekt oder Politiker ist. Durch Niederlagen wird man stärker. Um ganz nach oben zu kommen, benötigt man nicht nur Intelligenz, sondern auch Fleiß und eine stabile Psyche. Dann kann man alles schaffen. Das möchte ich der heutigen Jugend vermitteln.

Ich habe damals in Rio de Janeiro an der Copacabana übernachtet. Heute ist das leider nicht mehr zu empfehlen, denn auch dort haben sich die Zeiten geändert, obwohl Brasilien nach wie vor ein wunderschönes Land ist. In der Folgezeit habe ich Professor Pitanguy öfter besucht, habe bei ihm gelernt und operiert. Es hat sich mittlerweile eine wunderbare Freundschaft entwickelt. Er kommt häufig zu meinen Kongressen nach Lindau und ist Gast in meinem Haus. Er lobt meine Arbeit, was für ihn ungewöhnlich ist. Und er hat mir ein großes Kompliment gemacht: Pitanguy glaubt, dass ich die Nummer eins in der ästhetischen Chirurgie in Europa geworden bin. Das sagt er – nicht ich.

Nach dem Physikum habe ich mich durch die diversen klinischen Fächer gekämpft. Ich fand die damalige Studienordnung besser als heute, denn die Ausbildung war auf Praxis ausgerichtet, die Prüfungen wurden mündlich abgehalten. Heute ist mit den Multiple-Choice-Verfahren alles theoretisiert, wie in der Schule. Die Ärzte werden dadurch nicht besser – im Gegenteil. Ich sehe das bei meinen jungen Assistenten, die einfach viel zu theoretisch ausgebildet worden sind und manchmal Angst vor der Medizin haben. Sie werden leider nicht mehr so in die Praxis eingeführt wie wir damals.

Wir waren die vier Musketiere: Eckhard Göbel, Bernd Hacker, Helmut Lacher und Werner Mang. Eine verschworene Gemeinschaft. Wir haben zusammen das Staatsexamen gemacht, und zwar alle mit der Note eins. Nach jeder Prüfung, ob in Augenheilkunde, Gynäkologie, innere Medizin oder Chirurgie, haben wir ausschweifend in der Münchner Diskothek »Tilbory« gefeiert. Unser Stammlokal war das »Mariandl« in der Beethovenstraße. Dort trafen wir uns mittags und machten Pläne fürs Wochenende. Die verbrachten wir mit unserer Clique entweder am Starnberger See oder am Bodensee. Ich habe mich immer zum Bodensee hingezogen gefühlt, weil dort auch viele Freunde wohnten, die Boote besaßen. Und natürlich vergaß ich in dieser Zeit meine sportlichen Aktivitäten nicht. Ich spielte im Tennisklub Luitpoldpark München, beim TC Feldafing und beim TC Lindau (1972 Stadtmeister).

Das Examen legte ich 1974 in München ab. Die Promotion hatte ich bereits nach dem Physikum rechts der Isar begonnen, im Klinikum der Technischen Universität München Das Thema: Suprakondiläre Humorusfrakturen (Oberarmbrüche). Gleich nach dem Staatsexamen und der Approbation erhielt ich meinen Doktortitel. Im Oktober 1974 fing ich als chirurgischer Assistenzarzt am Kreiskrankenhaus Lindau an. Wir waren nur drei Assistenzärzte, die sich den gesamten Dienst teilten. Ich hatte also zehn bis fünfzehn Nachtdienste im Monat, wobei wir am Freitagmorgen den Dienst begannen und am darauf folgenden Montagabend nach Hause gingen. Heute ist so was unvorstellbar. Wir haben dadurch gelernt, und wir hatten Freude am Beruf. Heute muss ein Chirurg als Assistent nach acht Stunden Pause machen. Kein Wunder, dass er die Anzahl seiner Operationen nicht zusammenbekommt. Ich habe in einem Jahr wahrscheinlich mehr operiert als heute ein chirurgischer Assistent in vier oder fünf Jahren. In meiner Lindauer Zeit von 1974 bis 1975 habe ich einen Großteil der Bauchchirurgie gelernt, mit Blinddarm-, Gallenblasen- und Leistenbruchoperationen, Darmresektionen etc., des Weiteren die gesamte Traumatologie, das Eingipsen von Frakturen. Ich habe Osteosynthesen (operative Versorgung von Knochenbrüchen) gemacht und Menisken operiert. Es war eine traumhafte Zeit. Ich habe wie ein Wahnsinniger gearbeitet, aber auch viel gefeiert.

Eine Blinddarm-OP hat mir die große Liebe beschert

Auch was Frauen betrifft, war ich kein Kind von Traurigkeit. Ich wollte mich eigentlich nie fest binden und hatte mehrere Freundinnen. Im August 1975 hatte ich ein privates Schlüsselerlebnis. Meine Clique war im Schwimmbad von Bad Schachen versammelt. Latschi, Chico, Bodo, Mausi, Heike, Butzi und wie sie alle hießen. Diese Leute waren teilweise älter als ich, aber wir waren schon eine tolle Gemeinschaft. Wir spielten Tennis, fuhren Wasserski, im Winter Ski.

Diese Freundschaften hielten alle bis heute. Eines Tages sah ich in Bad Schachen ein wunderschönes Mädchen, und der Blitz hatte eingeschlagen. Zu Mausi sagte ich, dass ich mit diesem Mädchen bald zusammen sein würde. Mausi antwortete, dass diese junge Dame sehr behütet sei und ich bei ihr keine Chance hätte. Wir wetteten um eine Magnumflasche Champagner, dass ich es innerhalb von zwei Wochen schaffen würde. Ich habe dann das Mädchen, sie hieß Sybille, angesprochen. Sie war 17 Jahre alt. Ich erinnere mich noch genau, dass sie einen knappen Bikini trug und braun gebrannt war. Sie trug Schuhe mit hohen Absätzen und eine große Sonnenbrille. Mir fiel nichts Besseres ein, als sie zu fragen, ob sie mit mir zu einem Holzbalken im See hinausschwimmen wolle. Sie sagte mir, dass sie gerade von einem Auslandsaufenthalt komme und immer wieder Schmerzen in der rechten Bauchhälfte habe. Da läuteten bei mir die Alarmglocken, und ich dachte, es wäre vielleicht notwendig, ihr den Blinddarm zu entfernen. So könnte ich sie auch am besten kennenlernen.

Ich stellte Sybille rasch meinem Chefarzt vor, und der meinte, es sei nicht eindeutig der Blinddarm, vielleicht seien es auch die Eierstöcke. Man könne es aber vertreten, den Blinddarm zu entfernen. Ich habe schließlich zusammen mit Dr. Stock im Kreiskrankenhaus Lindau bei Sybille den Blinddarm entfernt, mit einem minimalen Schnitt; es war meine erste ästhetische Operation. Letztendlich hat uns diese Blinddarmoperation zusammengeführt. So hat mir mein Beruf meine große Liebe beschert. Wir sind nicht mehr voneinander weggekommen, obwohl ich durchaus kein bequemer Mensch bin. Sybille hat am Mädchengymnasium in Lindau ihr Abitur gemacht und anschließend in München Sprachen studiert.

Eigentlich wollte ich nach meiner chirurgischen Grundausbildung in Lindau zurück ans Klinikum rechts der Isar in München, wo ich promoviert wurde, um dort mit plastischer Chirurgie weiterzumachen. Aber dann kam 1975 die Einberufung zur Bundeswehr, was ich leider nicht verhindern konnte. Also machte ich das Beste daraus, absolvierte in kürzestmöglicher Zeit das Militär, und zwar als Stabsarzt in den Kasernen von Krefeld, Hamburg und Bad Segeberg. Ich wollte so schnell wie möglich ans Klinikum rechts der Isar. Dieser Traum sollte sich aber erst viel später erfüllen, nämlich im

Jahr 1980. Bei einer Tagung habe ich Professor Dr. Naumann, Ordinarius für HNO und Kopf-/Hals-Chirurgie, kennengelernt; er bot mir eine Stelle am Klinikum der Ludwig-Maximilians-Universität München an. Gerade in der HNO-Heilkunde wird viel plastische Chirurgie im Gesichtsbereich praktiziert, etwa Nasenrekonstruktionen, Ohranlegungen, Gesichtsrekonstruktionen und Faceliftings. So habe ich mich entschlossen, zunächst eine HNO-chirurgische Ausbildung zu machen, um im Bereich Kopf-/Hals-Chirurgie fit zu werden. Das war die Entscheidung meines Lebens. Denn ich sehe immer wieder, dass die allgemein plastischen Chirurgen im Gesichtsbereich wenig Ahnung haben. Die HNO- und Kieferchirurgie gehört zusammen mit der Neurochirurgie zu den schwierigsten chirurgischen Arbeitsfeldern, da die gesamten endoskopischen Nebenhöhlenoperationen wesentlich komplizierter sind als beispielsweise Brustimplantate, Bauchdeckenplastiken oder Liposuktionen. Dieser Ausbildung habe ich zu verdanken, dass ich weltweit anerkannt auf dem Gebiet der Nasenchirurgie geworden bin. Meine Zeit in Großhadern von 1976 bis 1980 war geprägt von Hightech-Chirurgie in einem monströsen Bau, der an eine gewaltige Raumstation erinnert und bei dem die Menschlichkeit oft auf der Strecke blieb. Die Großkliniken Aachen und München-Großhadern wurden in dieser Zeit wie Industriekomplexe erstellt; heute kehrt man zurück zu kleinen Kliniken, die überschaubarer sind und ein persönlicheres Klima haben. Ich finde es nicht gut, wenn man zum Mittagessen in die Mensa in das dritte Untergeschoss mit dem Fahrrad fahren muss oder man einen OP ohne Fenster hat und die ganze Zeit kein Tageslicht sieht.

Ein Iraner unterstützte mich und förderte meine chirurgische Arbeit

Was hat mich in Großhadern geprägt? Ich habe auf all meinen Berufsstationen stets jemanden gefunden, der mich nach oben brachte. In Großhadern war es Professor Dr. Klaus Hammer vom Institut für Chirurgische Forschung, ohne den ich mich wahrscheinlich nicht habilitiert hätte. Ich hatte in ihm einen Kollegen, Freund und Gönner, der es mir ermöglichte, experimentell auf dem Gebiet der Immunologie zu arbeiten. Forscher sind eigenartige Menschen und haben andere Ansprüche an das Leben als ein »Kliniker«. Die Charaktere sind auch unterschiedlich. Es war eine spannende Zeit, vier Jahre intensive Forschung. Das prägt. Als chirurgischen Lehrherrn im Bereich des Gesichtes hatte ich Professor Dr. Ali Bebehani aus dem Iran, ein brillanter Operateur. Auch er hat mich gefördert und bei der Ausbildung für plastische Operationen im Gesichtsbereich unterstützt. Mal abgesehen von diesen beiden großartigen Hochschullehrern, haben mir die vier Jahre in Großhadern nicht besonders gefallen. Zu schlechte Luft, zu wenig Menschlichkeit und eine erschreckende Anonymität der Patienten. Wie Ameisen huschten die Angestellten durch die Klinik. Ich habe mich immer wieder nach dem Klinikum rechts der Isar gesehnt, meiner Urzelle in der Ausbildung.

Wie es das Schicksal wollte, habe ich 1980 auf einem Kongress in Seattle (USA) Professor Schwab kennengelernt, der mich nach meiner Facharztanerkennung als Oberarzt und Leiter der Abteilung für plastische Gesichtschirurgie an das Klinikum rechts der Isar berufen hat. Professor Schwab habe ich sehr viel zu verdanken. Er war einer meiner intensiven Förderer, hat in allen Höhen und Tiefen zu mir gehalten. Er hat mich habilitiert und mir alle Möglichkeiten eröffnet, mich auf dem Gebiet der ästhetisch-plastischen Chirurgie zu profilieren. Er hat mich 1987 bei der Gründung der Deutschen Gesellschaft für ästhetische Medizin unterstützt. Mit Stolz und Freude wechselte ich also 1980 endlich zurück an das Klinikum rechts der Isar.

Neben meiner beruflichen Tätigkeit habe ich weiterhin tüchtig Sport betrieben. Gleich im ersten Jahr gewann ich die Tennismeisterschaft und das Skirennen des Klinikums rechts der Isar. Meinem Chef hat das sehr gut gefallen. Körperliche Betätigung und sportlicher Wettkampf ziehen sich bei mir wie ein roter Faden durchs Leben. Ich glaube, nein, ich weiß: Wer Sport treibt und eine gute Kondition hat, ist auch im Beruf und privat erfolgreich. Deshalb sollte man alle Kinder und Jugendlichen zum Sport erziehen. Das wäre eine zentrale Aufgabe für Familie und Schule. Heutzutage sind erschreckend viele Kinder übergewichtig, nur ungefähr jedes zehnte Kind treibt Sport. Die meisten sitzen zu häufig vor dem Computer.

Ich muss heute noch schmunzeln, wenn ich mich daran erinnere, wie ich von mir überzeugt war, sowohl in der Volksschule als auch am Gymnasium und später als Assistenzarzt. In der ersten Oberarztsitzung – es arbeiteten damals sieben Oberärzte am Klinikum rechts der Isar – habe ich angekündigt, dass ich jetzt zwar als siebter Oberarzt beginnen, aber nach fünf Jahren erster Oberarzt sein würde. Dann sagte ich noch, dass Konflikte die Leistung anstacheln würden. Es waren fünf harte Jahre im Klinikum rechts der Isar, den anderen Oberärzten hat mein Selbstbewusstsein nicht so gut gefallen. Aber in meinem Chef, Professor Schwab, hatte ich einen Förderer, der erkannt hatte, dass ich fleißig, kompetent, loyal, zuverlässig und ehrlich war. So stieg ich Jahr für Jahr kontinuierlich auf: 1982 wurde ich habilitiert, 1986 war ich leitender Oberarzt und 1988 Professor. Während dieser Zeit führte ich an der HNO-Klinik alle ästhetisch-plastischen Operationen, inklusive Liposuktionen, Rekonstruktionen im Kopf-/Halsbereich und Brustlappenplastiken, durch. Die Gesichtschirurgie hat mich immer fasziniert: Nasenkorrekturen, Faceliftings, Oberlid- und Unterlidkorrekturen, Haartransplantationen und Ohranlegungen. Im Klinikum rechts der Isar machte ich der Abteilung für plastische Chirurgie, die als die renommierteste in Deutschland galt und für die ich eigentlich programmiert war, gewaltig Konkurrenz. Deren Chefs, Professor Schmidt-Tintemann und Professor Mühlbaur, schauten wohl mit Argusaugen auf mich und machten mir das Leben schwer. Zwischenzeitlich führte ich nicht viel weniger ästhetische Operationen als Einzelperson im Gesichtsbereich durch als die Abteilung für plastische Chirurgie. Trotzdem lautete mein Motto: Kooperation anstatt Konfrontation. Ich habe mich immer korrekt gegenüber allen Fachparteien verhalten. Ich habe in den Nachtdiensten Polytraumen operiert, habe den plastischen Chirurgen nachts geholfen, die Arteria carotis externa bei Blutungen zu unterbinden. Ich habe immer versucht, zum Wohle des Patienten und zum Wohle der Klinik zu handeln.

Schimanskis kaputte Nase war mein erster großer »Fall«

Dann geschah etwas, das mich in kürzester Zeit über die Grenzen Münchens und Bayerns hinaus als junger Oberarzt bekannt machte. Im Jahr 1984 hatte der Schauspieler Götz George als Schimanski einen »Tatort« in München gedreht. Er wollte sich bei einer Actionszene nicht doubeln lassen und trug eine Verletzung in Form einer Nasentrümmerfraktur davon. George kam ins Klinikum rechts der Isar, und mein Chef sagte zu mir, ich solle ihn operieren. Damals hatte ich noch keine Ahnung von irgendwelchen Presseaktivitäten. Auf jeden Fall hat sich ein als Pfleger verkleideter Fotograf in das Zimmer von Götz George geschlichen und ein Bild von ihm gemacht. Am nächsten Tag war es das Titelbild der »Bild«-Zeitung. Und die Überschrift lautete sinngemäß: Junger Oberarzt Werner Mang rettet Schimanski das Leben. In der Folge kamen viele Prominente in unsere Klinik, insbesondere nach Unfällen. Ich operierte Dunja Rajter, Costa Cordalis, Jürgen Drews, Ingrid Steeger. Sie wollten sich von mir beraten und behandeln lassen.

Privat bin ich nach meiner Studentenzeit von der Apianstraße 5 in die Leonrodstraße in München gezogen. Und mit 32 Jahren kaufte ich mir die erste Eigentumswohnung in der Karl-Theodor-Straße, ein wunderbares Zwei-Zimmer-Appartement mit Blick auf den Luitpoldpark. Das war auch der Start für meine Immobilienaktivitäten. Seit 1975 war mein Privatleben von Sybille geprägt, doch ich brauchte zehn Jahre, um mich für eine Hochzeit zu entscheiden. An sich galt mein Leben ausschließlich meinen Aufgaben als Oberarzt. Ich reiste zu Kongressen in der ganzen Welt, zusammen mit Professor Schwab. Ich habe alle Informationen über ästhetische Operationen in USA, Brasilien, Australien oder Kanada aufgesaugt, um sie in meine Arbeit im Klinikum rechts der Isar einzubringen. Ich musste damals die Operationstechniken überall zusammentragen.

Am 3. Mai 1985 ging ich mit meinem Vater auf die Jagd. Er war begeisterter Jäger, für mich die wichtigste Person in meinem Leben, mein großes Vorbild. Nach der Jagd fuhr ich zurück nach München, weil ich am 4. Mai im Klinikum rechts der Isar einen großen Vortrag über Jungbrunnen aus der Spritze zu halten hatte (ich habe damals in Deutschland die Faltenunterspritzung eingeführt). Am Morgen des 4. Mai erreichte mich der Anruf, dass mein Vater nachts verstorben sei. Für mich der absolute Horror, ein schrecklicher Albtraum, meinen Vater mit Anfang siebzig zu verlieren. Ein Vater stirbt immer zu früh, egal, wie alt er ist. Erst mit seinem Tod wurde mir bewusst, wie wertvoll die Eltern für mich waren. Noch heute kommen mir die Tränen, wenn ich daran denke, und ich sehne mich danach, einen Tag mit meinem Vater verbringen zu können, mit ihm Gespräche zu führen. Ich glaube, er hat mir das gesamte Rüstzeug mitgegeben, das man braucht, um auch Tiefschläge zu verdauen. Meine Mutter ist jetzt neunzig Jahre alt, sie war immer die Hausfrau und Mutter, die Zuneigung gab. Jetzt wohnt sie mit einer Pflegerin in unserem Elternhaus. Und ich weiß, dass es schade ist, wenn man nicht genug Zeit mit den Eltern verbringen kann. Diese Erkenntnis kommt leider oft erst, wenn sie gestorben sind.

Die zweitwichtigste Bezugsperson in meinem Leben ist meine Frau Sybille, mit der ich auch schon vor dem Tod meines Vaters alles besprach. Sie hat mich immer so akzeptiert, wie ich bin. Sie sieht meine Stärken und meine Schwächen; diese Symbiose war und ist *der* Glücksfall in meinem Leben. Ohne meine Frau hätte ich dies alles nicht geschafft. Sie ist ein unheimlich starker, verständnisvoller und intelligenter Mensch, der mich auf dem richtigen Weg gehalten hat. Ich bin sicher kein unkomplizierter Mensch, sondern ein Exzentriker, der immer alles aus sich herausholen will, privat und beruflich. Ich feiere gern Feste mit Freunden und habe wenig Zeit für die Familie, bin also nicht der ideale Ehemann.

Nach dem Tod meines Vaters im Mai 1985 reiste ich nach New York zu einem Kongress. Meine Frau arbeitete nach ihrem Studium zwischenzeitlich beim Medienkonzern von Leo Kirch im Weltvertrieb für Filme. Sie war damals auch in New York tätig. Ich hatte noch einen Termin in Miami und sagte, dass ich nach New York fliegen werde, da am Abend Freunde von Sybille ein Fest gaben. Am Morgen flog ich also nach Florida, wo ich Professor Pitanguy treffen wollte. Ich hatte nur Schönheitschirurgie im Kopf und legte keinen Wert auf Geld und Äußerlichkeiten.

Das Drama um meine Hochzeit.
Meine Frau ist der Glücksfall meines Lebens

In New York auf dem Fest traf ich viele reiche Leute. Es war etwas komisch, dass Sybille nicht ganz so herzlich zu mir war wie in München. Ich ging früh ins Bett. Am nächsten Tag beim Frühstück wurde mir mitgeteilt, dass sich der reiche Hausherr und Filmmogul scheiden lassen wolle, um Sybille zu heiraten. Das gab mir einen Stich ins Herz; zum ersten Mal in meinem Leben hatte ich das Gefühl, ich würde alles verlieren. Obwohl ich eingefleischter Junggeselle war, habe ich mich entschieden und Sybille gesagt: Wenn sie mit mir nach Miami fliegt, dann heiraten wir. Sie hatte eine Stunde Zeit, sich für den Mann mit Reichtum und Macht zu entscheiden – oder den aufstrebenden ästhetischen Chirurgen mit einem Bruttogehalt von 6000 D-Mark im Monat zu heiraten. Es war eine dramatische Situation: Die Frau, die ich liebte, wollte mir ein anderer wegnehmen. Doch am nächsten Tag flog Sybille mit mir nach Florida; sie hatte sich für mich entschieden. Im Fontainebleau-Hilton-Hotel in Miami machte ich ihr den Heiratsantrag. Ich habe dann meinem Chef in München mitgeteilt, dass ich vier Wochen Urlaub brauche. Ich wollte eine Weltreise machen und habe mir Geld geborgt. Im August 1985 haben wir geheiratet. Auf unserer Weltreise, für die ich günstige World-round-Tickets ergattert hatte und auf der wir viele Freunde besuchten, wurde in Hongkong unsere Tochter Gloria gezeugt. Sie kam am 29. April 1986 in München zur Welt.

Im Klinikum rechts der Isar blies mir der Wind bald stärker entgegen, weil ich immer bekannter und erfolgreicher wurde. Das ist ein typisches Phänomen in Deutschland: Erfolg wird einem nicht gegönnt. Das ging so weit, dass ich wegen anonymer Anzeigen die Steuerfahndung im Haus hatte. Und bei meiner Professur legte man mir jede Menge Steine in den Weg. Nur mein Chef, Professor Schwab, und meine Frau unterstützten mich unbeirrt. In der Zwischenzeit wurde 1987 unser Sohn Thomas geboren. Wir hatten eine glückliche Familienzeit und wohnten in der Poschinger Straße 9 in München-Bogenhausen.

Ich hatte mir früh vorgenommen, mit vierzig Jahren selbstständig zu sein. Bis vierzig habe ich alles in meine Ausbildung investiert. Mein Ziel war nie, Chefarzt oder Ordinarius zu werden, sondern mit meiner Leistung eigenständig meinen Weg zu gehen. Mein Chef hatte mir mehrfach vorgeschlagen, mich auf leitende Positionen zu bewerben. Das habe ich getan und hätte auch die Möglichkeit gehabt, Ende der achtziger Jahre Chef in Frankfurt, Hamburg oder Kassel zu werden. Nach meinem Vorstellungsgespräch in Frankfurt bin ich 1989 mit dem Auto, von Singen kommend, bei Überlingen am See entlanggefahren. Es war ein Herbstabend. Ich sah die Abendsonne, die sich im See spiegelte. Da war plötzlich für mich klar: Hierhin muss ich zurück. Das ist mein geliebter Bodensee. Am nächsten Tag ging ich zu Bürgermeister und Landrat und habe beiden mitgeteilt, dass ich nach Lindau kommen würde, wenn ich von der Stadt ein altes Haus kaufen könnte, in dem sich eine Praxis und eine kleine Klinik einrichten ließen. Und ich bat den Landrat, mir im Kreiskrankenhaus zehn Belegarztbetten zur Verfügung zu stellen; ich wollte dort ästhetisch-rekonstruktive und plastische Chirurgie praktizieren. Schade, dass mein Vater dies nicht mehr erleben konnte; er wäre sicher stolz auf mich gewesen. Mit fast nichts habe ich ein sanierungsbedürftiges Haus in Lindau am Unteren Schrannenplatz 1, das inzwischen in die Familienstiftung eingebracht wurde, gekauft und saniert. Ich habe dort eine Praxis und die Bodenseeklinik mit vier Betten eingerichtet.

1990 hatte ich in Deutschland bereits einen gewissen Bekanntheitsgrad erreicht, vor allem durch zahlreiche Zeitungsartikel über innovative Operationsmethoden. Es gab TV-Beiträge über mich, und ich war schon in Talkshows eingeladen worden. Als Pionier der ästhetischen Chirurgie stand ich zu meinem Beruf. Ich habe das Facelift hoffähig gemacht. Viele Prominente und Schauspieler kamen zu mir an den Bodensee. Selbst eine C-3-Professur mit lebenslanger Bezahlung am Klinikum rechts der Isar schlug ich aus. Meine Freunde und Bekannten haben nur den Kopf geschüttelt. Aber ich habe an mich geglaubt. Aus den vier Betten wurden sechs und zehn Betten. Innerhalb von fünf Jahren platzte die kleine Bodenseeklinik aus allen Nähten.

Mein Hobby war und ist es, Häuser zu restaurieren. Also habe ich mehrere Anwesen auf der Lindauer Insel gekauft, sie saniert und zu moderaten Preisen vermietet. Ich wollte Lindau etwas zurückgeben. Diese Häuser habe ich in die Professor-Mang-Familienstiftung eingebracht, sodass sie erhalten bleiben und langfristig im Familienbesitz sind. Als Präsident der Deutschen Gesellschaft für ästhetische Medizin veranstaltete ich die Lindauer Kongresse für Schönheitschirurgie. Sie fanden jedes Jahr im September im Hotel Bad Schachen statt. Es waren die ersten Kongresse für reine ästhetische Chirurgie. Mein Verdienst war es sicher, dass ich alle Fachdisziplinen zusammengeführt habe: HNO, Kieferchirurgie, Chirurgie, plastische Chirurgie, Augenchirurgie. Jeder, der sich mit Schönheitschirurgie beschäftigt, auch die Dermatologen, konnte an dem Kongress teilnehmen. Als Präsident dieser Gesellschaft habe ich die Treffen zwölf Jahre organisiert und dadurch eine gewisse internationale Reputation erlangt. Aus der ganzen Welt kamen die ästhetisch-plastischen Chirurgen, allen voran Professor Pitanguy.

Man wird als Arzt nicht bekannt, wenn man sich nur in Schickimicki-Kreisen bewegt. Ich wurde zwar nahezu wöchentlich in den People-Magazinen erwähnt, war oft im Fernsehen. Ich war Stammgast bei Galas und Events und tummelte mich in dieser vermeintlichen Glamourwelt. Mit der Zeit begriff ich, dass ich immer wieder dieselben Leute traf. Als mich Patienten gefragt haben, ob ich überhaupt noch Zeit hätte zu operieren, weil ich ständig in Hochglanzmagazinen und im TV zu sehen sei, habe ich mich etwas zurückgezogen. Andererseits brauchte ich diesen Societyeffekt, denn von Montag bis Freitag habe ich bis zu fünfzehn Stunden täglich hart gearbeitet – und am Samstag war für mich diese Art von Entspannung angesagt. Nun aber entspanne ich mich, wenn ich wahre Freunde treffe, wenn ich wieder mehr Sport treibe: Tennis, Skifahren und Golf.

Im Alter von fünfzig Jahren gab ich noch mal so richtig Gas – und mit sechzig geht es erst richtig los

Im Kreiskrankenhaus Lindau wurde meine Abteilung bald räumlich immer enger. Ich hatte sehr viele Patienten, musste sehr viel operieren. Zwischen 1990 und 2000 sah mein durchschnittlicher Arbeitstag so aus: Um 6.30 Uhr aufstehen, eine halbe Stunde Sport, um 7.00 Uhr Visite, von 8.00 bis 17.00 Uhr operieren (ohne Mittagspause), von 17.00 bis 19.00 Uhr Sprechstunde und von 19.00 bis 21.00 Uhr wissenschaftliche Arbeit und Post erledigen. Man kann sagen, dass mein Erfolg nicht einfach so kam, sondern hart erarbeitet war. In diesen zehn Jahren habe ich mir das kleine Imperium in Lindau geschaffen: die Klinik und einen umfangreichen Immobilienbesitz mit wunderbaren Häusern auf der Lindauer Insel. Dann erfolgte der Startschuss für den Bau der Bodenseeklinik im Jahr 2000. Mittlerweile war ich der größte Werbeträger für die Stadt Lindau, mit der Bodenseeklinik und meinen vielen TV- und Printmedien-Beiträgen. So stellte mir die Stadt am schönsten Fleck auf der Lindauer Insel, direkt am See, ein traumhaft schönes Grundstück zur Verfügung, für das ich heute noch dem damaligen Oberbürgermeister Jürgen Müller und der jetzigen Oberbürgermeisterin Petra Meier to Bernd-Seidl dankbar bin. Sie haben dieses Anliegen tatkräftig unterstützt.

Die Bodenseeklinik hatte eine zweijährige Bauphase und wurde von mir ohne jegliche Bankfinanzierung errichtet. Ich habe zwei Jahre nur für diese Klinik operiert, nach dem Motto: Eine neue Nase bringt ein neues Krankenzimmer. Es war wie ein Sport für mich, diese Klinik parallel zu finanzieren und zu bauen. Und ich habe es wirklich geschafft, synchron zu meinen Operationen die gesamte Klinik zu bauen. Im Jahr 2003 wurde die Bodenseeklinik als die größte Klinik für ästhetische Chirurgie in Europa, mit 50 Betten, fünf OP-Sälen, Forschungslabor, Hörsaal, Luxusappartements eröffnet. Mein Lebenstraum ging in Erfüllung. Zum internationalen Kongress zur Klinikeröffnung im Jahr 2003 kam die gesamte Prominenz der Schönheitschirurgen. Die Kollegen bestätigten mir, dass es Vergleichbares nicht geben würde, nicht einmal in den USA. Mit 54 Jahren stand ich im Zenit meiner Arbeit. Ich wurde weltweit eingeladen, als der erfolgreichste Schönheitschirurg Europas auf Kongressen Vorträge zu halten. Mittlerweile galt ich in der Branche als »King of Nose«.

Der Wissenschaftsverlag Springer in Heidelberg beauftragte mich, ein Handbuch der Schönheitschirurgie (»Manual of Aesthetic Surgery«) zu schreiben, was auch inzwischen das erfolgreichste

Lehrbuch auf diesem Gebiet ist. Es wurde in zahlreiche Sprachen übersetzt, so ins Englische, Spanische, Chinesische und Russische. Ich habe als erster Mediziner Schönheitsoperationen standardisiert; Tausende von Ärzten können die »Mang-Schule« nachlesen. Von allen Operationen wurden Filme gedreht, sodass ein Arzt in Nigeria oder ein Arzt in China sehen kann, wie in der Bodenseeklinik eine Lidkorrektur oder eine Fettabsaugung durchgeführt wird.

Mein selbstständiger Weg hatte mit vierzig begonnen. Zwischen vierzig und fünfzig habe ich die Aufbauarbeit geleistet und die Zahl der Betten in meiner ersten Klinik von vier auf zwanzig erhöht. Als ich fünfzig wurde, habe ich den Verleger Hubert Burda gefragt, ob ich noch expandieren und die große Bodenseeklinik bauen solle. Er antwortete mir, dass er mit fünfzig das erfolgreiche Magazin »Focus« gegründet habe. Das bestärkte mich, die neue Klinik anzugehen – und noch mal so richtig Gas zu geben. Ich ging noch einen Schritt weiter: 2006 begannen die Verhandlungen zur Fusion mit der Medical-One-Klinikgruppe. Meine Vision war und ist, die »Mang-Schule« bundesweit qualitätsorientiert und zu vernünftigen Preisen anzubieten. Mein alter Schulfreund Dr. Thomas Fischer ist nicht nur mein Leibarzt und Freund, sondern auch einer der besten Anästhesisten. Er hat mich die letzten 25 Jahre im OP-Saal fachlich und menschlich ausgezeichnet begleitet. Als wirtschaftlichen Partner gewann ich Dr. Erwin Conradi, der bis 2004 als Aufsichtsratschef einer der maßgeblichen Manager des Metro-Konzerns gewesen war. Conradi, genannt »Mister Metro«, gründete die Medical-One-Klinikgruppe, die flächendeckend in Deutschland Schönheitschirurgie anbietet. Das funktioniert aber nur, wenn die Patienten eine erstklassige medizinische Qualität und die entsprechende Sicherheit bekommen, außerdem eine Vertrauensperson im Vorstand wissen. Ein Jahr habe ich mit Erwin Conradi verhandelt, übrigens ein sehr interessanter Mensch, der mit über siebzig vital wirkt wie ein Fünfzigjähriger.

Im April 2007 wurde der Deal besiegelt: eine Fusion mit der Bodenseeklinik und der Medical-One-Klinikgruppe, mit Kliniken in Berlin, Hamburg, Dortmund, Hannover, Düsseldorf, Wiesbaden, Stuttgart, München und Nürnberg. Ich wurde Vorstandsvorsitzender der Mang-Medical-One-Klinikgruppe und blieb ärztlicher Direktor der Bodenseeklinik in Lindau. Erwin Conradi wurde Geschäftsführer der Medical One-Holding GmbH und Aufsichtsratsvorsitzender der Klinikgruppe Mang Medical One AG mit Sitz in Essen. Als Hauptaktionäre fungieren Dr. Conradi und ich. Viele haben mich vor diesem Projekt gewarnt und gesagt, dass ich doch schon viel erreicht habe, und was ich noch mehr wolle. Wahrscheinlich die europaweite Expansion der Mang-Medical-One-Klinikgruppe. 2006 begann ich mit der Planung der Mang-Klinik Swiss (auf der gegenüberliegenden Bodenseeseite).

Diese Bilanz ist doch nicht schlecht. Und dabei habe ich nie Anzeigen geschaltet, wie es jetzt bei vielen plastischen Chirurgen üblich ist. Ich profitierte von meinem seriösen medizinischen Ruf, von der Mundpropaganda, was eigentlich das Beste ist, und von den vielen redaktionellen Beiträgen, die in der gesamten deutschen Presselandschaft erschienen sind – von People-Magazinen wie »Gala«, »Bunte« und »Revue« über überregionale Blätter wie die »Süddeutsche Zeitung« und »Frankfurter Allgemeine Zeitung« bis hin zum »Spiegel« und »Stern«. Sie alle und die meisten TV-Sender haben über meine Arbeit berichtet und so natürlich für einen gewissen Bekanntheitsgrad gesorgt.

Meine Arbeit hatte und hat einen äußerst angenehmen Nebeneffekt: Ich kam zu so hohem wirtschaftlichem Wohlstand, wie es mir nicht mal im Traum eingefallen wäre. Ich hatte immer davon geträumt, einen Ferrari zu fahren, ein großes Schiff über den Bodensee zu steuern. Ich träumte von einer Wohnung im Skigebiet von Zürs am Arlberg und von einer Wohnung im Süden. All das ist eingetroffen, ich konnte mir alle Wünsche erfüllen. Eines Tages lernte ich Dieter Bohlen auf Mallorca kennen. Er erzählte mir, dass er seine hübsche Wohnung in Camp de Mar verkaufen wolle, weil er damit nichts als Stress habe. Das war, so glaube ich, eine Trotzreaktion. Gerade stand seine Trennung von Estefania, der damaligen Lebensgefährtin und Mutter seines Sohnes, an. Ich kannte ja Estefania und auch Pino, Dieters Nachfolger, recht gut. Ich sagte ihm, dass ich mir gern seine Mallorca-Dependance anschauen würde. Wir haben zusammen die traumhafte Penthousewohnung direkt am Meer besichtigt und waren uns schnell über den Kaufpreis einig, in dem nach meinem Verständnis auch sein kleines Schlauchboot und die Wohnungseinrichtung enthalten sein sollten. Nach dem Kauf war aber das Boot verschwunden, und viele Einrichtungsgegenstände waren es ebenfalls. Ich mag Dieter Bohlen sehr gern, aber wer ihn kennt, weiß, dass er kein einfacher Mensch ist.

**Mein Haus, mein Boot, mein Hubschrauber.
Doch das Wichtigste ist die Zufriedenheit**

Nachdem ich alle erdenklichen Scheine wie Führer-, Jagd- Segel- und Motorbootschein hatte, war es mein großer Wunsch, den Helikopter-Pilotenschein zu machen. Ich war oft schon an der Côte d'Azur oder vor Sardinien auf großen Schiffen mit Hubschrauberlandeplatz eingeladen. Aber was nützt ein so großes Schiff, wenn ich nicht selber damit fahren kann, oder was nützt mir ein Hubschrauber, wenn ich nicht selber fliegen kann. Deswegen habe ich mich im Jahr 2008 noch mal auf die Schulbank gesetzt und abends nach dem Operieren gebüffelt. Hubschrauberfliegen ist extrem schwierig. Ohne meinen Lehrer, Herrn Klausmann vom Bodensee-Helikopter-Service, hätte ich das nie geschafft. Aber einen Hubschrauber zu steuern ist die absolute Krönung. Es gibt nichts Schöneres, als zum Beispiel vom Pfänder in der Abendsonne in Richtung Konstanz über den Bodensee zu fliegen. Ein absolutes Highlight. Also habe ich den Hubschrauberschein gemacht und mir einen Helikopter gekauft, einen Robinson Raven 2. Die Maschine wird über die Mang-Air verchartert.

Ich war und bin häufig mit den Reichen und Superreichen zusammen und habe gesehen, dass Reichtum allein nicht glücklich macht. Deshalb wünsche ich mir für meine Familie und mich vor allem Zufriedenheit. Ein Millionär ist meist kein zufriedener Mensch, aber ein zufriedener Mensch ist meist Millionär. Ich habe alles erreicht, was ich mir erträumt habe, und ich hoffe, dass ich meinen Kindern dieses Leistungsprinzip ein wenig beibringen konnte und dass mein Lebenswerk weitergeführt werden kann.

3. Die Promilüge

»Es gibt Frauen, die nicht schön sind, sondern nur so aussehen.« Karl Kraus

Hat sie, oder hat sie nicht? Natürlich hat sie! Ich sehe es auf den ersten Blick. Die Lippen, die Augenpartie, die fast makellose Stirn, die klassische Nase wie bei einer antiken Büste. Und abwärts das gleiche Bild. Alles straff, nahezu faltenlos, alles fest bis prall. Doch irgendwie sieht sie aus wie die meisten Beautys von Hollywood. Ein schablonenhafter Einheitslook, vorgeführt von Stars wie Victoria Beckham, Nicole Ritchie, Jennifer Lopez, Angelina Jolie und tausend anderen. Alle berufen sich auf jene Schönheit, die nur der liebe Gott erschaffen haben kann. Ich aber sage Ihnen meine Vermutung: Es war fast immer der liebe Onkel Doktor!

Hier begegnen wir einem eigenartigen Phänomen, das ich am Beispiel der USA, dem größten Catwalk für alterslose Erscheinungen, beschreiben möchte: Bereits 2004 hatten sich über zwölf Millionen Amerikanerinnen und Amerikaner einer Schönheitsoperation unterzogen. Tendenz explodierend. Mittlerweile sind es nach Schätzungen weit über zwanzig Millionen – doch kaum jemand will es gewesen sein. Die Stars aus der Film- und TV-Branche leugnen es ebenso hartnäckig wie ihre Millionen Nachahmer. Warum eigentlich?

»Es gibt Frauen, die nicht schön sind, sondern nur so aussehen«, schrieb der Wiener Publizist und Satiriker Karl Kraus (1874–1936). Er meinte damit den damals schon populären Schein, der mit dem Sein nicht viel oder gar nichts mehr zu tun hat. Der Architekt Mies van der Rohe hat einmal Schönheit als den »Glanz der Wahrheit« definiert. Auf die körperlichen Ideale der Gegenwart bezogen, klingt das wie blanker Hohn, denn das hieße ja wohl, dass die Wahrheit inzwischen hässlich geworden ist. Es regiert der Schein, die Oberfläche, wie poliert sie auch sein mag. Alles wird – bis zum Zusammenbruch – auf scheinbare Perfektion getrimmt, geglättet, manipuliert. Dieses Showlaufen der Äußerlichkeiten ist sich selbst Inhalt genug, in allen Lebensbereichen hat Schönheit den Stellenwert des exklusiven Machbaren. Einer Luxusware, die nur die/der ergattern kann, die/der sie sich auch leisten kann/will. Nach dem Motto: »Ich habe mir die Schönheit verdient!«

So wird Schönheit zum Privileg, das niemals angezweifelt werden darf. Sie steht einem ebenso zu wie das Haus, der Wagen, die Shoppingtour, die Garderobe, das Dabeisein. Und wer schön ist, ist dabei. Egal, ob der sinnliche Laetitia-Casta-Mund über Nacht gewachsen ist oder/und das Dekolleté urplötzlich eine knackige Füllheit hat wie bei Eva Mendes, wobei man bei der auch fast nicht glauben mag, dass sie diese Perfektion nur von der Natur geschenkt bekam. Der Rest ist Schweigen oder Schwindel, wie beim charmanten Partytalk zweier attraktiver Society-Ladys: »Einfach traumhaft, Ihre Figur, da hat doch nicht jemand dem Herrgott ins Handwerk gepfuscht?« – »Aber ich bitte Sie, meine Liebe. An meinen Körper kommt nur Wasser, Luft und Sonne. Und manchmal mein Mann...« Sollte eine(r) es wagen, das Gegenteil zu behaupten, steht sofort der Anwalt auf der Matte.

Nur in der Fiktion, da toben sie sich aus. Da spielen sie das, was im wahren Leben so hartnäckig geleugnet wird. Die mehrfach preisgekrönte amerikanische TV-Serie »Nip/Tuck – Schönheit hat ihren Preis« ist eine ebenso witzige wie beißende Satire auf den Schönheitswahn in den USA und auf das abenteuerliche Leben und Streben zweier Schönheitschirurgen. Neben der Stammbesetzung werden auch Weltstars für Gastrollen verpflichtet. Sie reißen sich um Auftritte in »Nip/Tuck«; ich vermute, dass sie unbedingt das spielen wollen, was mit einem Tabu belegt ist: den freimütigen Umgang mit der Schönheits-OP. Da tauchen reifere Figuren auf, deren Jugendlichkeit mich stets verblüfft hat, so etwa Mister Richard Chamberlain (»Dornenvögel«), Jahrgang 1934, ein alternder, leicht ergrauter Dorian Gray mit der zarten und straffen Gesichtshaut eines Zwanzigjährigen. Man sieht ihn wie festgezurrt lächeln; ich glaube, er kann gar nicht anders. Der bekennende Homosexuelle Chamberlain spielt in »Nip/Tuck« einen schwulen Millionär, der seinen jungen Lover zum Auffrischen zu den Schönheitschirurgen schickt. Fast wie im richtigen Leben.

Wer hat noch nicht, wer will noch mal?
Jeder macht es, aber keiner gibt es zu

Auch die zeitlos schöne und perfekt verjüngte Cathérine Deneuve, Jahrgang 1943, hatte einen zauberhaft bizarren Auftritt – als Witwe Diana Lubey. Sie möchte sich die Asche ihres verstorbenen Mannes in die Brustimplantate spritzen lassen, mit der Begründung: »Victor ist sanft an meiner Brust entschlafen. Ich möchte, dass er dort ruht, wo es ihm am besten gefallen hat.« Einen solchen Wunsch hat man bislang noch nicht an mich gerichtet; aber ich kann mir durchaus vorstellen, dass manche Leute auf eine solche Idee kommen könnten. In Hollywood ist mittlerweile die Frage »Wer hat noch nicht, wer will noch mal?« viel interessanter als etwa die Frage nach dem »Wer hat schon mal?«. Die Schlange der Schönheiligen, die offiziell noch nie etwas mit dem Schönheitschirurgen zu tun hatten, reicht weit über Santa Monica hinaus. Hier eine kleine, sehr unvollständige Liste:

Marlene Dietrich (1901–1992) war eine der ersten Filmschönheiten, bei der chirurgisch nachgeholfen wurde. Bereits 1929 ließ sie sich die Nase richten.

Marilyn Monroe (1926–1962) war eine der ersten Frauen von Hollywood, die heimlich zum Schönheitschirurgen gegangen sind. Die Diva, der die Männerwelt zu Füßen lag, hatte von Haus aus eine etwas breite Nase. Die wurde verschmälert; außerdem ließ sie sich mit einem Schaumstoffimplantat das Kinn modellieren. Zeitzeugen behaupten, dass sie kurz vor ihrem Tod über entzündete und nässende Brüste geklagt habe. Solche Beschwerden lassen darauf schließen, dass bei ihr das später verbotene Flüssigsilikon injiziert wurde.

Pamela Anderson, Jahrgang 1967, ist mittlerweile durch ihre variable Busengröße berühmter geworden als durch ihre Rolle in der TV-Serie »Bay Watch«. Mal liebt sie es prall, mal mädchenhaft. Das Ganze wechselt nun schon über ein Jahrzehnt hin und her, auf und ab. Es ist für mich schon ein kleines Wunder, dass sie noch nicht (aus Versehen) ihre Oberweite zum einzigartigen asymmetrischen Kultobjekt gestylt hat: links groß und prall, rechts mädchenhaft zart.

Uma Thurman, Jahrgang 1970, ist eine zauberhafte Frau mit besonders zauberhaftem Näschen. Natürlich alles echt oder was?!

Michelle Pfeiffer, Jahrgang 1958, hat sich laut Website Nase und Jochbein bearbeiten lassen. Die Faltenlosigkeit gab ihr die Natur offiziell gratis mit.

Sharon Osbourne, Jahrgang 1952, Talkmasterin und Ehefrau des betagten Skandalrockers Ozzy Osbourne, hat sich so ziemlich alles neu machen lassen. Ihr Doc lieferte erstklassige Arbeit ab, deshalb steht Sharon, als eine der wenigen Damen von Hollywood, zu ihren Schönheits-OPs. In der US-Talkshow »Celsea Lately« zog sie vehement über alle Frauen her, die Schönheitseingriffe leugnen: »Sie sagen, ›o nein, wir haben nichts machen lassen‹, und gleichzeitig sind ihre Augenbrauen irgendwo da oben unter der Decke. O Gott, diese Lügnerinnen! Ich hasse sie, diese Schlampen.« Dann ging sie frontal eine Oscar-Gewinnerin an, nämlich ...

Nicole Kidman, Jahrgang 1967. Sharons Meinung über die Australierin: »Ihre Stirn sieht doch aus wie ein verdammter Flachbildschirm.« Nicole Kidman hat sich bislang nicht zu Schönheits-OPs bekannt. Aber wenn ich sie mir so ansehe, wäre ich nicht überrascht, wenn sie sich Wangenimplantate hätte einsetzen lassen. Außerdem kommt sie mir wie ein Botox-Opfer vor, ihre Mimik ist seltsam starr.

Meg Ryan hatte einst das süßeste Lächeln von Hollywood; es war ihr Markenzeichen. Doch dann müssen ihr Kinn und ihre Oberlippe über Nacht gewachsen sein, denn Meg streitet einen Besuch beim Schönheitschirurgen ab. Seitdem lächelt sie ... na ja, wie eben ein Schlauchboot lächelt. Schade!

Julia Roberts, Jahrgang 1967, schwört Stein und Bein, dass ihre Oberweite Natur pur sei. Ist ja okay. Bei ihr werden wir immer nur das unverwechselbare Lächeln der Pretty Woman bewundern. Solange sie sich das nicht verbreitern lässt, ist alles in Ordnung.

Sharon Stone, Jahrgang 1958, die Super-Beauty von Hollywood, hat eine alterslose jugendliche Pfirsichhaut und die Figur eines Teenies. Ihr Busen könnte als berühmtestes Kunstprodukt von Hollywood gelten. Sie aber beteuert, es sei alles Natur. Mehr ist dazu nicht zu sagen, denn Sharon verklagt jeden, der behauptet, sie sei geliftet.

Demi Moore, Jahrgang 1962, Ex von Bruce Willis, blüht immer mehr auf, je älter, pardon, je reifer, sie wird. Sie sagt, dass sie diesen Jungbrunnen ausschließlich ihrem zweiten Ehemann Ashton Kutcher, Jahrgang 1978, verdankt. Po, Bauch, Busen, Gesicht – Ashton Kutcher muss gesegnete Hände haben. Und falls sie sich doch einer Schönheits-OP unterzogen haben sollte, ihr Chirurg auch, denn alles sieht wunderbar natürlich aus.

Faye Dunaway, Jahrgang 1941, war einst eine der attraktivsten Frauen von Hollywood. Den Reiz machte ihr eigenwilliges, sensibles und unverwechselbares Gesicht aus. Das hat sie weitgehend verloren. Sie wirkt starr – pardon! –, wie eine geglättete Mumie mit aufgepolsterten Puttenbäckchen. Zu viel Botox, nehme ich an.

Cher, Jahrgang 1946, die Ikone von Hollywood, gab zwar zu, dass sie sich Brust, Nase und Zähne hat richten lassen. Sie wollte immer wie Cher aussehen – wie Cher mit 25. Angeblich soll sie zeitweise so ziemlich alles mit sich herumgetragen haben, was in der modernen Chirurgie gut und teuer ist: neue Lippen, neues Kinn, auch Poimplantate. Und man würde sich nicht wundern, hätte sie sich ein Paar Rippen entfernt haben lassen, nur damit ihre Taille schlanker wirkt. Das jedoch streitet Cher energisch ab. Außerdem sagt sie: »Und wenn ich mir meine Brüste auf den Rücken machen lasse, ist das meine Sache.« Gut möglich, dass sich diese immer noch sehr schöne Frau wieder renaturieren lassen will. Soweit sich das bewerkstelligen lässt.

Melanie Griffith, Jahrgang 1957, ging eines Tages unter die Leute und hatte derart volle Lippen, dass sie kaum noch ihr Gesicht bewegen konnte. Sie sollte besser ihren Schönheitschirurgen wechseln. Zu viel Botox, die Lippen wirken viel zu prall und die Haut zu straff. Auch die kleinen, sexy Bauchpölsterchen der Ehefrau von Antonio Banderas waren quasi über Nacht verschwunden. Das spricht für eine Superdiät oder für klassisches Fettabsaugen.

Drew Barrymore, Jahrgang 1975, war einst ein hinreißender Kinderstar, dem eine großartige Karriere vorausgesagt wurde. Dann geriet sie in den beinahe tödlichen Sog von Alkohol und Drogen, startete aber in den neunziger Jahren ein Comeback. Ihren Körper hatte sie dazu runderneuert. Sie ließ sich möglicherweise Fett absaugen und die Brüste verkleinern. Wesentlich verjüngt hat das ihre Optik nicht. Und wenn ich mir heute Bilder von ihr anschaue, würde ich sagen, dass im Gesicht auch Botox im Spiel war.

Madonna, Jahrgang 1958, ist zwar schon jenseits der fünfzig, doch wenn sie bei ihren Show Acts über die Bühne fegt, erblassen die meisten Zwanzigjährigen vor Neid. Dabei wippt der Busen der zweifachen Mutter wie der eines jungen Mädchens, laut Madonna ausschließlich ein Verdienst ihrer Gene. In jüngster Zeit fallen mir die jugendlichen Apfelbäckchen auf. In ihrem Alter ein Wunder der Natur. Normalerweise sacken die mädchenhaften Bäckchen spätestens ab dreißig unaufhaltsam nach unten Richtung Kiefer. Nicht so bei Madonna. Die hat erstaunlich viel Masse auf ihren Wangenknochen. Für mich ein Indiz für ein »New New Face«. So hat das »New York Magazine« das moderne volumetrische Lifting getauft. Dabei wird die erschlaffte Haut nicht stramm gezogen, sondern das Gesicht aufgepolstert – mit Eigenfett, Hyaluronsäurepräparaten oder

Kollagen. Es wäre keine Überraschung, wären so auch die Gesichter von Liz Hurley und Naomi Campbell aufgepolstert. Wenn das bei den Letztgenannten der Fall ist, haben die US-Kollegen gut gearbeitet. Bei beiden Stars sieht es natürlich aus, bei Madonna leider nicht. Und ihre Hände sind erschreckend. An denen sieht man das wahre Alter, doch sogar die könnte man liften.

Manchmal sieht eine operierte Frau wie eine Karikatur aus

Damit bin ich bei der Crux der Schönheiligkeit, die jedem ersichtlich ist. Nicht jeder Eingriff, jede Nachbesserung gelingt so, dass es im Ergebnis weitgehend natürlich aussieht. Und die wenigsten gelingen perfekt, wie wir an der Galerie der Schlauchbootlippen, die uns jede Woche in den Medien entgegenprangen, unschwer erkennen können. Es kommt auch vor, dass die Gesamtkomposition nicht mehr stimmt. Zum Beispiel, wenn sich eine Frau Augenlider, Nase, Wangen, Zähne, Hals und Busen behandeln lässt. Jedes Teil für sich ist zwar gut gearbeitet, doch das Gesamtbild ergibt keine Harmonie; es passt nicht mehr zusammen – manchmal wie bei einer Karikatur. Und ich fühle mich beim Anblick einer solchen Disharmonie unwillkürlich an den bösen Witz vom Herrgottschnitzer von Oberammergau erinnert, von dem ein Tourist hartnäckig noch etwas mehr Schmerz im Gesichtsausdruck des Gekreuzigten verlangt. Der Handwerker greift zum Schnitzmesser, arbeitet nach und nach, bis er entsetzt das Werkzeug in die Ecke schmeißt und ruft: »Sakra! Jetzt lacht er!«

Ich möchte mich weiß Gott nicht über die Opfer solcher Verunstaltungen lustig machen. Ich verstehe auch, dass diese gebrandmarkten Frauen alles, was mit Schönheitsoperationen zu tun hat, weit und entsetzt von sich weisen. Wer möchte schon zugeben, dass man für solchen Pfusch, den man nun stets mit sich herumträgt, einen dilettantischen Arzt teuer bezahlt hat? Auch das ist ein Aspekt der Schönheiligkeit, ein trauriger, ja beinahe tragischer.

Bisweilen bringen prominente Frauen den Mut auf, über ihre Nachbesserungen zu sprechen, zum Beispiel schwören Exmodel

Linda Evangelista, die Sängerin Anastacia oder »Sex in the City«-Star Kim Cattrall auf die glättende Wirkung des Nervengifts Botulinumtoxin Typ A, kurz Botox genannt. Courtney Cox, Jahrgang 1964, die mit der »Scream«-Trilogie und als »Monica« in der TV-Serie »Friends« ein Hollywoodstar wurde, sagte, dass ihr Botox in Stirn und andere Gesichtspartien gespritzt wurde, um ihre Haut zu glätten und letztendlich ihr Aussehen zu verjüngen. Das wiederum fordere ihr Beruf; nur so könne sie gute Rollen ergattern. Courtney Cox wörtlich in einem Interview des amerikanischen Frauenmagazins »Marie Claire«: »Ich denke, Botox ist fantastisch und schrecklich zu gleich. Sie haben da einen Stoff erfunden, der verhindert, dass du ärgerlich aussiehst. Doch ich bin Schauspielerin und muss mein Gesicht bewegen können. Wenn die Leute nicht mal mehr ihre Augenbrauen heben können, ist das doch gruselig.«

Courtney Cox spricht damit ein Dilemma an, das viele Schauspielerinnen ihres Alters haben. Spritzt sie Botox, sieht sie gut aus, kann aber vor der Kamera nicht mehr so agieren, wie es die Rolle, die sie aufgrund ihres jugendlichen Aussehens bekommen hat, erfordert. Dazu muss man wissen, dass Botox Drüsen und Muskeln lähmt. Dadurch wird die Haut wieder glatt und straff. Man darf es aber nur sehr sparsam verwenden. Überdosierungen werden sofort bestraft und können zu einer wächsernen Gesichtsstarre führen. Die Gesichtsmuskulatur ist das größte Kapital einer ambitionierten Schauspielerin. Mit ihr kann sie Freude, Leidenschaft, Trauer, Verzweiflung ausdrücken. Nach zu viel Botox funktioniert das nicht mehr; das Gesicht der Schauspielerin wird praktisch ausdruckslos. Diese maskenhaften Gesichter mit einem Lächeln, das wir eingemeißelt anmutet, kann man auf vielen Promipartys beobachten.

Hollywood-Regisseur Martin Scorsese beklagte sich bitter, dass er schon seit Jahren kaum mehr eine Schauspielerin finde, die vor der Kamera richtig wütend aussehen kann. Sein australischer Kollege Baz Luhrmann (»Moulin Rouge«) bestätigte in einem Interview mit der »Süddeutschen Zeitung«: »Sie können ihre Gesichter nicht mehr richtig bewegen.«

Auch bei uns in Deutschland ist Botox ein beliebtes Verjüngungsmittel – bei Frauen *und* Männern. Bei Schauspielern, in der Show-

und TV-Branche genauso wie bei Akteuren in Wirtschaft und Politik. Wer im Licht der Öffentlichkeit steht, möchte gern eine glatte Fassade zeigen. Ich kann nur ausdrücklich vor den Gefahren warnen. Es mag noch angehen, Stirnfalten zu straffen, wenn sich das auf ein- oder zweimal im Jahr beschränkt. Doch Botox in der Mundregion oder in der Augenpartie ist sehr gefährlich. Und wer sich mit Botox seine Lippen behandeln lässt, sieht furchtbar aus.

Das fand auch Jessica Simpson, Jahrgang 1980, eine begnadete amerikanische Popsängerin und Schauspielerin, jedenfalls, was das Aussehen anbelangt. Sie hatte plötzlich dickere Lippen, was weiß Gott nicht besonders attraktiv war. Dem Branchendienst »femalefirst« vertraute sie an, dass sie sich durch die Konkurrenz unter Druck gefühlt habe, ihr jugendliches Aussehen zu bewahren. Sie ließ sich die Lippen mit einem Eiweißpräparat aufspritzen – mit gerade mal 26. Sie setzte die Behandlung ab und freute sich später wie ein Kind, dass ihr Mund allmählich wieder normale Formen annahm. Mittlerweile gehört ihr Gesicht wieder ihr selbst.

»Die sehen heute doch alle gleich aus«, lästert Altstar Jane Fonda, Jahrgang 1937, über das junge Hollywood. Über Jahrzehnte war sie eine der Vorzeigefrauen der Branche, nicht nur durch Filme, sondern auch in der Vorreiterrolle als frühe Fitness- und Aerobic-Queen. Jane Fonda hat immer viel für ihren Körper getan. Kosmetik, viel Sport – auch eine Schönheits-OP. Heute hat sie den Mut und die Souveränität, über diesen Eingriff zu sprechen: Ihre Brustimplantate – und wir reden hier nicht von Pamela Andersons prallen Dimensionen – seien »eine Jugendsünde«. Die haben wir glatt übersehen…

Nach Michelles Brust-OP wucherten die Narben

Die deutsche Schlagersängerin Michelle, geboren 1972, hat trotz ihrer Jugend ein bewegtes Leben hinter sich, voller beruflicher Triumphe, aber auch persönlicher Niederlagen und Krankheit. Die zierliche Künstlerin ließ sich nach ihrer zweiten Schwangerschaft den Busen straffen, wie sie der »Bild«-Zeitung erzählte. Sie habe sich gedacht: »Warum soll ich den nicht wieder in Form bringen?

Heute weiß ich, dass ich mir das besser zweimal überlegt hätte.« Es waren insgesamt fünf OPs notwendig, weil Michelle unter einer seltenen Narbenfehlbildung leidet. Das Fleisch heilt immer weiter, das bedeutet, die Narben wuchern. Sie mussten schon mehrmals wieder herausgeschnitten und Haut neu genäht und zusätzlich mit Kortison behandelt werden. Genützt habe es aber nichts.

Und dann haben wir noch eine Frau, die wie mit dem Dampfhammer die Schönheiligkeit geißelt. Einst erschienen von ihr Nacktfotos im (längst eingestellten) Zeitgeist-Magazin »Tempo« aus Hamburg. Sie zeigten die dänische Walküre Brigitte Nielsen, Jahrgang 1963, kurz nach ihrer Ehe mit Hollywoodstar Sylvester Stallone wie ein dreidimensionales Poster, aus dem die gewaltigen Formen der Blondine den Lesern regelrecht entgegensprangen. Die Überschrift: »Schön wie der Chirurg sie schuf.« Brigitte Nielsen, die mit ihrem Ex den damaligen US-Präsidenten Ronald Reagan und seine Gattin Nancy im Weißen Haus besuchen durfte, hat mittlerweile viel hinter sich gebracht. Über zwanzig Filme, ein paar Musikalben und Singles, vier Ehemänner und eine Entzugsshow im US-Fernsehen, bei der sie ihre jahrelange Alkohol- und Drogenabhängigkeit coram publico loswerden wollte. Vielleicht hat deshalb ihre ehemalige Schwiegermama, die Mutter von Sylvester Stallone, im Fernsehen gesagt, dass Frau Nielsen kein Facelifting, sondern ein Hirnlifting brauche …

Im Frühjahr 2008 beschloss Brigitte, ein gewaltiges öffentliches Zeichen gegen den verlogenen Schönheitswahn in Hollywood zu setzten: »Diese Heimlichtuerei nervt. Man sieht doch, dass die Stars nicht natürlich altern. Es ist nicht in Ordnung, dass die Fans, die normalen Frauen, angelogen werden.« Also unterzog sich Brigitte Nielsen in der RTL-Dokusoap »Aus Alt mach Neu« vor laufender Kamera diversen schönheitschirurgischen Eingriffen, »einer Grundrenovierung«, wie sie es nannte. Facelift, Augenlift, neue Zähne, Bruststraffung, vier Kilo Fett absaugen an Bauch, Schenkeln, Taille, Hüfte und Knien, Fettunterspritzung im Gesicht mit Eigenfett. Sie sagte: »Es ist wirklich, als würde eine Horde Handwerker ein altes Haus in Schuss bringen.« Haben wir bei diesem Gemetzel die Zeichen unserer Zeit gesehen?

Ich gratuliere Brigitte Nielsen zu ihrer Offenheit und wünsche ihr von ganzem Herzen, dass ihr Chirurg eines schönen Tages doch noch die Reset-Taste findet...

Dr. Fredric Brandt – der Arzt der Zombies

Die englische Sonntagszeitung »The Observer« überschrieb einen Artikel, der von Fredric Brandt, dem berühmtesten Schönheitsarzt der USA, handelte, mit einer ungewöhnlich gehässigen Headline: »Würden Sie von diesem Mann ein Gesicht kaufen?« Die Überschrift begleitete ein Foto, das einen alterslosen Mann zeigte. Oder war es eine Puppe? Kein Lächeln, keine Regung, keine Falte. Es wirkte glatt, starr und plastisch wie aus dem Wachsfigurenkabinett der Madame Tussaud. Eine Maske. Angeblich ist der Mann, der sie trägt, Jahrgang 1950. Er heißt Dr. Fredric Brandt und ist Dermatologe von Beruf. Mir erscheint er fast als »Zombie«, eine Ausgeburt von künstlicher Schönheit, die so abgrundtief hässlich wirken kann. Wenn schon der Arzt wie ein Zombie aussieht, wie sollen dann erst seine Patienten aussehen? Die Haare sind transplantiert, das Gesicht gestrafft, alles ist vollgepumpt – eine optische Katastrophe. Wenn schon die US-Schönheitsärzte so aussehen, ist es kein Wunder, dass auch ihre Patientinnen und Patienten immer unechter wirken.

»König des Kollagens« wird Fredric Brandt gern in US-Zeitungen und Magazinen genannt. Und er ist ein ausgesprochener Fan von Botox, das er bei seinen Behandlungen massenhaft einsetzt – am liebsten bei sich selbst. »Ich verwende eine Menge; ich liebe es«, sagt Brandt. »Manchmal spritze ich mir sechs, sieben Ampullen.« Dann sieht man eben so aus, wie er aussieht. Und wenn er das noch schön findet, tun mir seine Patientinnen sehr leid. Brandt praktiziert in New York und Miami. In seiner New Yorker Praxis hat er sieben Behandlungsräume, und er schwirrt von einem zum anderen, von einer Patientin zur nächsten. »10 minutes, 10 years«, lautet sein Slogan. Er verspricht, dass seine Behandlung sofort zehn Jahre jünger mache. Er selbst sei das beste Beispiel für seine medizinische Kunst, wie er es tatsächlich ausdrückt.

Seine künstliche Schönheit ist schockierend hässlich

Die Journalistin Britta Stuff schrieb 2009 über ihn: »Dr. Fredric Brandt hatte in seinem ganzen Leben noch keine einzige Falte. Seine Haut spannt sich über hohe Wangen, glatt und weiß wie ein unberührtes Schneefeld. Er sieht aus wie jemand, der nie geraucht oder gelacht hat, wie jemand, der nie in der Sonne war oder auch nur ein einziges Mal die Stirn gerunzelt hat. Inzwischen wäre das auch gar nicht mehr möglich. Dr. Brandt ist ein lebendes Werbeplakat für seine Praxis... Nicht dementiert hat er bislang, dass zu seinen Klienten Madonna, Michelle Pfeiffer, Lenny Kravitz, Naomi Campbell, Liz Hurley, Stephanie Seymour gehören. Eine Bestätigung hierfür gibt es jedoch nicht, denn über die Stars spricht man hier nicht. Dr. Fredric Brandt ist, und das sagt er mit Stolz, weltweit der größte Abnehmer von Botox, einem Nervengift, das man in Gesichtsmuskeln spritzt, um sie zu lähmen. ›Botox-Baron‹ nennen ihn die Zeitungen, manche sprechen von ihm als neuem Michelangelo, wenn sie schreiben, dass er statt Stein Fleisch bearbeite. Manche nennen ihn aber auch schlicht ›Dr. Horror‹. Fredric Brandt. 59 Jahre alt. Faltenfrei. Mimikfrei. Alterslos. Der perfekte Darsteller für ›Das Bildnis des Dorian Gray‹.«

Brandt gilt als Erfinder des neuen »New York Baby Face«, auch »Y-Gesicht« genannt. Ein Autor der amerikanischen »Vogue« erklärt den Ursprung dieser neuen Schönheitsmode so: »Die Zeitschriften sind inzwischen voller Teenager, die, so dünn sie auch sein mögen, immer noch Babyspeck im Gesicht haben. Danach suchen die Frauen in ihren Vierzigern: Babyspeck!« Frauen um vierzig produzieren, so Brandt, immer weniger Östrogen. Als Folge verschwinde auch der letzte verbliebene Babyspeck, der das Gesicht voller, dynamischer und wesentlich jünger aussehen lasse. Inzwischen laufen jede Menge Damen zwischen vierzig und siebzig mit ziemlich ähnlichen Gesichtern durch Big Apple, Hollywood, Miami oder sonst wo. Alle haben ausdrucksvolle bis schlauchige Lippen, eine straffe Stirn, und alle haben diese an sich ganz süßen Puttenbäckchen, die bei jungen Mädchen hinreißend, bei reiferen Damen aber im besten Fall seltsam wirken.

Viele von ihnen waren bei Fredric Brandt, der nicht mit dem Skalpell, sondern ausschließlich mit der Spritze arbeitet. Gern klappt er seine Ohren um und sagt: »Schauen Sie. Da sind keine Narben.« Brandt spritzt Botox, das er zärtlich »the bo« nennt, und injiziert jede Menge Füllstoffe ins Gesicht. Zahlreiche Kunden kommen alle paar Wochen. Die sehen dann noch im Sarg faltenfrei aus – wie vermutlich auch Fredric Brandt. Er sei eben eine andere Art von Künstler, sagt er sanft. Alles, was er seiner Kundschaft spritzt, probiert er vorher an sich selber aus.

Die Journalistin Britta Stuff beobachtet bei ihrem Besuch, wie Brandt einem 48-jährigen Immobilienmakler mit 96 Spritzenpiksern das Gesicht auffrischt, das von den Einstichen schon völlig blutig ist. Auf der Fensterbank liegt der eingangs erwähnte Artikel des »Observers«, der die Unterzeile hat: »Unsere Reporterin sah sich den Horror an.« Doch Brandt spritzt seinem Patienten ungerührt noch ein bisschen die Hände auf, »damit sie durch die hervortretenden Adern nicht so alt aussehen«. Als der Makler sagt, dass seine Ellbogen auch etwas faltig seien, ist Fredric Brandt echt überrascht, was sehr selten passiert. Bei faltigen Ellbogen müsse sogar einer wie er passen.

4. Verlorene Schönheit

»Warum bin ich so vergänglich, o Zeus?, so fragte die Schönheit. Macht dich doch, sagte der Gott, nur das Vergängliche schön.« Friedrich Schiller

Welche Schönheitsideale haben Schönheitschirurgen? Eine schwierige, manchmal sogar gefährliche Frage. Würde ich sagen, ich liebe die Rubens-Frau, so wäre das, als würde ein kalorienbewusster Drei-Sterne-Koch verraten, dass er am allerliebsten die sahnigen Kunstwerke eines Spitzenkonditors isst. Eine kontraproduktive, bisweilen auch geschäftsschädigende Auskunft. Nein, ich stehe nicht besonders auf Rubens-Frauen, obwohl dieser Typ durchaus seine Reize haben kann. Anderseits bin ich auch kein Fan dieser modernen supersexy Modelstars à la Kate Moss, Naomi Campbell oder gar einer Pamela Anderson, die ihre Oberweite wie einen prallen Michelin-Reifen vor sich herschiebt, doch deren Figur sich so viele Frauen wünschen. Das mag ja alles noch ganz hübsch anzusehen sein, doch jene Klasse, die einem den Atem verschlägt, die haben sie leider nicht.

Ich finde, dass Schönheit in einer Zeit, in der alle fit und gut aussehen wollen, ein kostbares Gut geworden ist – und ein sehr rares. Was vor allem zählt, sind der Busen, die Taille, die schlanken Beine, der Knackpo, der Schmollmund. Doch die wahre, naturgegebene Schönheit, laut Friedrich Schiller »der Gott der Welt«, ist uns, so fürchte ich, abhanden gekommen, weil wir die Augen dafür, den Geschmack und die Demut des Betrachtens und Genießens verloren haben. Haben wir somit auch das Gottesgeschenk Schönheit verloren?

Natürlich gibt es sie noch. Sie blüht aber eher im Verborgenen als auf roten Teppichen im Scheinwerferlicht der Kameras, wenn neue

Topmodels gecastet oder immer die gleichen mehr oder minder ordinären und talentfreien Groupies, die sich Stars nennen dürfen, im Rausch der allgemeinen Geschmacksverirrung abgelichtet werden. Entsprechend hat in unserem Vokabular, in dem »geil« als *die* Formel für Superlative gilt, das Wörtchen »schön« kaum noch Platz. Wer Schönheit nicht beschreiben kann und nur noch mit Primatengestammel auf optische Reize reagiert, der kann Schönheit auch nicht erkennen. Schönheit verdient Respekt; wo kein Respekt ist, tut sich Schönheit schwer. Natürlich sind Hollywood-Größen wie Angelina Jolie oder Catherine Zeta-Jones schöne Frauen, im herkömmlichen Sinn. Schön anzusehen, für Männer sehr animierend und reizvoll. Ihre ästhetische Ausstrahlung wird spielend von ihrer erotischen übertrumpft. »Hammergeil«, würde ein Dieter Bohlen sagen – und vermutlich hat er damit sogar recht.

Doch das ist es nicht, was ich unter klassischer Schönheit verstehe. Bei diesem Begriff denke ich sofort an die 3500 Jahre alte, wunderbar ebenmäßige Büste der altägyptischen Pharaonengattin Nofretete. Ihr Name bedeutet: Die Schöne ist gekommen... Und mir fällt vor allem Grace Kelly ein, eine natürliche Schönheit, für mich die schönste aller Frauen. Ihr Gesicht war vollkommen harmonisch. Sie hatte eine kleine, geschwungene Nase, normal konturierte Lippen, ein prominentes Kinn, hohe Wangenknochen, keine Fettablagerungen im Gesicht, frische Augen, eine hohe Stirn, gepflegte Haut und Haare. Sie war schlichtweg perfekt. In ihrem ebenmäßigen Gesicht stimmte alles. Es ist für mich als Schönheitschirurg *das* Ideal – und nach dem operiere ich auch.

Allerdings ist kaum etwas so schwer wie die Definition von zeitloser Schönheit. Ich glaube, dass es so ein Ideal nicht gibt. Jede Epoche hat ihr eigenes Schönheitsideal hervorgebracht, das sich von dem anderer Zeitabschnitte oft grundsätzlich unterscheidet. Dabei haben die Menschen im Laufe ihrer Geschichte die unterschiedlichsten Mittel eingesetzt, um dem jeweiligen Ideal zu entsprechen – mit Hilfe von Kleidung, Schmuck und Körperbemalung oder durch direkte Veränderungen des Körpers, sei es durch Abmagern oder Mästen des Körpers, durch das Spitzfeilen der vorderen Zähne oder mit einer Narbenornamentik wie bei verschiedenen Naturvölkern.

Von diesen Ausschmückungen und Veränderungen erhoffte man sich, für das andere Geschlecht attraktiver zu sein, was gleichbedeutend mit Machtzuwachs war.

Schauen wir in die Steinzeit, so begegnet uns etwa mit der Darstellung der Venus von Willendorf (vor rund 25 000 Jahren) eine Frauenfigur, die nach dem heutigen westlichen Geschmack als ausgesprochen unattraktiv zu bezeichnen ist – im Unterschied zum Schönheitsideal in einigen Regionen Asiens und Afrikas: ein draller Körper mit mächtigem Hüft- und Bauchumfang, mit kurzen gedrungenen Beinen und großen, schweren Brüsten. Dennoch strahlt diese nur elf Zentimeter große Kalksteinfigur, die 1908 in Willendorf in der Wachau (Österreich) gefunden wurde, Charakter, Zuversicht, Souveränität, ja sogar einen gewissen (derben) Humor aus, Eigenschaften, die unabdingbar für die Attraktivität eines Menschen sind. Fraglich ist allerdings, ob das altsteinzeitliche Kunstwerk zur Verherrlichung des damaligen Schönheitsideals geschaffen wurde. Wahrscheinlich handelt es sich um die Beschwörung eines Fruchtbarkeitssymbols. Vielleicht auch um die Zurschaustellung eines gewissen Wohlstands, denn die Dame ist wohlbeleibt, was in jenen Zeiten der unsicheren Versorgungslage auf einen gehobenen, privilegierten Status schließen lässt. Man zeigte, was man hatte. Und so halten es die Schönen und Schönheiten unserer Tage ebenfalls, ob die Schönheit nun echt ist oder nicht.

In der Antike war ein ganz anderer Typ gefragt: Der ideale Körper hatte nicht zu dick und nicht zu dünn zu sein. Der jugendliche, nicht überproportionierte Athlet war das Vorbild für den idealen Männerkörper, das sich bis heute gehalten hat. Doch wie an der Venus von Milo zu sehen, die als Abbild der Aphrodite, der Göttin der Schönheit, der Liebe und der sinnlichen Begierde, um 100 v. Chr. auf der Kykladeninsel Milos geschaffen wurde, strebten die altgriechischen Frauen nach feinen, doch nicht zu asketischen Gesichtszügen, kleinen, festen und runden Brüsten, einem ziemlich ausgeprägten, kräftigen Becken, das man heutzutage als gebärfreudig bezeichnen würde. Die Marmordame hat nicht nur eine ziemlich derbe Taille und ein ausladendes Hinterteil, sondern im hübschen Gesicht auch gut gepolsterte Knubbelwangen sowie den leichten

Anflug eines Doppelkinns. Die Statuen der Römerzeit weisen bei den Frauen ähnliche Proportionen auf; hier durften die Damen sogar noch ein kleines Bäuchlein haben, selbst wenn sie nicht schwanger waren. Dieses klassische Schönheitsideal der Antike, das nicht nur unter Kunsthistorikern als Maßstab für Ästhetik gilt, hätte leider bei den optischen Ansprüchen in der heutigen Welt der Hungerhaken auf dem Laufsteg keine Chance, doch besser sehen die keinesfalls aus, im Gegenteil.

Dann hätten wir noch die bekannteste Dame der Antike: Kleopatra, die Ägypterin. Ihre Schönheit wird seit über 2000 Jahren gerühmt, und wir alle haben das Bild der unvergleichlichen Elizabeth Taylor vor Augen, wenn wir an Kleopatra denken. Die englische Oscar-Preisträgerin hatte 1963 Kleopatra im gleichnamigen Hollywood-Epos dargestellt. Liz Taylor galt als schönste Frau der Welt; sie verkörperte Klasse, Leidenschaft, Explosivität und eine köstliche, unberechenbare Koketterie. Und sie war klein, zierlich, mit feinen Gesichtszügen, wunderschönen, Funken sprühenden Augen – und einem deutlich sichtbaren Hang zu jenen erotischen Pölsterchen, die jede Frau verschönern. Rasse nannte man das damals. Solche Diven sind, wie die Magie einer Kleopatra, offensichtlich ausgestorben, denn für die jetzt angesagte Kleidergröße 36 ist so viel Schönheit einfach zu groß, zu überwältigend.

Im Mittelalter war ein Bäuchlein sehr erotisch

Dem Mittelalter fehlt, auch was Schönheitsideale anbelangt, viel von der Sinnenfreude der Antike. Es war die Zeit der Keuschheitsgürtel. Gotik hieß die Stilrichtung. Und so waren die Damen, die von Minnesängern wie Walther von der Vogelweide oder Wolfram von Eschenbach so hingebungsvoll besungen wurden, rein äußerlich von der himmelstürmenden Kargheit der Gotik beseelt, wie wir auf zahlreichen Miniaturen sehen können. En vogue waren blond gelocktes, langes Haar, blasse, besser noch schneeweiße Haut mit rosa Bäckchen, eine hohe Stirn, blaue Augen und ein kleiner roter Mund; dazu mädchenhafte Schlankheit, ein hoher, fester, kleiner Busen, eine schmale, ziemlich hoch sitzende Taille – und ein, hübsch gerundetes Bäuchlein. Dies sollte freilich nicht die Fähigkeit zu fortwährender Schwangerschaft symbolisieren, sondern war ein zart angedeutetes erotisches Lockmittel, was schon als Ausbund an Raffinesse zu werten ist; denn in die Herzen der Damen, und allein das war beim hohen Ideal der Minne entscheidend, durfte nur das kleine Jesulein rein.

Mit der Renaissance kehrten die Ideale der Antike zurück, alles wurde freizügiger und runder. Der Künstler Giambologna (Giovanni da Bologna, 1529–1608), der hauptsächlich in Italien für das Adelshaus der Medici arbeitete, stellte in zahlreichen Werken das ideale Menschenbild dar: wohlgenährte Männer und Frauen. Die Damen zeigten als Göttinnen der Schönheit wieder Busen, Bauch und Po, auf den sie stolz waren. Die Backen waren wieder rund, ein hübsches Doppelkinn war auch nicht zu verachten, ja durchaus erwünscht. Der Maler Peter Paul Rubens (1577–1640) hat diesem Typus in zahlreichen Gemälden ein unvergängliches Denkmal geschaffen. Und in der anschließenden Ära des Barock und Rokoko wurde dieses Schönheitsbild perfektioniert, das heißt, die Üppigkeit feierte Triumphe. Heute hingegen kommt in den Kreisen der beauty people die Bezeichnung »barocke Figur« oder »Rubens-Figur« einer Beleidigung gleich.

Mit dem ausklingenden 18. Jahrhundert stellte sich die Scham vor vermeintlich zu viel Pfunden ein. Zwar werden auf Gemälden Fahnen schwingende Amazonen der Französischen Revolution gern brustfrei gezeigt, was eine gewisse frauliche Üppigkeit dokumentiert, ohne die solche Leidenschaft sicher nicht möglich gewesen wäre. Doch nach den Napoleonischen Kriegen und mit dem Aufkommen des Bürgertums wird die Taille dermaßen zusammengeschnürt, dass einem schon beim puren Anblick der Atem wegbleibt. Das Korsett kommt auf, und es entpuppt sich für die Damen der besseren Gesellschaft als Folterinstrument; der Imperativ »Für die Schönheit muss man leiden« muss in jenen Tagen aufgekommen sein – obwohl Frauen in jedem Zeitalter bis zum Exzess für die Schönheit gelitten haben.

Die Geschichte der Schönheitsgestaltung ist voller extremer und absurder Beispiele. Das betrifft nicht nur die abendländische Kultur, die das westliche Geschmacksempfinden geprägt hat. In Ägypten wurde in der Epoche des Pharao Echnaton vor über 3500 Jahren Kindern der Oberschicht ein Holzkorsett auf den Kopf gesetzt, das immer fester und enger fixiert wurde, sodass sich im Laufe der Jahre ein hoher, nach hinten gerichteter, zylinderförmiger Schädel entwickelte. Er hatte das dreifache Volumen eines natürlich gewachsenen Kopfes und galt als Ausdruck ganz besonderer Schönheit.

Die Künstlerin Sabine Vogel hat eine 32 Zentimeter große Porzellanpuppe geschaffen: Das Mädchen »Tuk Tuk« stellt eine zierliche Braut im weißen Kleid, mit weißer Haut und ebenholzfarbenem Haar dar; ihr Anblick ist anrührend und schockierend zugleich, denn »Tuk Tuk« vereint die Schönheitsideale verschiedener Zeitalter, Kontinente und Völker: Ihre Unterlippe ragt wie ein kleines rundes Tablett nach vorn – ein Schönheitsideal, das aus Äthiopien stammt. Das kleine Volk der Surma (ca. 50 000 Menschen) pflegt bei Frauen den Brauch der Tellerlippe. Dabei wird den Mädchen nach Eintritt der Pubertät die Unterlippe durchbohrt und durch Einsetzen immer größerer Holz- oder Tonteller auf bis zu 15 Zentimeter Durchmesser ausgedehnt. Damit dieser Lippenteller auch horizontal Halt findet und nicht durch sein Gewicht nach unten hängt, wird er in einer Zahnlücke des Unterkiefers fixiert, bei dem die beiden unteren Schneidezähne herausgebrochen werden. Essen können diese Frauen nur mit großer Mühe und nur kleinste Portionen; sie sind ungewöhnlich dünn. Diese barbarisch anmutende »Mode« soll von Männern erfunden worden sein, die damit ihre Frauen für Sklavenjäger uninteressant machen wollten. Heute sind die Tellerlippen bei den Surma ein Schönheitsideal, ein Mädchen ohne Verstümmelung gilt als unattraktiv und ist als Ehekandidatin unvermittelbar.

»Tuk Tuks« Schönheit ist in Wahrheit qualvolle Folter

»Tuk Tuks« hoher, superschlanker Hals steckt in einer Röhre aus Messingringen – ein Brauch, der von dem Volksstamm der Padaung im Grenzgebiet zwischen Thailand und Burma vereinzelt noch heute gepflegt wird. Die ersten Ringe bekommen die kleinen Mädchen im Alter von fünf Jahren von einer Schamanin um den Hals gelegt, jedes Jahr kommen mehr Ringe dazu. So wird der Kopf immer weiter von den Schultern weggedehnt; nach einigen Jahren ist die Halsmuskulatur so geschwächt und verkümmert, dass sie das Gewicht des Kopfes nicht mehr tragen könnte. Die Ringe übernehmen die Aufgabe des Halses und der Halswirbelsäule, andernfalls würden die erwachsenen Giraffenfrauen, die bis zu zehn Kilo und 25 Windungen Messing um den Hals tragen, ersticken oder sich das Genick brechen. Für die Entstehung dieses seltsamen Schönheitsideals werden mehrere Erklärungen angeboten:

1. Die Messingringe dienen als Schutz vor Tigerbissen.
2. Die Giraffenfrauen sollten Sklavenjäger abschrecken.
3. Die Padaung haben ihre Mädchen und jungen Frauen bewusst verunstaltet, um sie für den Maharadscha von Burma, der das Recht hatte, unter den schönsten Töchtern des Landes seine Konkubinen auszuwählen, unattraktiv zu machen.

Doch vermutlich hatte dieser Brauch einen religiösen Hintergrund: Die Padaung sind nordchinesischen Ursprungs; sie glauben, dass ihre Vorfahren Drachen waren, und wollen mit ihren langen Hälsen ihre Abstammung demonstrieren.

Die zierliche Puppe »Tuk Tuk« hat eine schwindelerregende Wespentaille, das europäische Schönheitsideal des 19. Jahrhunderts. Junge Mädchen und Frauen wurden in ein Korsett gesteckt, das erbarmungslos zusammengezogen wurde. Manchmal hatte so eine Taille einen Umfang von nur 35 Zentimetern. Bereits zwölfjährige Mädchen mussten diese Tortur ertragen. Durch die enge Taille wurde die Brust auffällig angehoben; außerdem drückte das Korsett ein eventuelles Bäuchlein weg. Es entstand ein Hohlkreuz, das Gesäß wölbte sich auffällig nach hinten. Bei der Prozedur des Schnürens wurden die inneren Organe schmerzhaft gequetscht, nicht selten brachen auch Rippen, oder ungeborene Kinder wurden erdrückt. Dokumentiert ist ein Todesfall, bei dem eine 23-jährige Frau 1859 starb. Bei der Autopsie stellte man fest, dass sich drei Rippen in die Leber gebohrt hatten und das Opfer innerlich verblutet war. Ende des 19. Jahrhunderts gab es sogar einen Reklamespruch, nach dem es junge Korsettträgerinnen gewöhnt seien, Unannehmlichkeit und Schmerzen mit einem Lächeln zu ertragen. Sie seien also belastbarer und duldsamer als andere Menschen. Heute würde man so etwas als zynisch bezeichnen.

Wenn wir einen Blick auf die Füße von »Tuk Tuk« werfen, trifft uns der nächste Schock: Sie sind winzig und laufen spitz zu – ein Schönheitsideal aus dem alten China. »Goldlotus« oder »Lilienfuß« nannte man diesen barbarischen Brauch, der im 10. Jahrhundert entstand: Eine Chinesin musste nicht nur kleine, sondern winzige, verkrüppelte Füße in Form einer Mondsichel haben. Eine Frau mit normal gewachsenen Füßen hatte keine Heiratschance. Das Idealmaß betrug 7,5 Zentimeter. Dafür wurden kleinen Mädchen ab zwei Jahren die vier kleinen Zehen mit langen Bändern unter die Fußsohlen gebunden, bis die zarten Knochen brachen. Nur der große Zeh blieb stehen. Dann schnürte man Zehen und Ferse so fest zusammen, dass sich der Mittelfußknochen bogenförmig nach oben wölbte oder brach. Die Mädchen wurden bei der Tortur bewusstlos; davor haben sie so laut geschrien, dass ihnen ihre Mütter Knebel in den Mund steckten. Jeden Tag wurden diese Bandagen fester geschnürt, sodass die Haut abfaulte, Zehennägel einwuchsen oder abstarben; jeden Tag wurde faules Fleisch rausgeschnitten. Die Mütter beschleunigten manchmal den Fäulnisprozess, indem sie Porzellanscherben, Erde und Würmer unter die Binden gaben. Die Deformierung dauerte etwa drei Jahre; dann waren die Füße praktisch tot, abgestorben, abgefault. Warum diese unsägliche Folter im Namen der Schönheit? In China galt eine Frau als tugendhaft, wenn sie das Haus nicht verließ. Auf ihren gebundenen, völlig verkrüppelten Füßen konnten die Frauen nur noch humpeln oder kriechen; sie waren im Wortsinn ans Haus gefesselt. Über tausend Jahre lang wurden so Millionen von Menschen verstümmelt, bis diese Tortur 1910 im sterbenden Kaiserreich der Mitte endlich verboten wurde.

So zeigt uns die Puppe »Tuk Tuk«, wie Schönheit zum Fluch, zum Albtraum werden konnte. Zu allen Zeiten, in allen Kulturen. Ich hoffe, dass wir solche grausamen Ideale ein für alle Mal aufgegeben haben – doch sicher bin ich mir da nicht. Wenn wir uns die Vorstellungen von Schönheit im 20. Jahrhundert anschauen, so bin ich schon sehr erleichtert, dass es gefährliche Auswüchse wie das Taillenschnüren bei uns nicht mehr gibt. Andererseits sehe ich nach wie vor Modemacher, die ihre magersüchtigen Models, und offenbar kommen nur die in Betracht, auf den Laufsteg schicken, ob nun aus Blödheit oder Eigennutz. Letztendlich sind die Gründe gleichgültig. Entscheidend ist, dass Mädchen und junge Frauen, die sich solche Hungerhaken als Vorbild genommen haben, oder auch junge Mannequins unter Konkurrenzdruck an mörderischen Abmagerungskuren, an Magersucht, an der Ess-Brech-Sucht sterben. Das ist für mich ähnlich barbarisch wie das Schnüren von Frauenfüßen im alten China. Für die lust- und freudlosen Beautys der internationalen Modeszene gilt auch nicht mehr die alte Kernregel, dass die Schönheit eines Menschen von folgenden Eigenschaften abgeleitet wird: Jugend, Regelmäßigkeit des Körpers und der Haut, Größe über dem Durchschnitt, Gepflegtheit, positive Ausstrahlung, Gesundheit, Humor und Fröhlichkeit.

Wann gilt ein Mensch heute als schön? Wann sendet eine Frau Signale der Schönheit aus, die sie so begehrenswert machen? Wenn sie eine kurvige Figur hat, wie einst Marilyn Monroe oder Brigitte Bardot mit Konfektionsgröße 42? Oder wenn ihr Körper eckig, fast kantig ist und der Busen flach gedrückt, wie bei Twiggy Ende der sechziger Jahre des 20. Jahrhunderts? Ist es der runde, aufreizende Po der typischen Brasilianerin, der so verlockend ist, oder die unübersehbare Oberweite eines West-Coast-Models? Ist es der wiegende Gang der Afrikanerin, oder sind es die Mandelaugen der Asiatin? Die Vielfalt dieser Reize geht leider immer mehr verloren; offenbar ist Exotik out und Standard in.

Heute kann man sagen, dass weltweit der cleane Sex eines uniformen westlichen Sportmodells als Vorbild gilt – am besten mit blonder Mähne und Körbchengröße 75 C, was in der Natur überhaupt nicht vorgesehen ist. Eine virtuelle Heidi Klum für alle. Frisch, fromm, fröhlich, unbeschwert. Sie kann auch ruhig, anders als Heidi Klum, ein bisschen doof sein, denn ein bisschen doof ist niedlich. Die große, unnahbare, individuelle Schönheit ist uns als Ideal verloren gegangen.

Wo sind die großen Diven von Hollywood geblieben?

Zwar können wir auch heute einige schöne und charismatische Frauen, wie etwa Liv Tyler, Cate Blanchett, Kate Winslett oder auch die Deutsche Martina Gedeck, auf der Leinwand bewundern; doch manchmal schwelge ich regelrecht im Rückblick auf die guten alten Zeiten des großen Films, als Stars noch Stars und Diven noch Diven waren, einige von ihnen überirdisch schön: Frauen wie Grace Kelly, Ingrid Bergman, Jean Harlow, Greta Garbo, Sophia Loren, Gina Lollobrigida, Claudia Cardinale, Audrey Hepburn, Marlene Dietrich, Hildegard Knef, Katherine Hepburn, Elizabeth Taylor, Romy Schneider, Olivia de Havilland, Vivian Leigh, Ava Gardner, Maria Schell, Isabelle Adjani, Cathérine Deneuve.

Nur wenige von ihnen waren/sind aus der Sicht des ästhetischen Chirurgen wirklich perfekt, aber alle waren/sind unverwechselbar. Sie verkörperten das Leben, die Liebe, die Leidenschaft, das Leid – und nicht irgendwelche Trends, die von der Schönheitsindustrie vorgegeben werden.

Ihre Natürlichkeit ist ehrlich oder wirkt(e) zumindest ehrlich, obwohl bei einigen von ihnen auch nachgeholfen wurde. Dezent und diskret. Bei Greta Garbo waren es die Zähne, bei Marlene Dietrich die Nase, und Rita Hayworth ließ sich den Haaransatz nach oben verschieben. Man könnte sicher auch fragen, ob bei der über 70-jährigen Sophia Loren am Dekolleté, das sie auch im Alter noch gern und üppig zeigt, alles noch echt und nur auf den lebenslangen Genuss von Spaghetti zurückzuführen ist. Aber das erschiene mir angesichts dieser wunderbar strahlenden Persönlichkeit doch zu unverschämt.

Ich möchte auch die unvergessene Hildegard Knef erwähnen, die Anfang der achtziger Jahre ziemlich verschnitten aus den USA zurückkehrte und sich mutig zu ihrer Schönheitsoperation bekannte, worüber sich Millionen von Spießern in Deutschland empörten. Später sagte sie: »Man braucht fünf Jahre, um sein Gesicht wiederzubekommen. Es muss neu eingeweint, eingelacht, eingedacht und eingefühlt werden.«

Diese poetische Ehrlichkeit hat mich tief berührt; sie ist für mich Teil jener magischen Schönheit, die wir für immer verloren haben.

5. Die Trophäenfrau

»Die Männer wollen Jugend, die Frauen Reichtum und Macht.«
Professor Ute Frevert

Älterer Mann liebt junge Frau. Die Liebe als Jungbrunnen, warum nicht! Diese Story ist so alt wie die Kulturgeschichte der Menschheit. Es ist immer wieder amüsant bis bewegend, wenn wir hören, sehen oder lesen, wie eine solche Paarung – und in der Tat beschreibt es dieser Begriff präzise – zustande kommt und auch wieder zerbricht. Im normalen Alltag begegnen wir dieser Konstellation weniger häufig, doch die Zeitungen, Magazine und TV-Sendungen sind voll davon. Stimmt die These: Je erfolgreicher und bekannter der Mann, desto schöner und jünger die Frau, die ihn umgibt? Die Amerikaner haben für die Partnerin in einer solchen Konstellation den ziemlich gehässigen Begriff *trophy wife* geprägt.

Wikipedia übersetzt das mit *Trophäenfrau* oder abwertender *Beistellfrau*, wobei meiner Meinung nach damit eher eine *Beilegfrau* gemeint ist. Sie sei »in der Regel eine gut aussehende junge Frau, die einen älteren, erfolgreichen und gut situierten Mann heiratet«. Die Ursache laut Wikipedia: »Im mittleren Lebensalter suchen sich Männer mit einem entsprechenden Partnermarktwert jüngere Frauen, die aber auch oft im Verdacht stehen, hauptsächlich an seinem Erfolg, Geld und Einfluss interessiert zu sein. Im Englischen wird oft der Begriff ›gold digger‹ verwendet, um Frauen zu beschreiben, die bewusst einen wohlhabenden Mann suchen.«

Der Mann schmückt sich mit einer schönen Trophäe, um die ihn seine Geschlechtsgenossen beneiden, was wiederum das Selbstwertgefühl des Eroberers stärkt. Wenn man es zynisch betrachtet, könnte man durchaus sagen: Die Trophäenfrau ist ein wunderbares

Anti-Aging-Programm für den betagten reichen Mann; nicht mehr, nicht weniger. Und wenn es sein muss, wird der Natur entsprechend nachgeholfen. So lange, bis die Reize unwiderstehlich sind. Deshalb ist für mich die »Trophäenfrau« nicht nur ein chirurgisches Thema, sondern vor allem ein gesellschaftlicher Notstand: Ich habe schon zu viele langjährige Ehen daran zerbrechen sehen; zu viele Familien wurden durch eitle alte Gockel und ihre Trophäenfrauen zerstört – ein trauriges Phänomen der heutigen modernen Gesellschaft, in der ganz offensichtlich die mühsam erarbeiteten Werte unserer abendländischen Kultur zur Disposition stehen.

Neulich sagte mir ein befreundeter 56-jähriger Manager, der sich von seiner fast gleichaltrigen Ehefrau getrennt hat und nun mit einer 25 Jahre jüngeren Beauty zusammenlebt, augenzwinkernd, das sei halt »ein altes Programm in uns Männern«.

Es ist in der Tat ein uraltes Programm: Es ist der Neandertaler in uns. Natürlich treibt es die meisten Männer, unabhängig von ihrem Einkommen und Bildungsgrad, zu jungen Frauen – getrieben von ihren Steinzeitgenen. Attraktive, junge Frauen, so sagt das männliche Unterbewusstsein, sind gesund und gebärfähig. Und junge Frauen setzen ihre Attraktivität ein, um möglichst gut gestellte, mächtige Partner zu bekommen, die ihrem Nachwuchs die besten Chancen der Entwicklung bieten. Was in Urzeiten eine Frage des Überlebens war, hat sich in zigtausend Jahren Evolutionsgeschichte zum puren Egoismus ohne Rücksicht auf Verluste entwickelt.

Die Trophäenfrau kommt, und die Ehefrau wird entsorgt – eine Katastophe

Bereits die Patriarchen des Alten Testaments wie etwa Abraham hatten neben ihren Ehefrauen sogenannte Kebsweiber, heute würde man Mätressen sagen, für ihre fleischlichen Gelüste, jedoch nicht für ihre Gefühle. König David hatte nacheinander sieben Ehefrauen und über ein Dutzend Kebsweiber. Er wäre nie auf die Idee gekommen, sich zugunsten eines Kebsweibs von einer Ehefrau zu trennen. Im Gegenteil: Im Alter schickte ihm seine letzte Angetraute

Batseba, die Liebe seines Lebens, die bildschöne, blutjunge Sunemitin Abisag ans Krankenlager, auf dass sie Leib und Seele des siechen Königs noch mal richtig erfrische und erfreue, bevor er das Zeitliche segnet, so beschrieb es der Schriftsteller Joseph Heller in seinem hinreißenden Roman »Weiß Gott«. Doch David rief verzweifelt nach seiner ebenfalls alternden Batseba. Er wollte nur sie ...

Diese Szene hätte in der heutigen Zeit Seltenheitswert. In aller Regel bleibt die reifere Ehefrau auf der Strecke, wenn der Gemahl was Jüngeres in Aussicht hat. Sie wird von der Trophäenfrau rücksichtslos verdrängt, weil die auf sein Geld und seine Macht aus ist und sich die Beute nicht mehr nehmen lassen will. Ausnahmen bestätigen die Regel. Natürlich beteuert der Mann, dass er seine Neue (und sie ihn) abgöttisch liebe. Gäbe es diese Schwüre nicht, könnte man gleich von einer Zweckgemeinschaft sprechen. Von einem Deal. *Du gibst mir Jugend und Erotik, ich gebe dir Ansehen, Wohlstand und Sicherheit.*

Carla Bruni – femme fatale und Trophäenfrau par excellence

Vermutlich hatte genau das der französische Staatspräsident Nicolas Sarkozy, Jahrgang 1955, im Sinn, als er 2007 bei der Party eines Freundes die schöne Sängerin Carla Bruni ansprach und ihr sofort eindeutige Avancen machte: »Du wirst sehen, wir beide werden besser sein als Kennedy und die Monroe.« Das Sexsymbol Marilyn Monroe (1926–1962) war die begehrenswerteste Trophäenfrau ihrer Zeit; sie hatte nicht nur ein Verhältnis mit dem US-Präsidenten John F. Kennedy (1917–1963), sondern auch mit seinem Bruder, dem amerikanischen Justizminister Robert Kennedy (1925–1968). Was konnte Sarkozy anderes gemeint haben als eine Affäre mit dem Sexsymbol von Paris? Carla Bruni, geboren 1967, ist *die* Trophäenfrau schlechthin. Die rehhaft grazile und doch so verruchte Sirene stammt aus einer steinreichen italienischen Großindustriellen- und Künstlerfamilie und war eines der schönsten und bestbezahlten Models der Welt, bevor sie in Frankreich zum Chansonstar aufstieg. Eine wunderschöne Trophäe, die selber Trophäen sammelte – berühmte Männer wie Mick Jagger, Eric Clapton, Donald Trump,

Kevin Costner oder Bernard-Henri Lévy. »Sie ist ein weiblicher Don Juan«, sagte ein enger Freund von ihr.

Was hat sie an Sarkozy gereizt? Geld mit Sicherheit nicht, davon hat sie wesentlich mehr, als der französische Staatspräsident je haben wird. Es ist wohl die Macht, die Nicolas Sarkozy so anziehend macht. Sinngemäß soll sie gesagt haben, dass sie noch nie einen Mann hatte, der den Abschuss von Atomraketen befehlen könne. Sie lockte ihn mit aller nonverbalen Raffinesse, bis er verrückt wurde vor Liebe und Begierde. Als sie endlich ein Paar waren, führte er sie stolz der ganzen Welt vor, während die femme fatale Carla Bruni fein und still lächelte wie nach einem großen Sieg. Die schönste First Lady der Welt macht auch bei offiziellen Anlässen und Staatsbesuchen überall auf der Welt eine fabelhafte Figur – obwohl immer wieder sehr hübsche Nacktfotos von ihr kursieren, obwohl sie weiterhin ihre banalen Schlager veröffentlicht, zum Beispiel ihr Album »Comme si de rien n'était« (»Als wäre nichts geschehen«). Im Lied »Tu es ma came« (»Du bist meine Droge«) singt sie über ihren Geliebten: »Du bist mein Stoff, tödlicher als afghanisches Heroin, gefährlicher als kolumbianischer Schnee.« Nur ein Mann, dem die rosa Wolken der Liebe und Fleischeslust die Sinne vernebelt haben, wird verzaubert sein von so einem Schwachsinn.

Es erscheint mir ein häufig genutztes Privileg von Politikern zu sein, sich mit wesentlich jüngeren Frauen zu umgeben. Im Wonnemonat Mai 2009 mussten wir ein Ehedrama miterleben, das freilich auch alle Zutaten einer italienischen Komödie hatte: Die gelernte Schauspielerin Veronica Lario, Jahrgang 1956, teilte ihrem Ehemann, dem italienischen Ministerpräsidenten Silvio Berlusconi, Jahrgang 1936, über die Medien mit, dass sie sich scheiden lassen wolle. Sie könne nicht mit einem Mann zusammenbleiben, der mit Minderjährigen verkehre. Das mit dem »verkehren« sah der frisch geliftete Berlusconi nicht so eng. Bei der Minderjährigen handelte es sich um eine gewisse Noemi Letizia aus Neapel, die aussah wie eine reizende Mischung aus Lolita und Nymphchen. Er sei lediglich zum 18. Geburtstag der Tochter »eines guten Freundes« erschienen und habe ihr ein kleines Präsent – ein Goldcollier – mitgebracht, sagte Berlusconi, wobei man wissen sollte, dass er, Aussagen der Ehefrau zufolge, nicht mal zum 18. Geburtstag seiner eigenen Kinder gekommen war.

Noemi nannte den »Cavaliere« stets »Papi« und wurde im »Spiegel« wie folgt zitiert: »Er ist für mich wie ein zweiter Papa. Ich habe nie rumerzählt von dieser starken Freundschaft zu Papi Silvio. Ich verehre ihn und leiste ihm Gesellschaft. Er ruft mich an und sagt, wann er einen Augenblick Zeit hat, und ich gehe zu ihm. Ich bleibe und höre ihm zu. Das wünscht er sich von mir. Dann singen wir zusammen, zum Beispiel »mon amour, lalalala«. Berlusconis Ehefrau hatte schon vorher argwöhnisch die atemberaubende Karriere einer gewissen Mara Carfagna, Jahrgang 1975, unter ihrem Mann beobachtet – vom sexy Showgirl zur rassigen Ministerin für Gleichstellungsfragen, was immer das heißen mag.

Auch deutsche Politiker haben oft wesentlich jüngere Frauen

Wir müssen nicht nur in den sonnigen Süden spähen, wenn wir glückliche Politiker mit einer wesentlich jüngeren Frau sehen wollen. Auch in Deutschland gibt es genügend Beispiele: Exaußenminister Joschka Fischer, Jahrgang 1948, und seine fünfte Ehefrau Minu Barati sind 28 Jahre auseinander. Der ehemalige CDU-Generalsekretär Laurenz Meyer hat eine 26 Jahre jüngere Justizangestellte geheiratet. Exkanzler Helmut Kohl, Jahrgang 1930, ehelichte 2008 die 34 Jahre jüngere promovierte Volkswirtin Maike Richter. Und im Mai 2009 war in der Presse zu lesen, dass Franz Müntefering, Jahrgang 1940, neun Monate nach dem Krebstod seiner zweiten Frau Anke-Petra eine neue Liebe und Weggefährtin gefunden habe – die 40 Jahre jüngere Journalistin und wissenschaftliche Mitarbeiterin Michelle Sch., was den »Stern« rätseln ließ: »Heißt das nicht, dass durch die traurigen Erinnerungen wieder ein sanftes Lüftchen weht? Eine Verdrängungsliebe sozusagen, eine, mit der man sich endlich wieder ans Leben klammern kann?«

Ich finde das eher komisch als lustig: Bei dem opahaften Aussehen von Franz Müntefering könnte die junge, attraktive Michelle

Sch. glatt als seine Enkeltochter durchgehen. Sollte man glauben können, dass die ehemalige, aus Herne im Ruhrgebiet stammende Mitarbeiterin von Herrn Müntefering ihn wegen seines Aussehens liebt? Immerhin haben die beiden geheiratet.

Eine treffende Analyse lieferte die »Bunte«-Chefredakteurin Patricia Riekel: »Tatsächlich gibt es wie in der Popmusik auch in der Politik das Phänomen der Groupies – junge Frauen, fasziniert von einem Star und bereit, ihr Leben dem anderen, bedeutenderen Menschen unterzuordnen. Als wären sie nur ein Klacks Milch, um in einer Tasse Kaffee aufzugehen. Gerade in der Politik gibt es Partnerschaften, die mehr nach Denkmalpflege aussehen als nach Liebe.«

Münteferings erste Frau Renate, die immerhin 33 Jahre mit dem Politiker verheiratet war, sagte (in »Bunte«): »Von mir aus kann er sich eine 19-Jährige nehmen. Wobei ich das nicht so fair gegenüber seinen beiden Töchtern finde, die ja schon 40 und 44 sind.«

In der Online-Ausgabe der Tageszeitung »Die Welt« bat eine Tamara mit ihrem Leserkommentar um »die Nummer für hochrangige Politiker, Jahrgang vor 1940, zur Deckung meiner Rentenlücke. Biete selbstverständlich jugendliches Alter und innige, tiefe Liebe«. Und den »Welt«-Kolumnisten und Feuilletonchef Eckhard Fuhr regte diese Lovestory zu einem launigen Stück über »alte Männer, junge Frauen« an:

»Diese Woche habe ich ausgerechnet, dass ich noch drei Jahre warten muss. Dann wäre die vierzig Jahre jüngere Freundin, die mir dann zusteht, wenigstens volljährig. Man muss es sich allerdings gut überlegen, ob man sich wirklich für diese Option entscheiden soll. Achtzehnjährige Mädchen gelten doch irgendwie noch als Kinder. Wenn sich alte Männer mit ihnen einlassen, gilt das nicht als Ausweis unverwüstlicher Vitalität und Virilität, sondern als peinlich bis schweinisch. Ein Politiker überlebt so etwas nur in Italien ... Bei uns wäre ein Sugardaddy als Regierungschef nicht denkbar.

Wenn man dann zehn Jahre ins Land gehen lässt, sieht alles ganz anders aus. Dann hat man größere Freiheiten. Der Mann ist, wenn er Glück hat, nicht sichtbar gealtert, die Frau aber erst richtig erblüht.

Babyspeck oder Fohlenknie sind verschwunden, die biologische Uhr tickt nicht nur, sondern ist auf erotisches Dauergeläut geschaltet. Intelligenz, soziale Kompetenz und Hormonspiegel erreichen ein schwindelerregendes Niveau. Jetzt fehlt der Frau Ende zwanzig nur noch ein Mann. Unter den Gleichaltrigen findet sie keinen. Das sind nur Jungs. Die wollen nur spielen. Und zwar noch mindestens zehn Jahre lang. Zwangsläufig bleibt ihr suchender Blick deshalb an verwitterten Gestalten hängen, denen das Leben tiefe Furchen gezeichnet, aber vor allem Erfahrung und Macht beschert hat. Und wenn die dann noch nach schwerem Leiden mütterlich-töchterlichen Trostes bedürfen, dann ist es nicht mehr zu vermeiden, dass die junge Frau dem alten Mann und der alte Mann der jungen Frau verfällt.

Franz Müntefering und Michelle Sch. können gar nicht anders... Müntes neues Glück ist der Vollzug eines ehernen Gesetzes... Die SPD ist die älteste deutsche Partei. Ihren Vorsitzenden zeigt seit bald hundert Jahren August Bebels Taschenuhr, was die historische Stunde geschlagen hat. Während sie bei der Zeitmessung also auf Altbewährtes setzen, erweisen sich einige in Liebesdingen als der Jugend weit aufgeschlossen. Die letzte Frau Willy Brandts, Brigitte Seebacher, ist 33 Jahre jünger als ihr Mann. Johannes und Christina Rau trennten oder verbanden 25 Jahre Altersunterschied... Müntefering nimmt offensichtlich an Willy Brandt Maß. Der war 23 Jahre lang SPD-Parteivorsitzender.«

Ich möchte nicht über Glück oder Unglück zahlreicher prominenter Paare spekulieren, bei denen der Altersunterschied weit über zwanzig Jahre beträgt, als da wären: der New Yorker Milliardär Donald Trump, Jahrgang 1946, und seine Frau Melanie, Altersunterschied: 28 Jahre; Formel-1-Manager Bernie Ecclestone, Jahrgang 1930, und Ehefrau Slavica, ein ehemaliges Model aus Kroatien, Altersunterschied: 28 Jahre; Kultstar Woody Allen, Jahrgang 1935, und Ehefrau Soon-Yi, Altersunterschied: 36 Jahre; Talkmaster Larry King, Jahrgang 1933, und Ehefrau Shawn Southwick-King, Altersunterschied: 26 Jahre; Fußball-Legende Lothar Matthäus, Jahrgang 1961, und Frau Kristina Liliana, Altersunterschied: 26 Jahre; Michael Douglas, Jahrgang 1944, und Ehefrau Catherine Zeta-Jones, Altersunterschied: 25 Jahre, Altplayboy Flavio Briatore, Jahrgang 1950, und

Ehefrau Elisabetta Gregoraci, Altersunterschied: 30 Jahre. Die einsamen Spitzenreiter: Johannes Heesters, Jahrgang 1903, und Ehefrau Simone Rethel-Heesters, Altersunterschied: 46 Jahre.

Goethe und die blutjunge Ulrike – der Altersunterschied betrug 54 Jahre

Wie bitter so eine Liebe enden kann, bevor sie überhaupt begonnen hat, musste Deutschlands Dichterfürst Johann Wolfgang von Goethe (1749–1832) schmerzvoll erfahren. Er war bereits 71, als er sich 1821 bei einem längeren Kuraufenthalt in Marienbad in die erst siebzehnjährige Ulrike Sophie von Levetzow unsterblich verliebte. Das Mädchen hatte mit ihrer Mutter und den beiden jüngeren Schwestern den Sommer in dem mondänen Kurort verbracht. Goethe wollte dieses Mädchen um jeden Preis, sogar um den der Lächerlichkeit; er war wohl blind vor Liebe. »Kein Missbilligen, kein Schelten macht die Liebe tadelhaft«, rechtfertigt er sein Buhlen um die Trophäenfrau Ulrike. 1823 beschließt Goethe, das 54 Jahre jüngere Fräulein zu heiraten; sein Freund Großherzog Carl August von Sachsen-Weimar-Eisenach spielt den Postillon d'Amour und Brautwerber. Der überbringt Amalie von Levetzow, der Mutter der Goethe-Angebeteten Ulrike, einen schriftlichen Heiratsantrag des berühmten Dichters.

Der Landesfürst befürwortet die Ehe und verspricht der Familie der Umworbenen ein sorgenfreies Leben an seinem Hof. Doch die mittlerweile Neunzehnjährige gibt Goethe, dem Minister, dem mächtigen Intellektuellenidol, der lebenden Legende, einen Korb, der den Dichter am Boden zerstört. Sie habe noch keine Lust zu heiraten, lässt sie ihm ausrichten. Und er macht voller Seelenschmerz das, was er am besten kann: er dichtet. Ein Werk über seinen Abschied von der Liebe, Lyrik auf einen vorweggenommenen Tod, so dramatisch sieht es der Dichter. »Marienbader Trilogie« heißt das Klagelied, das Goethe selbst als »Produkt eines höchst leidenschaftlichen Zustandes« bezeichnet. Da heißt es wörtlich: »Und wenn der Mensch in seiner Qual verstummt, gab mir ein Gott zu sagen, was ich leide.« Ulrike von Levetzow hat übrigens nie geheiratet, sie stirbt 1899 im gesegneten Alter von 95 Jahren als Stiftsfräulein vom Heiligen Grabe auf ihrem böhmischen Landgut Trziblitz.

Diese Geschichte zeigt uns anschaulich die bisweilen fatale Wirkung junger Frauen auf mächtige Männer in einem gewissen Alter. Als der Schriftsteller Martin Walser, selbst Jahrgang 1927, sich des Liebesleids des alternden Goethe annahm und den Roman »Ein liebender Mann« veröffentlichte, war es dem Internetforum im »Lesesaal« der »Frankfurter Allgemeinen Zeitung« ein eigenes Forum von Geisteswissenschaftlern und Schriftstellern wert. Die Diskussionsfrage lautete: »Alter Mann, junges Mädchen – peinlich oder zeitgemäß?« Die Historikerin Ute Frevert, Direktorin des Max-Planck-Instituts für Bildungsforschung in Berlin, antwortete: »Dass das ›Lustobjekt‹ [Ulrike] ... über ein halbes Jahrhundert jünger ist [als Goethe], stimmt bedenklich. Mit einem Vierteljahrhundert möchte es ja noch angehen, dafür steht die zeitgenössische Variante der trophy wifes. Reiche, beruflich erfolgreiche Männer um die fünfundfünfzig oder sechzig heiraten hübsche, unbeschriebene Fünfundzwanzig- bis Dreißigjährige. Hier wird eine Generation übersprungen, aus durchsichtigen Motiven. Die Männer wollen Jugend, die Frauen Reichtum und Macht. Die Rechnung scheint aufzugehen, jeder kommt auf seine Kosten – nicht nur erst heute. Peinlich wird es offenbar, wenn gleich zwei Generationen übersprungen werden. Hier scheint die Symmetrie arg gestört.«

Und Eckart Haerter schreibt: »Es dürfte wohl zu allen Zeiten so gewesen sein, dass ein reifer Mann sich eine Neunzehnjährige im Bett erträumt. Dirty old men are sexy senior citizens – Lustgreise sind sexy Senioren ... Zeitgemäß ist das Problem allemal. Peinlich ist es auch nicht, wenn eine Neunzehnjährige sich in einen Siebzigjährigen verliebt oder umgekehrt ein neunzehnjähriger Junge eine siebzigjährige Frau begehrt. Peinlich wird es erst, wenn ältere Herren ihr morgendliches Spiegelbild im Badezimmer verdrängen. Die wahre Attraktivität eines Mannes dürfte nicht unwesentlich davon abhängen, ob er seine Manneswürde bewahrt – in jedem Fall.«

Hier wird ein provozierender Trend angesprochen, der jenseits aller Geschmacksfragen durchaus einen moralischen Aspekt hat: Bevor der alte, reiche Knacker seine vor Jugendlichkeit nur so strotzende Trophäenfrau mit auf seinen Besitz nimmt, wird meist vorher die betagtere Ehefrau wie ein altes Auto abgestoßen. Werte wie Liebe und Vertrauen werden mit Füßen getreten. Ich möchte mich hier nicht als Moralist oder Sittenprediger aufspielen, doch eines steht ja wohl fest: Solidarität, Charakter oder Treue werden diesem Trend wie im Vorbeigehen geopfert.

Ich bin seit 1985 verheiratet und lebe nach wie vor glücklich mit meiner (ersten!) Frau zusammen. In einem Teil meines (männlichen) Bekanntenkreises gelte ich damit als spießig oder gar rückständig. In Wahrheit bin ich in meiner Verhaltensweise in Bezug auf Ehe und Partnerschaft ein eher seltenes Exemplar geworden. Wenn man so will: ein solidarischer Nonkonformist! Ich bin jedes Mal peinlich berührt, wenn ich bei Partys und offiziellen Empfängen Männer meines Alters mit blutjungen Dingern protzen sehe. So leid es mir tut: Einen Altersunterschied von 20 plus finde ich nur lächerlich.

»Alter Sack« nimmt junge Frau – das ist heute chic. Kein Wunder, wenn sich Persönlichkeiten wie Franz Müntefering oder Silvio Berlusconi mit über dreißig Jahre jüngeren Gefährtinnen schmücken. Was geht in diesen Frauen vor? Liebe kann ich mir so nicht vorstellen. Es ist schön zu sehen, wie sich junge Menschen verlieben, ein Leben planen, gleiche Interessen und auch die gleiche Vitalität haben. Es wäre für mich unakzeptabel, wenn meine Tochter einen über dreißig Jahre älteren Mann als Freund oder gar Ehemann hätte. Keiner kann mir erzählen, dass es da normale Liebesbeziehungen gibt. Ein junges Groupie verdreht ganz gezielt Kopf und Herz eines 60-plus-Mannes, Ehen und Familien werden ruiniert, und letztendlich wartet dann eine junge, strahlende Siegerin, bis der »Alte« stirbt. Ein Trauerspiel.

Berühmte Männer sind oft eine ziemlich leichte Beute.
Unbekannte Frauen mutieren zu Promis

Ich sehe in meiner Sprechstunde, dass Frauen es mit dem Älterwerden schon schwer genug haben. Gerade Frauen mit wesentlich jüngeren Männern sind Stammgäste bei mir, wenngleich es die dickbäuchigen alten Männer mit ihren jungen Mätressen viel notwendiger hätten. Früher waren diese Gespielinnen diskret und zurückhaltend, scheuten die Öffentlichkeit. Heute mutieren sie zu sogenannten Medienstars, wenn sie sich den passenden Partner geangelt haben. Das gilt auch für die modernen Groupies. Sie schmücken sich mit Stars wie Boris Becker oder Dieter Bohlen – und sind dann in den Medien präsent. Nichts gegen Verona Pooth, aber wer würde sie kennen, wenn sie nicht die Kurzzeitehefrau von Dieter Bohlen gewesen wäre?

Und wäre jemals eine Barbara Becker in die People-Magazine gekommen, wenn sie nicht Boris Becker geheiratet hätte?

Das gilt umgekehrt natürlich auch für Männer. Wer kannte schon einen Martin Krug vor der Ehe mit Veronica Ferres? Inzwischen sieht man ihn häufiger auf Partys als Veronica Ferres, eine hervorragende Schauspielerin, die mit der Trennung offensichtlich die Reißleine gezogen hat. Martin Krug kenne ich gut aus Bodenseezeiten, als er noch Skianzüge verkaufte. Er ist ein netter Kerl, der aber meiner Ansicht nach die Prominenz nicht ganz verkraftet hat und jetzt wieder zur Normalität zurückkehren muss. Er wird von einer gewissen Verena Kerth getröstet. Das ist jene junge Dame, welche mal mit Oliver Kahn um die Häuser zog.

Warum ist eine Trophäenfrau so unwiderstehlich?

Sie funktioniert eindeutig als Vorzeigeobjekt; sie wertet den älteren Mann auf, gibt ihm das Gefühl, noch ein erfolgreicher Jäger und Sammler zu sein, ein mächtiger Löwe auf der Savanne der Begierde. Natürlich gilt das ausschließlich für Männer mit dickem Bankkonto plus Villa und Sportwagen. Sie unterwerfen sich der Jugend ihrer neuen Frau, als wären sie hörig – was sie vermutlich auch sind. Versuchen ihr mit allen Mitteln zu gefallen. Ich habe oft genug erlebt, wie junge Frauen ihre alten Männer zu Schönheitschirurgen brachten, um sie auffrischen zu lassen, damit auch sie ein bisschen Spaß haben.

Zwar beteuern die meisten jungen Frauen, die mit älteren Männern liiert sind, dass sie niemals das schöne Cabrio, das Geld oder

der Schmuck gelockt haben, sondern die inneren Werte des Partners. Andererseits erlebt man so gut wie nie, dass eine Trophäenfrau mit einem Fließbandarbeiter oder Hartz-IV-Empfänger auf und davon zieht. Der Hamburger Psychologe und Paartherapeut Oskar Holzberg glaubt, dass es für »junge Frauen auch ein narzisstischer Gewinn ist, den kapitalen, was mit Kapital übersetzt wird, Zwölfender nicht nur zur Strecke gebracht, also erobert zu haben, sondern nun auch gesellschaftliche Achtung und Macht über Geld und Dienstleistungen zu haben. Überdies hat sie allein durch ihre Jugend und Vitalität auch Macht über ihn, denn seine Angst, sie zu verlieren, steigt von Jahr zu Jahr an«. Irgendwann ist dann Schluss – sie geht. In den allermeisten Fällen mit einem wesentlich Jüngeren.

So sind die Rollen einer Partnerschaft von Reife und Jugend eindeutig definiert: Sie ist das entzückende Schatzerl, er der strahlende Tycoon, der mit der Trophäenfrau die Jugend zurückerworben hat. Doch das funktioniert nur, wenn beide bei ihrer Rolle bleiben, das heißt, wenn er wohlhabend, mächtig und vital bleibt – und sie süß und knackig. Und so kommt die Schönheitschirurgie ins Spiel.

»Lieber Herr Doktor, mein Spatzerl braucht die Brustgröße 75 C«

Ich bekomme das Anliegen fast in jeder Woche in meiner Sprechstunde zu hören: Der wohlhabende, ältere Mann lässt seine Traumfrau zurechtschnitzen, restaurieren oder konservieren. Die Frau verkommt zu einem Objekt, mit Liebe hat das für mich nichts mehr zu tun, eher mit einer modernen Form der Prostitution. Es sind in der Tat fast nur Herren jenseits von 55, die mit ihrer mindestens 25 Jahre jüngeren Ehefrau, Freundin oder Gespielin zu uns in die Klinik kommen – fast so, als wollte er ein neues Luxusauto bestellen. Er sagt, welches Modell es sein muss, mit wie viel PS etc., und sie darf bei der Farbe der Lederpolster mitreden. Im Ernst: In aller Regel führt er die Verhandlung, wenn es um die Art der Eingriffe geht; er gibt das Budget vor, etwa so: »Herr Doktor, sind da nach dem Fettabsaugen, den volleren Lippen, dem Knackpo und faltenlosen

Gesicht preislich auch noch neue Brüste drin?« Besonders unverblümt ist das Verhalten der Kundschaft aus dem Osten Europas. Da kommt ein Paar rein, er als Macho aufgebrezelt, sie bestenfalls so alt wie seine Tochter, eher wie seine Enkelin. Sehr süß, meist auch sehr schweigsam, mit Dauerlächeln. Trägt Prada-Schühchen und Gucci-Täschchen, und ihr Meister will jetzt auch noch das Mang-Design für sie.

Manchmal sagt so ein Typ: »Ihre Nase gefällt uns nicht mehr. Was kann man da machen?« Dann wird besprochen, was alles zu richten ist. Meist sind es Nase, Mund, Augenpartien, Brust, Fettabsaugen an Bauch und Hüften. Manche haben auch Fotos dabei, von Victoria Beckham oder Pamela Anderson; genauso möchten sie ihre Partnerin haben. Etliche wollen für ihre Trophäenfrau ein Paar Monsterbrüste. Das lehne ich immer ab. Mehr als 400 Gramm Silikon sind bei mir nicht drin. Ich mache auch keine Schlauchbootlippen und Poimplantate. Da gibt es welche, die wollen die untersten Rippen rausschneiden, damit die Taille besonders dünn und mädchenhaft wird. Das lehne ich ebenfalls kategorisch ab. Bei mir muss alles so natürlich wie nur möglich aussehen. Bei den Brüsten ist die Größe 75 C Standard. Nicht zu groß, nicht zu klein. Rund, steil, knackig. Mit einem Wort: perfekt! Eigentlich kommt so etwas in natura gar nicht vor. Den vollgepumpten Pamela-Anderson- oder Dolly-Buster-Typ gibt es bei mir nicht. Wenn wir alles geklärt haben, machen wir einen Kostenvoranschlag. Es folgt eine Bedenkzeit von acht Tagen, anschließend werden Kliniktermine vereinbart; danach sind die ersten 2000 Euro Vorschuss fällig; vierzehn Tage vor der OP muss der Rest bezahlt werden.

Schließlich ist es soweit. Der Mann bringt seine Trophäenfrau, und wir machen die entsprechenden Eingriffe und Behandlungen. Sehr viele Patientinnen könnten unsere Klinik nach einer Woche wieder verlassen. Meistens bleiben sie ein bis zwei Wochen bei uns; das ist purer Beauty-Urlaub am Bodensee. Wir haben alles da: Zahnarzt, Kosmetik, Fitness, Friseur. Die meisten werden in dieser Zeit *nicht* von ihren Männern besucht. Ich habe den Eindruck, dass sie ihre Frauen vorher gar nicht sehen wollen, so mit Verbänden etc. Die wollen das fertige »Produkt« präsentiert bekommen und sich über so viel neue Schönheit freuen. So wie beim Kauf eines neuen Porsche, wenn man bei der Abholung feierlich in den Showroom geführt wird. Und dann muss die aufgefrischte Dame dem Bekanntenkreis und der Öffentlichkeit vorgeführt werden. Auf Partys im kleinen Schwarzen oder im knappen Bikini bei einem Urlaub auf Sylt oder St. Barth. Damit jeder sehen kann, was für eine Zuckermaus der Meister sein eigen nennt.

So ein Typ ist unsere Fußball-Legende Lothar Matthäus Gott sei Dank nicht; als seine 26 Jahre jüngere Freundin und spätere Ehefrau Kristina Liliana im Evangelischen Krankenhaus zu Wien im Frühjahr 2008 eine etwas fülligere Oberweite bekam (was ausdrücklich nicht auf seinen Wunsch geschah, sagt er), war Matthäus sofort in der Klinik. 48 Stunden habe Lothar sie rührend umsorgt, sagt Kristina Liliana. Es gibt eben noch Gentlemen; außerdem hat Matthäus einschlägige Erfahrungen: Auch seine serbische Exfrau Marijana hatte ihre Brüste vergrößern lassen, natürlich ebenfalls auf eigenen Wunsch.

Die meisten Paare aus Russland schämen sich ihrer Begeisterung nicht, wenn sie meine Klinik verlassen. Das wirkt sich dann sehr positiv auf das Trinkgeld für das Stationspersonal aus. Ist die OP super verlaufen, werden manche regelrecht süchtig. Die wollen immer mehr, hier ein neues Teil, dort ein anderes. Aber nicht mit mir. Da stoße ich an die Grenze meines Berufes und meiner Vorstellung von einer positiven, wertvollen Schönheitschirurgie.

6. Schönheitswahn – die verlogene Gesellschaft

»Eitelkeit ist die Gabe, sich noch wichtiger zu nehmen,
als man sich fühlt.« Victor De Kowa

Die menschliche Eitelkeit ist ein Wesenszug, ohne den der Beruf des Schönheitschirurgen nicht denkbar wäre. In erster Linie treibt Eitelkeit die Patienten zu meinen Kollegen und mir. Befriedigte Eitelkeit kann starke Glücksmomente auslösen, das heißt, die Patienten führen danach ein besseres Leben. Die Eitelkeit ist für mich ein bedeutender medizinischer und wirtschaftlicher Faktor geworden; deshalb muss ich mich auch beruflich damit beschäftigen. Am ausgeprägtesten ist die Eitelkeit in der sogenannten besseren Gesellschaft, in der jede(r) vor allem nach seinem/ihrem äußeren und wirtschaftlichen Stellenwert beurteilt wird. Also sind die Leute bemüht, ihre vermeintlichen Vorteile so deutlich wie möglich in den Vordergrund zu stellen. Und das Publikum erlebt einen Jahrmarkt der Eitelkeiten.

Mein Beruf besteht nicht nur aus dem medizinischen Handwerk; ich bin häufig in Sachen Kontaktpflege und als eine Art Botschafter der Bodenseeklinik unterwegs. Im Normalfall sieht das so aus: Die Patienten kommen zu mir nach Lindau oder in meine Sprechstunden in den Mang-Medical-One-Kliniken irgendwo in Deutschland, in der Schweiz, demnächst auch in Österreich und auf Mallorca. Oft sind es Leute aus der sogenannten besseren Gesellschaft; viele von ihnen bekannte Gesichter aus dem Showbusiness, aus Film und Fernsehen, Sport, Politik und Wirtschaft. Meine Karriere als öffentlich bekannter Schönheitschirurg habe ich mit Götz George im Münchner Klinikum rechts der Isar begonnen: Er hatte bei den Dreharbeiten zu einem »Schimanski«-Tatort einen Unfall erlitten, und ich musste ihm die Nase richten. Dunja Rajter, Jürgen Drews und Costa Cordalis waren bei mir am Bodensee – und sind Freunde geworden; weitere Namen werde ich hier nicht nennen.

Die allermeisten sind mit meiner Arbeit mehr als zufrieden gewesen, und ich wurde häufig auf Partys, Feste und alle erdenklichen Events eingeladen. Dort bin ich meist der einzige Mediziner und somit irgendwie auch ein Paradiesvogel, den die »Süddeutsche Zeitung« schon mal »Nasen-Mang« nennt. Etwa in der Berichterstattung über das sechzigjährige Jubiläum des berühmten Münchner Nachtklubs und Tanztempels »P1«, auch »Oanser« oder »Stüberl« genannt, als die bekanntesten P1-Begriffe in Form eines ABC vorgestellt wurden: »Nasen-Mang. Formvollendeter Spitzname für den Schönheitschirurgen Werner Mang (Bodenseeklinik!). Viele der jungen Frauen im Stüberl sehen nicht nur nasenmäßig aus, als hätten sie bereits Bekanntschaft mit Werner Mangs operativen Künsten gemacht.« Solche harmlosen Frozzeleien nehme ich gelassen und eher belustigt hin.

Da ich keine Anzeigen schalte, bin ich also als Netzwerker unterwegs, nach dem Motto: Klappern gehört zum Handwerk. Es macht mir Spaß und ist Teil meines Entspannungsprogramms am Wochenende. Auf diese Weise habe ich im Laufe der Jahre zahlreiche Bekannte und Persönlichkeiten getroffen und kennengelernt wie: Frank Elstner, Nina Ruge, Franz Beckenbauer, Karl-Heinz Rummenigge, Erol Sander, Ralf Möller, Willi Weber, Katja Flint, Hansi Hinterseer, Michael Jackson (†), Liza Minelli, Naomi Campell, Uschi Glas, Boris Becker, Christine Kaufmann, Gerhard Schröder, Günter Netzer, Klaus Meine, Guido Westerwelle, Ion Tiriac, die Brüder Wladimir und Vitali Klitschko, Fritz Wepper, Udo Lindenberg, Uwe Ochsenknecht und viele andere.

Viele sind der Meinung: Die Society war schon mal besser und individueller, aber auf jeden Fall lustiger und einfallsreicher.

Früher tobten Jack Nicholson und Mick Jagger durch die Nacht

Der Schriftsteller Oliver Hassencamp schrieb vor vielen Jahren über die Society, dass sie eine Ansammlung von Kopien sei, die von den Originalen gemieden werde. Er lebte bis zu seinem Unfalltod 1988 in München, und in den Jahren davor glänzte die Society der Stadt, die gleichzeitig auch als die Society von Deutschland galt, mit illustren Namen, um nur einige zu nennen: Uschi Glas, Gunter Sachs, Soraya, Iris Berben, Gloria von Thurn und Taxis, Franz Josef Strauß, Roman Polanski, Jutta Speidel, Franz Xaver Kroetz, Freddy Mercury, Barbara Valentin, Vera Gräfin Lehndorff, genannt Veruschka, Werner Herzog, Katja Flint, Bernd Eichinger, Margot Werner, Mick und Muck Flick, Heiner Lauterbach, bisweilen auch Mick und Bianca Jagger und Jack Nicholson, jede Menge FC Bayern-Kicker und allen voran natürlich der unvergessliche Rudolph Moshammer, der sich selbst und jedes Event, das er mit seinem Besuch adelte, zum Kunstwerk stilisierte.

Das Partygeschehen beschrieb damals Michael Graeter, der beste, teuerste und witzigste Society-Kolumnist aller Zeiten. Der Schriftsteller Gregor von Rezzori hatte das Urheberrecht auf den Begriff »Schickeria« erhoben. Es setzt sich zusammen aus dem Wort »schick« und dem jiddischen Begriff »schickern«, was so viel heißt wie »sich besaufen.« Also bedeutet Schickeria, sich chic zu besaufen. Seinerzeit lebte noch der Nachtklubbesitzer James Graser; er war der ultimative Münchner Playboy und Platzhirsch Nr. 1, der, so die »Süddeutsche Zeitung«, die »Grundbestandteile der Schickeria kongenial verkörperte: wilde Partys, flotte Autos, schneller Sex und saubere Räusche«. Der »Tschäms« soll regelmäßig ins Hotel Bayerischer Hof gegangen sein und den Empfang nur knapp gefragt haben: »San Hasen da?« Im Falle einer positiven Antwort habe er seinen Bauch eingezogen und sei dann im Bademantel in sein Revier am Swimmingpool stolziert. Dort begrüßte er die »Hasen«, in der Regel gut gebaute Blondinen, schon mal mit den Worten: »Kinder, das Rohr ist da.«

Die Münchner Schickeria pflegte ihr Lokalkolorit mit so großer

Hingabe und Selbstverständlichkeit, dass es beinahe schon weltläufig war, nach dem Motto: Mir san mir! Wer als Neuling in die Schickeria wollte, musste schön und wichtig sein oder umgekehrt, obwohl Geld nicht alles war. »Sie will, sie darf nicht unter sich bleiben, sondern muss die Gesellschaft anderer suchen«, schrieb Gregor von Rezzori 1982, »nämlich die von noch Höheren, Reicheren, Mächtigeren. Der Schickeria wohnt ein unstillbarer Expansionsdrang inne.« Wenn die Karawane der Schickeria durch die Inlokale der Stadt zog, mussten die anderen an der frischen Luft bleiben. Das hat 1982 die Spider Murphy Gang zu dem Hit »Schickeria« inspiriert. Textprobe: »Ja, gestern hamma ghascht, heutstag' schnupf' ma Kokain und morgen sitz' ma in Stadelheim, aber Hauptsach', mia san in!« Auf Hochdeutsch: Gestern haben wir gehascht, heute schnupfen wir Kokain, morgen sitzen wir in Stadelheim (U-Haft), Hauptsache, wir sind in.«

Ja, ich weiß, zum Totlachen ist das sicher nicht, doch verglichen mit der Society von heute ist es wenigstens auch nicht zum Weinen. Die Schickeria von damals hatte zumindest noch den Unterhaltungswert einer Vorabendserie im Bayerischen Fernsehen; sogar gestandene Schriftsteller und Liedertexter beschäftigten sich mit ihr, heute würden sie daran verzweifeln – oder noch schlimmer: einschlafen. Die Schickeria heute könnte man getrost ins Kinderspielgehege von Ikea setzen, die würden sich genauso mit sich selbst beschäftigen wie etwa bei der Neueröffnung einer Telefonzelle. Hauptsache, alles ist umsonst.

Die Anspruchshaltung ist enorm: Sie wollen alles umsonst haben

Warum erwähne und beschreibe ich das überhaupt? Ganz einfach, die sogenannte Society, also die heutige Schickeria, verkörpert wie keine andere Gruppe die Symptome des schleichenden Niedergangs unserer Gesellschaft. Ich gebe zu, dass ich mich über diese Semiprominenz ärgere. Das liegt nicht nur an den meist peinlichen Auftritten, sondern auch an meinen persönlichen Erfahrungen mit diesen Menschen, von denen etliche bei mir Patienten waren und denen ich die Nasen, Lippen, Gesichter und Brüste gerichtet habe. Nicht nur ich klage über deren Arroganz und Zahlungsmoral. Sie haben eine unglaubliche Anspruchshaltung und denken doch tatsächlich, dass sie alles geschenkt bekommen: Kleider, Autos, Reisen, Essen, Urlaub und das Design von Mang. Dann behaupten sie noch dreist, das alles seien Geschenke der Natur, die sie über Nacht beglückt haben, und dementieren, dass sie überhaupt bei mir waren. Okay, das ist mein persönliches Schicksal.

Leider erleben wir gerade in diesem Gesellschaftsbereich eine besondere Mutation des Schönheitswahns, und das geht nun wiederum alle etwas an. Menschen ohne irgendwelche Leistungsnachweise prägen mittlerweile das Bild der einschlägigen Society, etwa sogenannte It-Girls wie Paris Hilton, Victoria Beckham oder Katie Price, die zum Teil aufgespritzt und vollgepumpt, mit ständig wechselnder Lippen- und Oberweite die bunten Blätter füllen, ohne dass sie irgendetwas zu verkünden hätten. Und tatsächlich finden solche nichtigen Figuren, die nicht mal besonders hübsch oder aufregend anzuschauen sind, bei den jungen Mädchen zahlreiche Nachahmer. Die wiederum möchten optisch mit wenig Aufwand eine größtmögliche Wirkung in der Luderliga erzielen. Peinlichkeitsgrenzen spielen keine Rolle. Auffallen ist alles, egal, wie.

Bei uns in Deutschland fällt mir dazu eine junge, recht hübsche Dame ein: Giulia Siegel, die recht bekannte Tochter des sehr bekannten und honorablen Komponisten und Musikproduzenten Ralph Siegel. Frau Siegel, deren Brüste in den letzten Jahren eine wundersame Vergrößerung erfahren haben müssen, denn es ist ja alles Natur, wie sie sagt, hatte mal ein kurzes Techtelmechtel mit dem international bekannten Tennisspieler Tommy Haas. Vor Jahren gab es eine unappetitliche Geschichte, bei der sie ihren damaligen, ziemlich unbekannten Ehemann der körperlichen Gewalt bezichtigte, was der abstritt, um an sie den gleichen Vorwurf zu richten.

Frau Siegel legt bei irgendwelchen Events Musik auf und arbeitet als Model und Moderatorin – wobei ich mich schon wunderte, wie viele Moderatorinnen es mittlerweile gibt. Es scheint der häufigste Frauenberuf in Deutschland zu sein; denn fast jede junge Dame, die durch berühmte Tanztempel wie das P1 tobt, gibt als berufliche Haupttätigkeit Model oder Moderatorin an. Das Wissensportal Wikipedia bezeichnet eine Moderatorin als »eine Person, die ein Gespräch lenkt oder lenkend in eine Kommunikation eingreift«. Und Model ist laut Wikipedia ein Beruf, dessen »Hauptaufgabe die direkte oder indirekte Präsentation des Körpers zum Zwecke der Werbung und Verkaufssteigerung ist«.

Sind die neuen Promis nur noch Luder und Witzfiguren?

Wer Giulia Siegel bei ihrem Aufenthalt im australischen Busch erleben durfte, konnte sich im TV von ihrer professionellen Wortkraft überzeugen. »Es ist eine geile Zeit gewesen, ein schönes Spiel, aber Gesundheit steht an erster Stelle«, sagte sie. Noch überzeugender war ihr Auftritt als Model im »Playboy«, wo sie sehr gekonnt und sehr direkt ihren Körper präsentierte, was mich wiederum an den schönen Satz von Ernst Bloch erinnert: »Eitelkeit ist das letzte Kleid, das der Mensch auszieht.« Ich hoffe doch sehr, dass Giulia damit die Verkaufszahlen des Heftes gesteigert hat.

Eine weitere Moderatorin dieser Kategorie, die ebenfalls einen bundesweiten Bekanntheitsgrad erreicht hat, ist eine gewisse Verena K., von der man eigentlich nicht genau weiß, woher sie kommt und wohin sie will. Ist ja auch egal, sollte man meinen. Nun war aber gerade diese Verena K. jene junge Dame (und Trophäe), bei der sich die bunten Blätter beinahe überschlagen haben, weil sie zeitweise einen sehr prominenten Begleiter hatte: den besten Torwart der Welt, genannt Titan. Das machte sie zur Berühmtheit, zur eher traurigen, wie meine Frau meint, denn eigentlich ist es ganz schön traurig, wenn so ein junges Mädchen bekannt wird als Konkurrenz zur damals schwangeren Ehefrau des Titanen. Alles Schnee von vorgestern, sagt man in diesen Kreisen. Frau K. wurde mit Herrn K., dem Ex von Veronica Ferres, turtelnd auf Mallorca gesehen. Schön, dass sie sich gefunden haben. Ich wäre nicht überrascht, wenn Frau K. (mit oder ohne Herrn K.) im Dschungelcamp zwischen Schlangen und Kakerlaken auftaucht. Honi soit qui mal y pense, sagt der Franzose. Ein Schuft, wer Schlimmes dabei denkt.

Ein anderes Beispiel einer sagenhaften Moderatorinnenkarriere bietet ein gewisses Fräulein Kader Loth, 1975 in Berlin geboren. Eine junge Dame mit (über)sinnlich vollen Lippen und einer supersteilen Oberweite, die sie zum Vergnügen der Fotografen recht oft ins Bild rückt. Seit sie sich für das Männermagazin »Penthouse« ausgezogen hat und sogar »Pet of the Year« wurde, was wörtlich übersetzt »Lieblingstierchen des Jahres« heißt, war ihre TV-Laufbahn kaum mehr zu bremsen. Fräulein Loth wurde Mitglied des hochkarätigen Ensembles von »Big Brother 5«, wo sie laut ihrer Website »Bewohnerin des Luxusbereiches« wurde und »in kürzester Zeit die Attribute Luxus, Eleganz, Benehmen« besetzt haben soll. Später kürte sie der Sender Pro7 zur »Alm-Königin«, bevor sie 2005 von den Zuschauern zum »Gaga-TV-Champion« von Deutschland gewählt wurde. Angesichts dieses Erfolgs kann man nur noch vermuten, dass Kader logischerweise das Waldorf-Abitur nachholt, später in Kernphysik promoviert und Professorin wird, um dann für das Amt der Bundeskanzlerin zu kandidieren, wie die Spottdrosseln vom Satire-Portale »Stupedia« witzelten. Immerhin turnt auch diese Moderatorin als VIP durch die Schickimicki-Society – und macht anderen jungen Mädchen vor, wie ein Aufstieg aus dem Nichts funktionieren könnte. So mutiert der Schönheitswahn zum Gesellschaftswahn.

Jetzt könnte man sagen: Lasst sie alle machen. Wir regen uns doch auch nicht über jeden Sack Reis auf, der in Peking umfällt. Trotzdem bin ich der Ansicht, dass diese Art von Prominenz Einfluss auf das Verhalten in unserer Gesellschaft hat, dass sie für Jugendliche enorm geschmacksbildend ist und vorlebt, dass es im Leben weniger um Inhalte als um Äußerlichkeiten geht. Dass letztendlich der Schein, und mag er noch so oft (und schlecht) aus dem OP-Saal kommen, zählt und nicht das Sein. Natürlich gehörte eine gewisse Oberflächlichkeit stets zum Gebaren der sogenannten Society. Früher haben wir das die Leichtigkeit des Seins genannt, und wenn das auch ein wenig übertrieben klang, so war es zumindest amüsant. Heute erleben wir in allen Lebensbereichen, auch in der Schickeria, einen Wandel, frei nach Heidegger: Das Sein nichtet ins Nichts. Die A-Prominenz, also Leute mit Einfluss, Charakter und guten Namen, zieht sich mehr und mehr zurück, weil sie mit den Mutanten der C-Prominenz, die fast alle Events und roten Teppiche erobert haben, nichts mehr zu tun haben will. Durch den sich daraus ergebenden Mangel an Starappeal in Deutschland schaffen es die C-Promis in (fast) alle Hochglanzblätter, wobei sie nach kürzester Zeit glauben, dass ihnen dies auch zusteht.

Es entwickelt sich eine Retortenprominenz, bei der sich die Künstlichkeit von Gefühlen und die von Busen und Gesicht perfekt ergänzen. In diesem Sammelbecken der auflackierten Goldfische und Schleierschwänze tummelt sich vorwiegend das Millionenheer aller möglichen Moderatorinnen, Starfriseure, zweite und dritte Sieger von Castingshows, Köche, Mitesser, abgelegte Geliebte und Kurzzeitaffären von Boris Becker, mittellose Adlige und falsche (adoptierte) Prinzen, die ihrerseits gegen jede Menge Kohle fragwürdige Existenzen adoptieren und zu Prinzen machen.

Der Wiener Opernball – das Kasperletheater für die Parvenü-Society

Ebenso wurde eine weltweit leuchtende Instanz jener Society, die Lebensstil und Kultur gleichermaßen hegte und pflegte, zu einem Jahrestreffen der hohlen Gesellschaft verhunzt: der Wiener Opernball. Der Dauergrinser Richard Lugner, Jahrgang 1932, den alle Welt wegen seines Bauunternehmens »Mörtel« nennt und der 1998 sogar bei der Wahl zum österreichischen Bundespräsidenten kandidierte, hat es, zusammen mit seiner vierten Frau Christina, Jahrgang 1967, genannt »Mausi«, geschafft, ein ehemals glanzvolles Ereignis zu einem Kasperletheater umzustylen. Sie baten bezahlte Gäste wie die Silikonikonen Pamela Anderson und Nadja Abd el Farag, genannt Naddel, die als Ex von Dieter Bohlen eine gewisse Bekanntheit erringen konnte, sowie Grace Jones, Paris Hilton und Dita von Teese in ihre Loge.

Keine Peinlichkeit war peinlich genug – bis auf eine: 2005 stänkerten die Lugners hartnäckig gegen die Opernballgäste Prinz Ferfried von Hohenzollern, Jahrgang 1943, genannt »Foffi«, und seine damalige Lebensabschnittsgefährtin Tatjana Gsell, Jahrgang 1971, die mehrfach silikonisierte und aufgespritzte Witwe des Nürnberger Schönheitschirurgen Franz Gsell. Dieses jenseits aller Schamgrenzen operierende Paar trieb selbst dem fast schmerzfreien »Mörtel« die Schamesröte ins Gesicht. »Der Plastikbomber«, und damit meinte er Frau Gsell, »kommt mir nicht in meine Loge.« Tatjana und ihr (echter) Prinz kamen trotzdem. Ihr Dekolleté magnetisierte in dieser Nacht die Kameras.

Irgendwann hatten die Wiener vom Lugner-Zirkus genug, und »Mörtel« wurde unters Dach in den fünften Stock des Opernhauses verbannt. Da ließ »Mausi« sich scheiden und wurde dann, na, was wohl? Richtig! Moderatorin! Auch »Mörtel« castete fürs Fernsehen, wie immer mit Dauergrinsen, junge, aufgedonnerte Luder als mögliche Ehekandidatinnen. Ein Festival von kaum zu überbietender Idiotie. Ich fühle mich angesichts eines solchen Spektakels an das alte Wiener Sprichwort erinnert: Der Mensch is a Sau!

Es ist schon ein Fluch mit der Eitelkeit, die Friedrich Nietzsche als Neigung sah, sich als Individuum zu geben, während man keines ist. Das ist vornehm ausgedrückt. Und voller Distanz in einer Zeit, in der jegliche Distanz, die dem Schutz des Individuums dienen sollte, verschwindet. Also schlechte Zeiten für naturbelassene Individuen? Die gehen offensichtlich verloren.

Eine Verona Pooth läuft über den roten Teppich wie Nicole Kidman

Ich habe eingangs erwähnt, dass wir in einer Zeit der verlorenen Ästhetik leben. Die große glamouröse Diva, die alle Gesellschaftsbereiche überstrahlt, ist in Deutschland offenbar ausgestorben. Dafür gibt's jede Menge hübsche Hingucker, die sich in der Öffentlichkeit tummeln wie Zierfische im Warmwasseraquarium; sie sind kaum zu unterscheiden. Und es gibt – unüberseh- und unüberhörbar – Verona Pooth, geborene Feldbusch, ein Solitär der Öffentlichkeitsarbeit. Sie hat sich selbst erfunden und ist zur Ikone der deutschen Mediensociety geworden.

Was macht sie so einmalig? Eigentlich nichts. Sie ist eine attraktive, warmherzige Frau wie Tausende andere, eine sympathische Mutter wie Millionen andere, sie ist schlagfertig und redet gern und viel, was nicht außergewöhnlich wäre, hätte sie nicht diese unüberhörbare und unverwechselbare Glockenspielstimme, ihr eigentliches Markenzeichen. Immerhin wurde Verona mit ihrem hochtönenden Organ die Synchronstimme der »Susi Schnatter« in der deutschsprachigen Version des Walt-Disney-Films »Himmel und Huhn«.

Verona, Tochter des deutschen Ingenieurs Ernst Feldbusch und seiner bolivianischen Ehefrau Luisa, war Sängerin (Künstlername: »Chocolate«), »Miss Hamburg« und »Miss Germany« und 1993 in Südafrika deutsche Teilnehmerin an der Wahl zur »Miss World«. Drei Jahre später bekam ihre Karriere den wohl entscheidenden Kick: Sie heiratete Dieter Bohlen. Nach gerade mal vier Wochen trennte sich das Paar. Später sagte Verona, Dieter habe sie geschlagen. Bohlen erwiderte, es sei eine Art Reflex gewesen: Sie habe mit scharfkantigen Gegenständen nach ihm geworfen. Ab diesem Zeitpunkt ging es mit Frau Feldbusch steil aufwärts. Mit Werbung für eine Telefonauskunft (»Da werden Sie geholfen«) und Spinat (»Blubb!«). Es folgten Talkshows, weitere Werbespots, einige Filme, und sie begleitete in der TV-Serie »The Swan – endlich schön« acht Frauen bei ihren Schönheits-OPs. Verona ist eine clevere Unternehmerin, die erfolgreich eine eigene Schmuck-, Dessous- und Kosmetiklinie vermarktet. Von der Fachhochschule Neu-Ulm wurde sie zur »Ehrenbetriebswirtin« gekürt. Das war ein Gag in eigener Sache: Deutschlands schrillste Werbefigur sollte der mausgrauen Institution in Neu-Ulm mehr Frische und Farbe verleihen.

Selbst die zweite Ehe mit dem eher blässlichen Franjo Pooth konnte ihrer Popularität nichts anhaben, obwohl der Herr Gemahl mit seiner Millionenpleite 2008 für einen negativen Höhepunkt in der Berichterstattung über Verona sorgte. Da ist der Exgatte Bohlen ein ganz anderes Kaliber. Man kann gegen diesen Herrn, der mich manchmal an einen lärmenden Präsidenten des Deutschen Sonnenbankverbandes erinnert, sagen, was man will: intelligent und clever ist er. Bohlen hat es geschafft, ein dreistelliges Millionenvermögen zusammenzutragen, und er – nur er – ist die wahre Attraktion und der Quotenbringer bei »Deutschland sucht den Superstar«.

Dieter Bohlen wird wissen, was echt ist an Veronas erotischer Ausstrahlung und was nicht. An ihrer Nase habe man was gemacht, so viel gibt sie zu. Und am Busen? Natürlich alles Natur, versichert sie. Ein bisschen wundert mich das schon, denn bislang durften alle Lebensabschnittsgefährtinnen von Dieter Bohlen das Wunder der Brustumfangvermehrung erleben.

Verona Pooth ist eine ehrgeizige, geschäftstüchtige Frau. Sie setzt ihren hohen Bekanntheitsgrad für Charityzwecke ein, was auch auf Großherzigkeit schließen lässt. Aber ist sie deswegen ein Star im klassischen Sinn? Sie kann sich in Szene setzen, hat komödiantisches Talent, ihre Auftritte sind routiniert witzig und professionell. Doch bei ihrem Glamourfaktor fällt mir nicht viel mehr als ein »Blubb« ein. Das macht sie wett mit ihrer unumstößlichen Selbstsicherheit, die sie auf allen Events präsentiert. Auf den roten Teppichen zeigt sie eine Präsenz, als wäre sie eine Nicole Kidman.

Mit Verona Pooth hat unsere Schickimicki-Society genau den Star, den sie verdient.

7. Schönheit – die großen Verführer. Hände weg von Teenie-Operationen!

»In den USA ist es üblich geworden, dass sich Jugendliche nach ihrem jeweiligen Vorbild operieren lassen.« Werner Mang

Natürlich ist Jugend eine wunderbare Sache, sagte der irische Dramatiker und Literaturnobelpreisträger George Bernard Shaw (1856–1950). Es sei nur ein Jammer, dass sie ausgerechnet an Kinder verschwendet werde. In diesem Bonmot liegen bei allem Wortwitz viel Ernst und Wahrheit. Jugendliche wissen ihre Jugend kaum zu schätzen, erst als Erwachsene sehnen sie sich nach ihr zurück. Erst dann wird sie zum verklärten Höhepunkt alles Körperlichen. Diese Jugendlichkeit streben sie – oft mit allen Mitteln – wieder an, um sie für die nächsten Jahrzehnte zu konservieren, so gut es eben geht. Doch wirklich junge Menschen, sagen wir, jene unter zwanzig, sind mit sich und ihrem Körper meist unzufrieden und wollen in der Regel aussehen wie (erwachsene) Stars. Wie junge, jugendlich gebliebene oder auf jung getrimmte Erwachsene. Oder wie fiktive, zeitlose Stars: z.B. die Barbiepuppe. Es ist eine Verführung durch Vorbilder; die Vokabel »Vorbild« muss dabei wörtlich genommen werden.

Ich erlebe es immer wieder: Zu mir kommen Jugendliche und wollen aussehen wie Britney Spears (vor ihrem großen Absturz) oder wie Pamela Anderson. Es ist schon erstaunlich, wie schnell junge Mädchen heute bereit sind, sich operieren zu lassen. Dass dabei bereits Operierte als Vorbilder dienen, ist symptomatisch. An ihnen sehen die jungen Menschen, was machbar ist, und wollen das auch haben. Dass sie dabei bereitwillig auf ihre Individualität, teilweise auf ihren Charakter und die eigene Erscheinung zugunsten eines uniformen Schönheitswahns verzichten, ist für mich Indiz eines extremen Werteverlusts, Ausdruck einer Kulturkrise, in der offenbar nur noch Äußerlichkeiten zählen.

Nehmen wir ein Beispiel aus Deutschland. Die Düsseldorferin Chiara Ohoven, geboren 1985, Tochter der bekannten Unesco-Sonderbotschafterin und Charitydame Ute Ohoven und des Investmentbankers Mario Ohoven. Chiara ist ein bildhübsches Mädchen aus einer berühmten Familie; sie ist behütet aufgewachsen, wenn man darunter auch den frühzeitigen Umgang mit der Öffentlichkeit und den Medien versteht. Sie steht praktisch von Kindesbeinen an im bunt schillernden, doch nicht immer warmen Licht des People-Journalismus. Bei »Bild« und RTL war Chiara Stammkundin; aber so richtig ging der Hype erst los, als eine krasse optische Veränderung registriert wurde: Das hübsche Mädchen ließ sich mit siebzehn die Lippen aufspritzen. Das Resultat war unübersehbar. Plötzlich war in diversen Klatschmagazinen nur noch vom prallen Mund des Millionärstöchterchens die Rede – ihr Aufstieg zum deutschen It-Girl, dem das Nonsens-Internetportal Stupidedia nachhöhnte, dass ihr richtiger Name eigentlich Chiara Schlauch von Lippe sei. Zunächst stritt sie den Eingriff ab und erklärte ihr verändertes Aussehen so: »Ich habe eine neue Frisur, die lässt meine Lippen voller erscheinen, das macht vielleicht das helle Blond.«

Schließlich sagte sie in einem Interview mit der Zeitschrift »In Touch«: »Ich war voll contra und gegen alles und wollte partout diese dicke Oberlippe, gegen den Willen meiner Mutter.« Eines Tages habe Mama Ute mit großer Skepsis ihr Einverständnis gegeben, das Resultat fand sie wohl fürchterlich. Doch Chiara war auf dem Schlauchboottrip. Sie habe, so verriet sie, einen Apotheker so lange bequatscht, bis der ihr eine Spritze mit Hyaluronsäure verkaufte. Mit der legte sie Hand an sich: »Vor dem Vergrößerungsspiegel im Badezimmer habe ich mir die Spritze dann selbst in die Oberlippe gejagt«, die sie sich vorher mit Betäubungscreme eingerieben habe. Warum macht sie so etwas? Und warum macht sie sich damit zum Gespött der Gesellschaft? Mittlerweile bezeichnet Chiara ihre OP als »Jugendsünde«, und ihr Mund ist auch nicht mehr das, was er mal war: Zu RTL sagte sie: »Ich habe einfach nicht mehr nachgespritzt, da sind die Lippen wieder schmaler geworden.«

Viele Kinder zwischen neun und vierzehn Jahren wünschen sich eine Schönheitsoperation

Mal davon abgesehen, dass ich es traurig finde, wenn sich eine Siebzehnjährige Schlauchbootlippen spritzt, und noch trauriger, dass so was zum delikaten Societythema hochstilisiert wird, sollte man meinen: schlimm genug, aber okay, ein Einzelfall! Doch dem ist leider nicht so. Laut einer Umfrage des Kinderbarometers der LBS-Initiative »Junge Familien« wünscht sich jedes fünfte Kind zwischen neun und vierzehn eine Schönheitsoperation. Bereits jetzt gibt es in Deutschland jährlich über 100 000 fragwürdige Eingriffe bei Kindern und Jugendlichen unter sechzehn, darunter so indiskutable Eingriffe wie Fettabsaugen bei Magersüchtigen. Da potenziert, nein, pervertiert sich der Schönheitswahn selbst. Und dass es obendrein Ärzte gibt, die Zwölf- und Dreizehnjährigen, die noch im Wachstum sind, Silikonimplantate einsetzen, ist mehr als unverantwortlich. Es ist schlichtweg eine Schweinerei, die standes- und strafrechtliche Konsequenzen haben müsste! Da hilft es auch nicht, dass Jugendliche unter achtzehn für eine Schönheits-OP das Einverständnis ihrer Eltern brauchen. Was taugt eine solche Schutzmaßnahme, wenn bekannt ist, dass manche Eltern bereits ihren Säuglingen Löcher für Ohrringe stechen lassen.

Da wir schon beim Thema Eltern sind – in den USA will der Schönheitschirurg Michael Salzhauer aus Bel Harbour in Florida die plastische Chirurgie Kindern schon im zartesten Alter näherbringen. Er hat eine Fibel verfasst mit dem Titel »My Beautiful Mommy« (»Meine schöne Mama«), um »Eltern, die durch diesen Prozess gehen, etwas an die Hand zu geben, damit sie es ihren Kindern erklären können«. Da werden Schönheitskorrekturen in den schönsten Farben beschrieben, und ein kleines Mädchen, dessen Mutter gerade aus einer Schönheitsklinik nach Hause kommt, ruft verzückt aus: »Du bist der schönste Schmetterling auf der Welt.« Das klingt verkitscht wie aus einem Hollywood-Drehbuch, und natürlich will die Kleine auch mal so ein schöner Schmetterling werden. Irgendein Arzt wird ihr schon behilflich sein.

Selbstredend gibt es Ausnahmen, medizinische und psychologische

Indikationen. Wenn ein Kind nach einem Unfall entstellt ist, muss eine kosmetische Operation erlaubt sein. Ich selbst habe Marc-David Jung operiert, der 1988 bei der Flugshow-Katastrophe von Ramstein in der Pfalz als Vierjähriger schwerste Verbrennungen erlitten hatte. Und es gibt auch andere Eingriffe, die zwar nicht so einen dramatischen Hintergrund haben, aber psychologisch dennoch vertretbar und manchmal auch notwendig sind, etwa die Korrektur von extrem abstehenden Ohren, weil das Kind in der Schule und von Freunden gehänselt wird und sehr darunter leidet. Ich weiß auch um den psychischen Druck, wenn Jugendliche unter einem fliehenden Kinn, einer schiefen oder höckrigen Nase leiden. Ich habe solche Eingriffe schon vorgenommen, nach entsprechender Vorbereitung mit den Eltern und einem Psychologen. Allerdings müssen die Patienten in einem solchen Fall mindestens sechzehn Jahre alt sein. Bei jungen Frauen ab achtzehn sind ästhetische Operationen bei Brustdeformationen (zu groß, zu klein, asymmetrisch, nach innen gewachsene Brustwarzen etc.) durchaus vertretbar. Wir operieren auch bei Mädchen ab achtzehn die sogenannten »Reiterhosen«. So nennt man das genetisch bedingte, vererbte Phänomen eines zu breiten Gesäßes und dicker Oberschenkel bei einer superschlanken Taille, wo keine Diät hilft.

Solche Eingriffe dienen nicht nur dem ästhetischen Bild, sondern in erster Linie dem körperlichen und seelischen Wohlbefinden der jungen Menschen; mit dem grassierenden Schönheitswahn haben sie nichts zu tun. Schönheits-OPs sind dann gerechtfertigt, wenn jemand unter seinem Aussehen leidet, aber nicht, wenn jemand mit einem Starfoto zu mir kommt und sagt: So will ich auch sein. Die schicke ich sofort nach Hause. Statt mit dem Skalpell sollte man dieses Problem besser mit einer psychotherapeutischen Behandlung angehen.

Doch zunächst haben wir das große Problem der Verführung: Da stehen Mädchen in der Pubertät nackt vor dem Spiegel und vergleichen sich mit dem weiblichen Popidol auf dem Zeitschriftencover. Bei diesem Vergleich kann man nur verlieren. Den Star als Menschen, der morgens verschlafen und ungekämmt aufsteht, bekommt niemand seiner Fans zu Gesicht. Für das Shooting wird die Frau stundenlang frisiert, geschminkt, und nachträglich werden die Fotos am Computer mit Bildbearbeitungsprogrammen auf perfekte

Schönheit gestylt – eine Illusion, gegen die niemand bestehen kann. Dann sagen sich die jungen weiblichen Fans, dass sie zu dick, zu plump sind, die Hüften zu viel Babyspeck haben, die Brüste zu klein, die Lippen zu schmal sind. Überdies vergleichen sie sich nicht selten mit Frauen, die schon haben nachhelfen lassen – beim Schönheitschirurgen. Sie zeigen ihnen, was alles machbar ist. Hier bekommt auch eine Chiara Ohoven, die selbst Hand an sich und ihre Oberlippe legt, eine fragwürdige Vorbildfunktion. Der Psychologe spricht von Gruppendruck durch Rollenvorbilder. Und dieses fragwürdige Vorbild zeigt: aufgespritzte Lippen, abgesaugtes Fett, vergrößerte Brüste, schmalere und dünnere Hüften – nichts ist unmöglich.

Bereits im Jahr 2000 ergab die Milhofer-Studie der Universität Bremen: »In unserer Gesellschaft besteht ein unphysiologisches Schönheitsideal. Bevorzugt wird ein sehr dünner, schlanker Körper, die übliche Modellkleidergröße beträgt 34 bis 36, die Durchschnittskleidergröße liegt aber bei 40 bis 42. Zusätzlich wird dieses Schönheitsideal, insbesondere durch die Werbung, mit den Attributen erfolgreich, begehrt, sexuell attraktiv, glücklich und gut gelaunt verbunden. Diese Werbung spricht gerade junge Mädchen an.« Aus dieser Studie geht zweifelsfrei hervor:
- Mädchen haben viel häufiger als gleichaltrige Jungen ein negatives Bild von ihrem Körper.
- 63 Prozent der Dreizehn- bis Vierzehnjährigen würden gern besser aussehen, 56 Prozent wären gern wesentlich dünner.
- Über 60 Prozent der Dreizehn- bis Vierzehnjährigen quälen sich mit einem »Makel« an ihrem Körper, über den sie nicht sprechen möchten.

Der Trend geht dahin, den eigenen Körper passend zu machen

Der Medienforscher und Psychologe Uwe Schönrade (Köln) glaubt, dass erfolgreiche TV-Formate wie »Germany's Next Topmodel« den Heranwachsenden vermitteln, wie sich normale junge Mädchen im Zeitraffer zu traumhaft schönen Models verwandeln. Pubertierende Mädchen seien sehr empfänglich für das im Fernsehen inszenierte

Idealbild mit perfekten Proportionen. »Das kann bei jungen Frauen bewirken, dass sie bereitwilliger zur Schönheits-OP laufen. ... So eine Casting-Sendung kann fördern, dass der Körper als Eintrittskarte in ein erfolgreiches Leben gesehen wird.« Ein medizinischer Eingriff erscheint vielen Mädchen als naheliegende Möglichkeit, wie auch sie so eine Verwandlung schnell und ohne große Mühe schaffen. Schnell mal eben etwas Fett absaugen – das ist ja fast so wie der Gang zum Friseur oder zur Kosmetikerin.

»Der Trend geht dahin, den eigenen Körper passend zu machen«, sagt die Kölner Psychologin Gerhild von Müller. Die modernen Vor-Bilder für junge, minderjährige Mädchen sind die jungen, gängigen Beautys und Stars, die von der Trendwelle nach oben gespült werden. In den USA ist es mittlerweile üblich geworden, dass sich Jugendliche nach ihrem jeweiligen Vorbild operieren lassen. Da kommt ein junges Mädchen zum Arzt und sagt, sie wolle aussehen wie Britney Spears. Ein paar Jahre später kommt sie wieder und meint, dass ihr großes Vorbild nun so was von out sei und sie jetzt doch lieber aussehen wolle wie Paris Hilton. Einige Ärzte machen dieses Spiel mit, das heißt, junge Frauen werden zu Stammkundinnen, die sich in regelmäßigen Abständen zurechtschnitzen lassen. Sie bekommen das ja auch von einigen Stars vorgelebt, die so leichtfertig über ihre Schönheitsoperationen plappern, als hätten sie ein altes Pflaster entfernt und ein neues auf die Haut geklebt. Hier wäre beispielsweise Kerry Katona zu nennen, die ehemalige Sängerin der populären Band »Atomic Kitten«. Die dreifache Mutter berichtet mit Begeisterung, wie sie sich Fett absaugen und die Brust vergrößern ließ. Wörtlich wird sie im englischen »Ok!«-Magazin zitiert: »Ich würde mir jetzt noch gern Fett an meinen Beinen absaugen lassen. Ich bin süchtig danach.«

Ich kenne den Fall eines vierzehnjährigen Mädchens, das sich die Brust vergrößern lassen wollte und das auch einen Arzt fand, der den Eingriff machte, weil er eine gewisse Notwendigkeit sah: Die Patientin hatte unterschiedlich große Brüste; so wurde in die kleinere ein Implantat eingesetzt. Einige Jahre später kam sie wieder zum Arzt. Nun litt sie an zu großen Brüsten. Beide wurden also verkleinert und das Implantat entfernt. Solche Folgeeingriffe sind bei Jugendlichen häufiger notwendig. Zudem tragen diese Patienten besondere Risiken. Die Narben wachsen noch und werden im Lauf der Zeit größer. Es kann dazu kommen, dass sich um das Implantat eine Narbe im Gewebe bildet; dadurch wird die Brust verhärtet und verformt. Ein neuerlicher Eingriff ist vonnöten. Daher sollte generell gelten: keine Brustoperation unter achtzehn, Nasenkorrekturen und Fettabsaugen erst ab sechzehn.

Der SPD-Gesundheitsexperte Karl Lauterbach forderte bereits ein Verbot von Schönheitsoperationen für Minderjährige und begründete das mit dem »verirrten Schönheitsideal« schon bei Kindern. Es gehe nur darum, »den Körper operativ so zu stylen, dass man dem Schönheitsideal der Modebranche entspricht«, so Lauterbach im NDR. Kinder würden schon sehr früh darauf vorbereitet, eine Idealfigur zu entwickeln, und träumten davon, Model zu werden. Ein gesetzliches Verbot für Schönheits-OPs bei Kindern und Jugendlichen sei seiner Ansicht nach unumgänglich, weil es zu wenig Selbstbeschränkung der Ärzte gebe. Dabei gehe es nicht um medizinisch notwendige Eingriffe, sondern um echte Schönheitskorrekturen wie Brustvergrößerung, Brustverkleinerung und Fettabsaugen.

Die CDU-Bundestagsabgeordnete Gitta Connemann sagte im Deutschlandradio Kultur, dass es bei Mädchen bereits eine Brustvergrößerung als Belohnung zum bestandenen Abitur gebe, wie das in den USA üblich sei, oder ein Satz praller Lippen zum sechzehnten Geburtstag. Wenn ich an die TV-Sendung »The Swan« denke, bei der in Deutschland und in den USA junge Frauen mit allen Mitteln vom »hässlichen Entlein« zum »schönen Schwan« gestylt und operiert wurden, stehe ich voll auf der Seite der Bundesärztekammer, die »dem unerträglichen Medienhype um den Schönheitskult eine Wertediskussion entgegensetzen« möchte. Man kann niemanden zu einem Star operieren. Diese Diskussion muss aber nicht nur in den Sprechstunden beim Arzt, sondern auch in der Schule, in der Familie und den Medien verstärkt stattfinden.

Aber nicht nur Kinder und Jugendliche werden zu unsinnigen Schönheitsoperationen verführt. Junge Erwachsene sind dafür ebenso empfänglich. »Ich wäre gern so schön wie Angelina Jolie«, hört man häufig von jungen Frauen, während junge Männer gern die Bauchmuskeln von Brad Pitt hätten. Die ISAPS, International Society of Aesthetic Plastic Surgery, befragte weltweit 20 000 plastische Chirurgen in 84 Ländern zum Thema: In welchem Maß beeinflussen Stars, für welche Eingriffe sich Patienten entscheiden? Trotz aller kulturellen Unterschiede und Geschmacksrichtungen kann man sagen, dass Angelina Jolie und Brad Pitt das berühmteste Paar und somit die beliebtesten Vorbilder sind. Die Eingriffe, die am meisten von Stars beeinflusst werden, sind bei Frauen ganz klar Brüste und Lippen, gefolgt von Po, Nase und Bauch. Jede der einzelnen Kategorien hat ihr Vorbild – wie folgt:

Brüste: Hier ist Pamela Anderson eindeutig die erste Wahl. Es folgen das Model Gisele Bündchen, (immer noch) Britney Spears und die brasilianische Sängerin und Schauspielerin Xuxa.
Lippen: Für Frauen, die sich diesem Eingriff unterziehen, ist Angelina Jolie das meistgenannte Vorbild. Auf Platz zwei rangiert Julia Roberts.
Po: In dieser Kategorie führt Jennifer Lopez, gefolgt vom brasilianischen Model Juliana Paes, der Oscar-Gewinnerin Halle Berry und Sandra Bullock.
Nase: Die meisten Frauen lieben die von (der vermutlich operierten) Nicole Kidman, gefolgt von Julia Roberts, Jennifer Aniston, Xuxa. In der Liste tauchen auch Prinzessin Mary von Dänemark auf sowie die klassische Schönheit Grace Kelly.
Bauch: Hier liegen Gisele Bündchen, Shakira, Demi Moore (!), Britney Spears (zu Beginn ihrer Karriere) und Thalia aus Mexiko vorn.
Augen: Angelina Jolie hat nach Meinung der meisten Frauen die schönsten der Welt. Es folgen Catherine Zeta-Jones, Demi Moore, Michelle Pfeiffer, Selma Hayek und die klassischen Kinolegenden Sophia Loren, Elizabeth Taylor, Cathérine Deneuve und Greta Garbo.
Wangen: Die großen Vorbilder sind Sophia Loren, Michelle Pfeiffer, Nicole Kidman, Angelina Jolie und Marilyn Monroe.
Beine: Drei Stars liegen gleichauf: Tina Turner, Sharon Stone, Cameron Diaz. Dann kommt Jennifer Lopez.

Haare: Obwohl nur wenige Frauen (im Gegensatz zu den Männern) Haartransplantationen vornehmen lassen, ist hier Gisele Bündchen das große Vorbild; dann kommen Jennifer Ariston und Julia Roberts

Kinn: In dieser Kategorie wurden zuerst Sonia Braga, Nicole Kidman, Julia Roberts und Charlize Theron genannt.

Stirn: Die Favoritinnen sind Nicole Kidman, Madonna, Elizabeth Taylor und Oprah Winfrey.

Bei den Männern sind Bauch, Nase und Augen die beliebtesten Kategorien vor Brust, Kinn und Po. Die Vorbilder der jeweiligen Kategorie sind:

Bauch: Brad Pitt liegt knapp vor Matthew McConaughey. Dann kommen schon die älteren Semester Arnold Schwarzenegger, Jean-Claude van Damme und David Beckham.

Nase: Favorit ist wieder Brad Pitt, gefolgt von George Clooney. Viele Ärzte berichteten bei der Umfrage von der Angst ihrer Patienten, sie könnten nach einem Naseneingriff aussehen wie Michael Jackson.

Augen: Hier lagen George Clooney, Brad Pitt und Ben Affleck ganz vorn.

Brust: Der Sieger ist Arnold Schwarzenegger, gefolgt von einem gewissen Senhor Paulo Zulu aus Brasilien.

Kinn: Bei Eingriff an dieser Gesichtspartie werden männliche Patienten sehr viel häufiger vom Aussehen der Stars beeinflusst als Frauen. Die Rangliste führt George Clooney an vor Brad Pitt, Kirk Douglas, Ricky Martin, Antonio Banderas und Errol Flynn.

Po: Meistgenanntes Vorbild ist Brad Pitt. Ihm folgen Mel Gibson, Ricky Martin und Paulo Zulu

Wangen: Hier lagen George Clooney und Brad Pitt gleichauf, gefolgt von Tom Cruise und Paulo Zulu.

Lippen: Auch hier siegten George Clooney und Brad Pitt vor Antonio Banderas und dem koreanischen Filmstar Dong-Kun Jang.

Haare: Hier punktete endlich Tom Cruise und belegte den ersten Platz vor David Beckham.

Beine: Eindeutiger Favorit: David Beckham, dann kommt auch schon Arnold Schwarzenegger.
Stirn: Tom Cruise und Brad Pitt liegen in dieser Kategorie weit vorne.

Eine menschliche Barbie könnte nicht stehen, nicht gehen und nicht leben

Diese weltweite Umfrage unter Schönheitschirurgen darf man nicht unter wissenschaftlichen Gesichtspunkten betrachten. Doch die rein subjektiven Aussagen bestätigen, dass die meisten Schönheitsideale Kunstprodukte sind. Die Patienten sehen nicht einmal die Stars als gesamten Menschen, vielmehr konzentrieren sie sich auf Einzelheiten wie Nase, Mund, Bauch, Beine oder Brust. So wird die Galerie der Berühmtheiten zum Katalog für Ersatzteile. Irgendwie erinnert mich das an Frankenstein. Das gilt auch für das große Vorbild vieler junger Mädchen: die Barbiepuppe. Millionen möchten aussehen wie sie. Die süße Stupsnase, der Schmollmund, die großen blauen Augen, die freche, steile Brust, die Wespentaille, die unendlich langen Beine. Für mich ist nur eines tröstlich: Eine richtige Frau dürfte nie so gebaut sein wie Barbie. Sie würde umfallen und auseinanderbrechen.

8. Wenn Männer aus den Fugen gehen

»Ich möchte nie älter als Mitte dreißig ausssehen.« Steve Erhardt

Blue hour im Münchner »Schumanns«, der berühmtesten Bar Deutschlands. Es darf gebalzt werden. Ein paar Mädels sind schon da, und die Pfauen schlagen ihre Räder. Brust raus, Bauch rein, was einigen die Luft nimmt. Macht nichts, es zählt die nonverbale Kommunikation, der Schein, im besten Fall: der Flirt ohne Worte. Der Körper sagt ihm, was zu tun ist. Aufplustern! Kraft heucheln! Eindruck schinden! Aus putzigen Goldhamstern werden schlagartig Alphatiere, mit Stahlblick und vorgerecktem Kinn wie weiland John Wayne in »Rio Bravo«. Diese Balz und Demonstration von Körpersprache ist tagtäglich an allen einschlägigen Orten zu beobachten. »Mann« kann gar nicht anders. Sein Körper reagiert auf Augenreize und stellt sich auf, längst bevor die grauen Hirnzellen einen einigermaßen originellen Anmachspruch ersonnen haben. Diese unwillkürlichen Reflexe betonen (eher selten) einen körperlichen Vorteil – und sie kaschieren Schwachstellen, was meistens der Fall ist. Das heißt: Mann verschönert sich; er macht sich besser, als er in Wahrheit ist. Er wirbt für sich. Er hilft der Natur nach.

»So ein Mann, so ein Mann«, sang die Chansonette und ehemalige Ballerina Margot Werner, »zieht mich unwahrscheinlich an. Dieser Wuchs, diese Kraft weckt in mir die Leidenschaft.« Es sind immer noch die äußerlichen Dinge, auf die es ankommt. Dieser Wuchs, diese Kraft! Damit zeigt Mann, dass er ein Mann ist. Ob in echt oder nachgeholfen. Ich sage Ihnen: Den wahren Adonis, der mit allen Anlagen zu Körpergröße und Muskelbildung von der Natur gesegnet ist, gibt es nicht oder nur sehr, sehr selten. Es wird entsprechend nachgebessert, in endlos mühseligen Trainingsstunden in Fitness-Studios und mit selbstmörderischen Dosen von anabolen Steroiden, übrigens ein Milliardengeschäft. All das haben Millionen von Männern auf sich genommen, um auszusehen wie die Muskelheroen Arnold Schwarzenegger oder Ralph Möller, die in Hollywood Karriere machten. Ob das wirklich schön aussieht, steht auf einem anderen Blatt. Doch wenn einer Triefaugen von unterschiedlicher Größe und einen Höckerzinken hat, helfen ihm weder härtestes Training noch die stärkste Anabolika weiter. Dann kommt er zu mir oder einem meiner Kollegen.

Nun haben also auch die Männer die Möglichkeiten des medizinischen Schönheitstunings entdeckt. Und wie! 1990 betrug der Männeranteil bei Schönheitsoperationen lediglich 4,9 Prozent. Im Jahr 2000 waren es bereits 10 Prozent und 2008 satte 20 Prozent. Das heißt: Jeder fünfte Mann wünscht sich eine Schönheits-OP; in absoluten Zahlen: 2008 hatten wir in Deutschland eine Million Schönheitsoperationen, dabei legten sich rund 200 000 Männer unters Messer; die ästhetische Chirurgie ist also längst keine Frauensache mehr.

Wie aus Silvio Berlusconi über Nacht ein jugendlich strahlender Mann wurde

Es ist nicht ausschließlich pure Eitelkeit, die das sogenannte starke Geschlecht zum Chirurgen treibt (wobei es häufig Getriebene sind). Männer versprechen sich von einem jüngeren, dynamischen Aussehen in erster Linie mehr Erfolg im Berufsleben. Von den Führungskräften mit einem Jahressalär von über 100 000 Euro glauben laut einer Studie der Universität Hamburg (Prof. Sonja Bischoff) sogar 46 Prozent, dass die äußere Erscheinung entscheidend für die Karriere sei (bei den entsprechenden Frauen glauben das übrigens nur 29 Prozent). Wohlgemerkt: Die Rede ist von deutschen Männern. Bei Südländern, speziell Spaniern und Italienern, ist das Streben nach bella figura noch viel ausgeprägter. Hier ging Italiens Obermacho Silvio Berlusconi mit weithin leuchtendem Beispiel voran. Dass er für einen Jahrgang 1936 ungewöhnlich gut, dynamisch und jugendlich aussieht, hat allerdings nicht nur mit seinen Genen zu tun.

Ende 2003 war er für vier Wochen auf Tauchstation, wie es eine Zeitung formulierte. Aus diesem Urlaub kehrte ein gut gelaunter und erholter Berlusconi nach Rom zurück, ganz offensichtlich hatte er in einem Jungbrunnen gebadet: über zehn Kilo leichter, die Tränensäcke weg, die Augenfältchen fast auch, Stirn, Gesicht und Hals waren straff, und auf seinem Haupt durften wir das zarte Wunder einer Haarvermehrung bewundern.

»Wie viele Falten doch verschwunden sind«, staunte die Zeitung »Corriere della Sera«. Die römische »La Repubblica« beobachtete: »Er fixiert sein Gegenüber ohne Lächeln. Vielleicht kann er das noch nicht.« Und die »New York Times« spottete, dass der Selfmademan Berlusconi zum remade-man mutiert sei. Er selbst sagte vieldeutig: »Ich habe einen Schnitt gemacht.« Aber nein, er persönlich sei überhaupt nicht eitel, er habe sich nur auf Wunsch seiner Ehefrau Veronica, deren fülliger Mund übrigens stark schlauchbootverdächtig ist, unter das Messer begeben. Er weiß, was er seiner Umwelt schuldig ist: »Ich versuche, für meine Mitmenschen angenehm auszusehen. Ich will in den Spiegel sehen und einen angenehmen Anblick bieten können.«

Die Berlusconi-OP wurde in einer Schweizer Klinik vorgenommen; eigens eingeflogene Spezialisten hätten dort Hand an das bekannteste und teuerste männliche Gesicht Italiens gelegt, wie Reporter recherchierten. Das wiederum fanden italienische Mediziner gar nicht lustig. Der prominente Gesichtschirurg Nicolò Scuderi aus Rom mäkelte an der Arbeit der amerikanischen Konkurrenz herum, obwohl die rundum gut gelungen ist: »Die Augen sind nicht ganz symmetrisch.« Ich finde, Berlusconi sieht gut aus.

Hatte das Ganze bis dahin noch die launige Handlung einer italienischen Komödie, so sorgte ein Künstler namens Gianni Motti für eine unappetitliche Einlage, die obendrein noch mit Kunst zu tun haben will, wie er es nannte. Er habe sich, so tönte Motti in den begeisterten Medien, in der Schweizer Klinik das abgesaugte Fett Berlusconis besorgt und daraus Seife gemacht. Man könne sich nun auch mit einem echten Berlusconi waschen – nach dem Motto: An meine Haut kommen nur Wasser und Silvio. Oder: Ich wasche meine Hände in Unschuld...

Berlusconi ist beileibe nicht der erste Staatschef, der sich medizinisch verschönern ließ. Schon Carlos Menem, Jahrgang 1930, der ehemalige Präsident von Argentinien, ließ sich während seiner Amtszeit (1989–1999) liften, was in der argentinischen Männerwelt ab einem gewissen Alter (und Einkommen) üblich ist. Menem gab keine Stellungnahme ab; als er kurz nach der OP mit glattem, aber noch immer leicht angeschwollenem Gesicht in der Öffentlichkeit auftrat, sagte er, eine Wespe habe ihn gestochen. Das ist in Argentinien zum geflügelten Wort geworden, wenn männliche Patienten ihrer Umwelt mitteilen wollen, dass sie beim Schönheitschirurgen waren. Möglicherweise blieb auch Menems Nachfolgerin Cristina Fernández de Kirchner, Jahrgang 1953, dieser Tradition treu. Die Schlauchbootlippen der argentinischen Präsidentin (seit 2007) sind, sofern künstlichen Ursprungs, allerdings nicht besonders gelungen und passen nicht so recht zu Cristinas Bekenntnis, stets nur jungmädchenhaft und frisch auftreten zu wollen. Und ich bin gespannt, ob sich Frankreichs Nicolas Sarkozy, der ja als sehr eitel gilt, die Nasolabialfalten und Schlupflider operieren lassen wird.

Fest steht, dass die Herren mit Glatze, Schildkrötenhals und Schmerbauch optisch keine Pluspunkte sammeln. Das glauben übrigens nicht nur Politiker, Manager und Schauspieler. Achtzig Prozent der operierten Männer sind ganz normale Leute, die ein anspruchsvolleres Körperbewusstsein entwickelt haben. Sie haben mittlerweile verinnerlicht, dass der Begriff Männlichkeit nichts mehr mit Blut, Schweiß und Alkoholausdünstungen à la Hemingway zu tun hat, sondern immer enger mit dem Bild eines ästhetischen, gepflegten Äußeren in Verbindung gebracht wird.

Diese Männer verzichten lieber auf den Urlaub oder ein neues Auto zugunsten einer Schönheits-OP, obwohl die Kosten dafür in der Regel nicht von den Krankenkassen übernommen werden. Der Erfolgstyp von heute muss eben attraktiv, vital und schlank sein, egal, wie alt er ist. Ich finde das auch okay, wenn einer seine äußere Vitalität an die innere angleicht. Dagegen ist nichts einzuwenden.

Es muss halt nur natürlich und gut aussehen, wie etwa bei **Brad Pitt**, **David Beckham** oder **George Clooney**, den beliebtesten Vorbildern, deren Namen männliche Patienten unverblümt nennen, wenn sie mir beschreiben wollen, wie sie sich ihr künftiges Aussehen vorstellen. Vor allem haben die Werbefotos, die David Beckham in Armani-Unterwäsche zeigen, große Begehrlichkeiten geweckt. Viele Männer wollen auch so einen ausgeprägten Sixpack-Bauch. Ich glaube, dass es so etwas in natura gar nicht gibt, auch bei David Beckham nicht. Wenn man im Fernsehen die Bilder sieht, wie der Fußballstar nach einem Spiel das Trikot mit dem Gegner tauscht, dann kann man bei ihm nur einen ganz normalen flachen Bauch erkennen und nicht solche Muskelausprägungen wie auf den Werbefotos. Wurden die Bilder nachträglich am Computer geschönt?

Sogar John Wayne ließ sich seine Krähenfüße wegoperieren

Der rustikale Abenteureranblick des wettergegerbten, kantigen, aber auch faltigen Marlboro-Cowboys ist heute total out. Er wurde längst abgelöst vom gepflegten **Richard-Gere**-Look, einem Typen, der gleichermaßen sensibel und männlich wirkt. Das Original hingegen lehnt (und streitet) jegliche chirurgische Manipulation seiner Schönheit ab; der bekennende Buddhist gibt sich mit den vielfältigen Möglichkeiten der Wiedergeburt zufrieden. Diese religiöse Demut haben viele seiner Kollegen nicht.

Selbst Hollywoodbeau und Frauenliebling **George Clooney**, Jahrgang 1961, hat nachhelfen lassen: Als er mal wieder zum »Sexiest Man Alive« gewählt wurde, spottete er selbstironisch, was denn das für ein sexy Mann sei, der Fett auf Hüften und Krähenfüße an den Augen ansetze. Dann sagte er in einem Interview seiner Kollegin Julia Roberts, dass er sich die Augenlider habe straffen lassen, weil »ich es wichtig finde, wach auszusehen«.

Sylvester Stallone, Jahrgang 1946, hat sich ebenfalls die Augen straffen lassen, auch sein Gesicht ist nun wesentlich glatter als zuvor. Allerdings sieht »Rocky« jetzt wie eine schlechte Karikatur seiner selbst aus.

Gary Cooper, Jahrgang 1901, gestorben 1961, war wohl der erste Mann aus der Starriege von Hollywood, der zum Schönheitschirurgen ging. Die schweigsame Filmlegende (»12 Uhr mittags«) hasste ihren »Truthahnhals« und ließ straffen.

Auch der Über-Mann **John Wayne**, Jahrgang 1907, gestorben 1979, half in den sechziger Jahren bei seinen Krähenfüßen nach; plötzlich hatte der raubeinige Cowboy aller Cowboys einen fast faltenlosen Blick.

Das wohl schönste Beispiel für Jugendlichkeit im Alter dürfte **Cliff Richard** sein, den ich wie viele Promis selbst kennenlernen durfte: Der englische Popsänger, Jahrgang 1940, sah jünger aus als je zuvor. Botox glättete ihm die Stirn so makellos, dass er seitdem wie ein ewiger Dreißigjähriger aussieht, allerdings mit starrem Dauerlächeln.

Der Schmusesänger und legendäre Latinlover **Julio Iglesias**, Jahrgang 1943, ließ sich 2001 die Haut am Kinn straffen. Hinterher meinte er, er könne niemandem den Eingriff empfehlen. Die Gefahr bestehe, dass »du am Ende vielleicht nicht mehr wie du selbst aussiehst«.

Und Hollywoodstar **Michael Douglas**, Jahrgang 1944, wird immer wieder als Idol genannt, wenn ältere Männer gefragt werden, wie sie gern aussehen möchten. Zwei feine Narben hinter den Ohren sprechen dafür, dass Michaels relative Faltenlosigkeit kein Naturwunder, sondern reine Chirurgenkunst ist.

In Deutschland sind prominente Männer wesentlich verhuschter, wenn sie zu ihren Schönheitsoperationen stehen sollen. Dennoch gehen viele von ihnen zum Chirurgen. Auch zu mir sind etliche Stars aus der Film- und TV-Branche sowie dem Showbusiness gekommen. Namen kann ich nicht nennen, sie unterliegen der ärztlichen Schweigepflicht. Eine Ausnahme ist der Moderator, Schauspieler und Entertainer **Carlo von Tiedemann**, Jahrgang 1943, übrigens ein entfernter Verwandter des Dichters Heinrich von Kleist (1777–1811). Der NDR-Oldie verkündete 2005 via Schlagzeile: »Carlo von Tiedemann hat sich den Busen korrigieren lassen.« Er war nicht etwa unter die Transvestiten gegangen, sondern klärte die erstaunte Öffentlichkeit auf. »Das Fett wurde abgesaugt. Diese Alterstitten quälten mein Ego. Eines Tages kam ich aus der Dusche, da sagte mein kleiner Sohn Nikolas mit seinen fünf Jahren: Guck mal, der Papa hat einen Busen.« Da ging der damals 61-Jährige in eine Klinik. »Ich war nur zwei Tage drin und bin mit einem Astralkörper wieder raus. ... Ab sofort kann ich bei jeder Mister-World-Wahl antreten.«

Carlo von Tiedemann litt wie Millionen älterer Männer an einer Schwellung der Brustdrüsen, Gynäkomastie genannt. Sie kommt meist doppelseitig vor und wird entweder durch eine hormonell bedingte Vermehrung des Drüsengewebes ausgelöst oder durch Übergewicht und Alkoholmissbrauch. Die Operation dauert etwa eineinhalb bis zwei Stunden, sichtbare Narben bleiben nicht zurück, weil die Schnitte sehr klein sind und zudem unter der Brustfalte liegen. In den meisten Fällen ist jedoch keine OP notwendig. Die betroffenen Männer, die von der Gynäkomastie meist auch psychisch stark belastet sind, sollten den Alkohol absetzen. Vor allem der übermäßige Genuss von Bier kann eine Gynäkomastie entstehen lassen, weil Hopfenblüten pflanzliche Phytoöstrogene enthalten, die einen Wuchs der hässlichen Männerbrust verursachen können. Außerdem vermehrt die hohe Kalorienzufuhr beim Konsum alkoholischer Getränke das Körperfett. Also Diät halten, ordentlich abspecken, vernünftig Sport treiben – dann gehen auch die Altersbrüste bei Männern wieder weg.

Wie schnell eine sympathische, weil natürlich wirkende optische Vitalität ins Groteske abdriften kann, zeigt uns das Beispiel **Burt Reynolds**. Er, Jahrgang 1936, wurde weltberühmt, als er sich für die Frauenzeitschrift »Cosmopolitan« nackt auf einem Centerfold räkelte. Muskulös und stark behaart. Da galt er in Hollywood für mindestens zwei Jahrzehnte als der Inbegriff von Männlichkeit. Dass er seit Langem ein Toupet trägt, haben ihm seine weiblichen Fans verziehen. Aber wie kommen sie mit dem betagten Burt zurecht? Hat ihm eine gute Fee alle Falten weggeküsst, oder ist er durch seine indianische Abstammung ein Wunder der Natur? Obwohl er noch nie beim Schönheitschirurgen gewesen sein will, präsentiert er sich immer glatter, je älter er wird. Seine Mimik ist so starr, dass man Angst hat, die Gesichtshaut könnte bei einem Lächeln reißen. Mit Würde hat das nicht mehr viel zu tun.

Der Fall Michael Jackson – eine Tragödie für seine Fans und die Schönheitschirurgie

Das tragische Ende des größten Popstars aller Zeiten wird von einigen Experten mit der verantwortungslosen Arbeit von Schönheitschirurgen in Verbindung gebracht. Wenn wir in das Gesicht von **Michael Jackson** blickten, sahen wir eine Nase, die so kaputt war wie die Gesellschaft von Hollywood. Er war einmal ein attraktiver schwarzer Junge, der aussehen wollte wie die Soulkönigin Diana Ross. Schließlich wurde an ihm so lange herumgedoktert, bis der schwarze Mann eine weiße Frau war. Ich bin fest davon überzeugt, dass Michael Jackson Dutzende von völlig übertriebenen Schönheits-OPs hinter sich hatte. Ich glaube ferner, dass er süchtig war nach Verwandlungen. Seine Nase wurde so häufig operiert, dass sie, gelinde gesagt, nichts mehr mit ihrem früheren Aussehen zu tun hatte. Eigentlich war es im herkömmlichen Sinn überhaupt keine Nase mehr; diese steile und spitze Erhebung wirkte wie ein Ersatzteil, das man ihm transplantiert hatte, weil das ursprüngliche Riechorgan, wie auch immer, verloren gegangen war. Er sah aus wie ein Nasenkrüppel. Mit Sicherheit hatte Michael dadurch Atembeschwerden. Ich sah seine dünne, pergamentartige Haut, die leicht reißen und Löcher bilden konnte. Sie wurde so hell durch eine Weißfleckenkrankheit und war überdies möglicherweise nachgebleicht mit Hydrochinon (4–10 Prozent). Aber ihm schien zu gefallen, was Millionen andere Menschen entsetzte. Nach seinem plötzlichen Tod mit gerade fünfzig machte sein früherer Manager und Freund Tarek Ben Amar »kriminelle« Ärzte für den Tod des »King of Pop« verantwortlich. Die »Kriminellen« in diesem Fall seien die Mediziner, die Jackson während seiner Karriere behandelt hätten, »die ihm das Gesicht zerstört haben, die ihm Medikamente gegen seine Schmerzen gegeben haben«, sagte er dem französischen Radiosender »Europe 1«. Ich habe Michael mehrmals gesehen, und ich kannte seinen Dermatologen Arnold Klein sowie Debbie Rowe, die Mutter von zwei seiner Kinder; Debbie hat als Arzthelferin bei Arnold Klein gearbeitet. Ich war mehrmals bei ihm in seiner Praxis am Roxbury Drive in Hollywood. Und ich kannte auch seinen Operateur Steve Hoefflin sehr gut und hatte Einblick in die zahlreichen Schönheitsoperationen von Michael Jackson. Er war ein außergewöhnlicher, zerbrechlicher Mensch, immer höflich und freundlich, ein gealterter Peter Pan, der nicht erwachsen werden wollte. Die Nachricht von seinem Tod traf mich wie ein Schock, und mir kamen die Tränen. Michael wurde in den letzten Jahren systematisch von der Presse und vielen US-Stars geächtet. Bei der Trauerfeier im Stables Center hörten wir eine Menge bewegender Reden, die hätte man Michael zu Lebzeiten widmen sollen. Und seine Kinder wurden dabei wie Showstars vorgeführt. Die kleine Paris war bei ihren Abschlussworten einem Nervenzusammenbruch nahe. Ich glaube nicht, dass Michael so etwas gewollt hätte.

Und dann gibt es noch einen Fall, der mich ebenfalls an eine antike Tragödie erinnert. Es handelt sich um einen der besten Schauspieler unserer Zeit; in den achtziger Jahren war er *die* Gottheit, der Hollywood zu Füßen oder wo sonst noch lag. Ein teuflisch schöner Junge mit feinem, sardonischem Lächeln, arrogant, vibrierend erotisch, mit genialem Talent gesegnet. Frauen *und* Männer flogen auf ihn. »Mit einem Blick bricht dir dieser Typ das Herz«, schrieb Bob Dylan 1988 über **Mickey Rourke**. Er hatte ihn im Film »Homeboy« gesehen. Dann der Abstieg. Mickey Rourke, Jahrgang 1952, begann als Mittdreißiger eine zweifelhafte Boxkarriere, bei der ihm sein Markenzeichen, dieses unverwechselbare Gesicht, zertrümmert wurde. Den Rest besorgten Alkoholexzesse. Mickey Rourke ging zu Schönheitschirurgen, auch um wenigstens wieder einigermaßen durch seine breit geschlagene Nase atmen zu können. Nach insgesamt vier Operationen an Wangen, Ohren, Augen, Nase und Mund war aus der kaputten Fresse eine starre Maske geworden, die viele Menschen zu Tränen rührt, wenn sie an den Mickey Rourke der achtziger Jahre zurückdenken. Er selbst sagte in einem Gespräch mit der »Süddeutschen Zeitung«: »Ich erkenne mich in meinen frühen Filmen nicht mehr wieder.« Die Operationen, dieses entstellte und dennoch so menschlich anrührende Gesicht gehören zur großen Tragik des Mickey Rourke. Da von einem neuen Markenzeichen zu sprechen, fände ich in der Tat abartig. Mittlerweile sollen die schlimmsten Entstellungen wieder geglättet worden sein, wie jüngeren Fotos zu entnehmen ist.

Bislang war die Rede von prominenten Männern, überwiegend aus dem Showbiz. Ihr Aussehen ist eine wichtige, oft sogar lebensnotwendige Voraussetzung für ihren Erfolg. Dass sie zum Schönheitschirurgen gehen, leuchtet jedem ein. Doch in meinem Berufsleben überwiegen bei Weitem die sogenannten normalen Schönheitsoperationen bei Männern. Nach meinen Erfahrungen in der Bodenseeklinik gibt es drei Altersgruppen von Männern, die zu uns kommen:

- Die Achtzehn- bis Zwanzigjährigen: Sie wünschen sich überwiegend Nasen- und Ohrenkorrekturen oder den Aufbau eines fliehenden Kinns.
- Die Vierzig- bis Fünfzigjährigen: Bei ihnen kommen überwiegend Fettabsaugen, Eingriffe an Tränensäcken und Schlupflidern, Körperhaarentfernung sowie Collagenspritzen infrage.
- Die Sechzig- bis Achtzigjährigen: Sie verlangen in aller Regel eine Runderneuerung, also Facelifts, Bodyconturing, Fettabsaugen, Haartransplantationen etc.

Wenn wir jetzt auf die Häufigkeit der einzelnen Eingriffe eingehen, ergibt sich nachfolgende Hitliste:

1. Bauch- und Hüftspeck-OPs
2. Straffen von Tränensäcken und Schlupflidern
3. Nasenkorrekturen
4. Facelifting (an den Wangen und am Hals)
5. Haartransplantationen
6. Brustverkleinerung bei Gynäkomastie

So viele Männer (ver)zweifeln am Kaliber ihres »besten Stücks«

Natürlich ist die Wunschliste der männlichen Patienten wesentlich länger, wobei das Stichwort »lang« offenbar von Millionen Männer übermäßig ernst genommen wird. An der Nase des Mannes erkennt man seinen Johannes, sagt ein zotiges Sprichwort. Nur um ganz wenige Dinge sind Männer mehr besorgt als um die »richtige Größe« ihres angeblich besten Teils, das muss man (leider) so sagen. Die meisten glauben, ihr Penis sei zu klein, zu dünn oder beides. Es kommen also Patienten in meine Sprechstunde, die Probleme mit ihrem »Kaliber« haben. Ich kann immer nur sagen, dass die Länge und Dicke des Glieds nichts mit der Potenz des Mannes zu tun haben, wobei mir ein anderes zotiges Sprichwort einfällt: »Lang hängt lang!« Penisverlängerungen und -verdickungen können zu Erektionsstörungen und Schmerzen führen. Wer einen vernünftigen Partner hat, braucht weder Operation noch Viagra. Ich lehne deshalb solche Eingriffe ab, und wenn ich sie dennoch durchführe, dann nur nach Freigabe durch ein psychologisches Gutachten. Dann kann so eine Operation medizinisch indiziert sein und in gewissen Fällen auch helfen. Diese Art von Eingriffen durchführen zu lassen, nur um Frauen zu imponieren, ist absolut unsinnig.

Es gibt aber auch ganz andere Wünsche, die Männer beim Schönheitschirurgen äußern. Der eine möchte einen herkulischen Brustkasten, der andere einen brasilianischen Knackpo, der dritte einen Waschbrettbauch. Manchmal bin sogar ich überrascht, mit welchen Anliegen einige Männer zu mir kommen: Seit einiger Zeit äußern vornehmlich Patienten, die südlich des Brenners leben, das Bedürfnis nach muskulöseren Waden. Sie möchten eben in der Hirschledernen auf dem Münchner Oktoberfest bella figura machen. Operationstechnisch ist so was alles möglich; doch ich lehne Eingriffe dieser Art (Implantate für Brust und Po), künstliche Waden und Sixpackbauch ab.

In den USA, vor allem in Kalifornien, sind solche Operationen alltäglich – und nicht nur in der schönheitsversessenen Schwulenszene von San Francisco oder Los Angeles. Beim Botox-Brunch am Vormittag, den man sich so ähnlich vorstellen muss wie früher die Partys für Tupperware in Deutschland, trifft sich eine bunte Männermischung. Die Herren plaudern angeregt, es werden frische Bagels und Kaffee zu den Botox-Spritzen serviert. Sehr beliebt sind solche Zusammenkünfte am Freitagnachmittag, weil bis Arbeitsbeginn am Montagmorgen auch die letzten verdächtigen Hautrötungen nach Botox-Injektionen verschwunden sind.

Die Menschen – Frauen und Männer – der West Coast sind vom Fieber des »Lookism« gepackt, das heißt von der Sucht nach Schönheit und Jugendlichkeit, egal, in welchem Alter. »Hauptsache, man fühlt sich wohl in seiner Haut«, sagt beispielsweise Steve Erhardt, dessen Alter schätzungsweise zwischen 40 und 55 liegen könnte; er selbst redet nicht darüber. Steve Erhardt aus L.A. tut alles, damit er sich in seiner Haut wohlfühlt, obwohl die seine bildlich gesprochen immer weniger wird. Er ist Stylist und Visagist und sehr selbstverliebt. In seinem Job richtet er Stars wie Madonna oder Cher her, ansonsten kümmert er sich ausgiebig um sich selbst. Schön kann man ihn eigentlich nicht nennen, dafür sind seine Wangenknochen etwas zu hoch angesetzt, die Augen etwas zu groß, die Lippen etwas zu voll. Es ist ein Triumph der Künstlichkeit, die diesen Menschen zusammenhält, als wäre er geleimt. Viel Eigenes, viel Echtes ist nicht mehr an Steve Erhardt. 22-mal schon lag er unter dem Messer der Schönheitschirurgen. So etwas lehne ich komplett ab. Das ist Tollwood, nicht Hollywood.

Es begann 1987, als er sich bei »Doc Hollywood« Steven Hoefflin, der auch Michael Jackson zu seinen Patienten zählte, eine neue Nase machen ließ; dazu gab es gratis ein Kinnimplantat mit Grübchen. Es folgten Gesichtsliftung, aufgespritzte Lippen, Wangenstraffung, Fettabsaugen, neue Augenbrauen, Brustimplantate, Laserbehandlungen etc. Er glaubt, dass er mit ständigen Eingriffen dem Altern vorbeugt. Sich selbst bezeichnet er als »work in progress«, soll heißen: Bis ins hohe Alter will er sich straffen und formen lassen. »Ich möchte nie älter als Mitte dreißig aussehen«, sagt er. Doch irgendwie ist er nie ganz zufrieden mit sich. Beim Blick in den Spiegel, so berichtete stern.de, nörgle Steve stets am Erscheinungsbild von Mr. Erhardt herum: die Wangen zu schlaff, die Bauchdecke ebenfalls. Dass er dabei nicht erbost die Stirn runzle, liege wohl nur daran, dass er sich gerade am Morgen das Nervengift Botox zur Hautglättung spritzen ließ…

9. Wie gefährlich ist der OP-Tourismus ins Ausland?

»Billigoperationen sind doppelt so teuer. Dann lieber keine.«
Werner Mang

So sinnvoll sparen auch sein mag – bei Schönheitsoperationen ist es gefährlich, manchmal sogar lebensgefährlich. Ich drücke das bewusst so drastisch aus, denn ich weiß, wovon ich rede. Das Risiko, von der Behandlung im Ausland versehrt nach Hause zurückzukommen, ist unverhältnismäßig hoch und nicht vertretbar, auch wenn in verschiedenen Internetforen angebliche Patientinnen von preiswerten Eingriffen in Osteuropa, Afrika oder Thailand geradezu schwärmen. Mal abgesehen von dem Hautgout, dass reiche Europäer in bitterarmen Ländern Geld für eine Schönheits-OP sparen, gibt es ganz praktische Gründe, die dagegensprechen: In der Bodenseeklinik haben wir regelmäßig Reparaturoperationen aus dem Ausland. Dennoch blüht diese Form des Beauty-Tourismus, weil in vielen Ländern in der Schönheitschirurgie eine Art Goldgräberstimmung herrscht – zu Preisen, die deutschen Interessierten fast paradiesisch vorkommen. Zudem werden traumhafte Erholungsurlaube versprochen – und zu Hause kommt das böse Erwachen.

- Ich habe Patientinnen erlebt, die sich im Ausland mit Hepatitis C infiziert haben.
- Es gab Fälle von Haarverlust und Nervenverletzungen nach einem Facelifting.
- Besonders oft wird beim Fettabsaugen gepfuscht; hier sind sogar einige Todesfälle bekannt.
- Eine Patientin kam nach einer Bruststraffung im Ausland entsetzt zu mir: Bei ihr waren die Brustwarzen abgestorben.

- Eine andere Frau ließ sich in Thailand die Brüste vergrößern – sie wollte 2000 Euro an Behandlungskosten sparen. Jetzt ist ihr Busen völlig zerschnitten, das Gewebe vernarbt, und die Implantate sitzen zu tief. Die Reparatur wird ein Vielfaches des ursprünglichen Preises kosten. Hätte sie sich bei einem vernünftigen Chirurgen in Deutschland behandeln lassen, wäre ihr vieles erspart geblieben: an Geld, an Nerven, an kaputter Gesundheit.
- Jährlich kommen über 200 Patienten nach Augenlidoperationen im Ausland mit defekten Lidern zu deutschen Augenärzten. Das sind keine Lappalien, denn ein geschädigtes Lid kann das Auge nicht mehr schützen; im Extremfall werden so Hornhautgeschwüre ausgelöst.

Solche Schäden müssen auf Kosten der Patienten in Deutschland behoben werden. Das heißt auch: Es kostet noch mal richtig Geld; Schadensersatzanspruch an die Verursacher besteht in den allermeisten Fällen nicht. Regressforderungen sind nicht durchsetzbar, weil sich im Ausland niemand zuständig fühlt.

An den Unzulänglichkeiten in vielen ausländischen Schönheitskliniken sind gar nicht mal so häufig die Ärzte schuld. Es liegt meistens an Sprach- und Verständigungsschwierigkeiten, an schlechtem Material, mangelnder Hygiene, an den Sicherheitsstandards, bei denen oft extrem gespart wird. Bei uns in der Bodenseeklinik und in der deutschen Mang-Medical-One-Klinikgruppe kostet die klinische Sicherheit pro Patient im Durchschnitt rund 3000 Euro. Ein guter Anästhesist trägt viel zum positiven Verlauf einer Operation bei. Gerade bei Schönheitsoperationen ist wichtig, dass die Patientin während der gesamten OP keinen erhöhten Blutdruck hat, nach der Operation nicht unruhig ist und Narkoseverfahren gewählt werden, die später zu keinen Schwellungen oder Blutergüssen führen. Deshalb sollten alle Schönheitsoperationen in einer Fachklinik mit einem erfahrenen Anästhesieteam ausgeführt werden, egal, ob in Vollnarkose, mit Larynxmaske oder Lokalanästhesie operiert wird. Das kostet eben richtig Geld. Für Fachanästhesie, Intensivbetreuung, für hochwertige Implantate und andere Materialien, für dem Eingriff entsprechend langen stationären Aufenthalt, für entsprechend geschultes Fachpersonal. Das alles wird in der Preisgestaltung von uns mitberücksichtigt. So kostet bei uns eine OP, egal, ob Facelift, Nasenkorrektur, Brustvergrößerung oder Fettabsaugen, zwischen 5000 und 10 000 Euro. Ich bin felsenfest davon überzeugt, dass alles, was für unter 5000 Euro gemacht wird, auf Kosten der Gesundheit gehen kann. In Osteuropa wird aber eine Brust-OP schon ab 2000 Euro angeboten. Es gibt viel zu viele Patientinnen, die anschließend in Deutschland nachbehandeln lassen und im Endeffekt über 10 000 Euro für alles bezahlen mussten. Deshalb gilt für mich ein Grundsatz: Billigoperationen im Ausland sind doppelt so teuer! Dann lieber überhaupt keine OP!

Tschechien, Polen, Ungarn, Rumänien, Bulgarien
Das Internet ist voller Verlockungen: Schönheitsoperationen werden in den Ländern des ehemaligen Ostblocks angeboten wie Schnäppchen beim Discounter. Die Botschaft lautet unisono: *Sie werden erstklassig operiert und zahlen bis zu 70 Prozent weniger als in Deutschland.* Im Angebot sind Eingriffe aller Art – vom Facelifting bis zu Brust-OPs, Fettabsaugen, Poimplantate, Nasenkorrekturen, wobei der Schwerpunkt meist bei Brustvergrößerungen liegt. Leider stimmt die Annahme vieler Patientinnen, wenn der Doc im Ausland Brüste gut operiert, wird er auch Gesichter gut machen können, so nicht. Da gibt es oft genug unangenehme Komplikationen. Ich kann mich an eine Patientin erinnern, die ließ eine Nasenkorrektur durchführen. Sie kam später zu uns und klagte über Entzündungen und große Schmerzen. Bei ihr haben wir dann Knorpel von toten Schweinen aus der Nase geholt.

Verschiedene Internetforen enthalten mannigfaltige Beschwerden von verpfuschten Patientinnen. So berichtet zum Beispiel eine Dame aus Deutschland, dass sie sich in Tschechien an den Beinen überflüssiges Fett absaugen ließ. Den Kontakt zum operierenden Arzt hatte eine deutsche Vermittlungsagentur gegen Honorar besorgt. Die Patientin war von dem Ergebnis entsetzt und traute sich nicht mehr mit nackten Beinen vor die Tür. Nachfragen oder gar Nachbehandlungen beim Chirurgen in Tschechien waren nicht möglich, auch die Vermittlungsagentur konnte (oder wollte) nicht mehr weiterhelfen. Eine andere Patientin ließ sich beim selben Arzt die Brüste straffen. Die Folge: Gewebenekrose, das heißt, das Gewebe wurde durch Vernarbungen zerstört.

Im medizinischen Internetdienst Lifeline klagte eine zweiundzwanzigjährige Studentin aus der Schweiz über eine verpfuschte Nasen-OP in Polen. Der Mann sprach kein Deutsch, als Dolmetscher fungierte sein Stellvertreter. Morgens sei sie in der Klinik angekommen, und nach einem kurzen Gespräch wurde sie bereits mittags in den OP-Saal geschoben. »Der Chirurg hat die Nase viermal gebrochen und so sehr verkürzt, dass ich mich im Spiegel fast nicht erkenne. Er hat etwas ganz anderes gemacht, als wir vorher besprochen haben.« Doch das merkte die junge Frau erst zu Hause, als sie die Verbände abnahm. Die Verstümmelung belastete sie psychisch so sehr, dass sie ihr Studium unterbrechen musste. Ein Onkel bezahlte schließlich die korrigierende Operation in den USA. Die kostete 30000 Dollar, der zerstörerische Eingriff in Polen hingegen nur 1500 Euro.

Oder der Fall einer 25-Jährigen aus dem Rheinland. Sie hatte in zwei Jahren 40 Kilo abgenommen und endlich ihre Traumfigur – bis auf den Busen, der nur noch schlaff herunterhing. Eine Freundin, die ihre Brust hatte vergrößern lassen, empfahl ihr einen Arzt in Polen, gleich hinter der Grenze. Kosten: 2800 Euro. Die Rheinländerin fuhr mit ihrem Freund nach Polen, das Honorar hatte sie in bar mit dabei. Der Chirurg sprach kein Deutsch, eine Krankenschwester dolmetschte. Man zeigte ihr verschiedene Implantate, danach hatte sie eine Stunde Zeit, um sich für oder gegen den Eingriff zu entscheiden. In Deutschland schreibt der Gesetzgeber vor, dass zwischen dem Beratungsgespräch und der Operation genügend Bedenkzeit liegen muss. Doch die junge Deutsche wurde noch am selben Tag operiert. Als nach zwei Tagen die Verbände entfernt wurden, erlitt die Patientin einen Weinkrampf: Der Busen sah viel schlimmer aus als vorher. Die Implantate waren zu weit oben eingesetzt worden, die Brust hing über die Silikonkissen, und die Haut war auch nicht gestrafft. Als die Deutsche sich beschwerte, machte ihr die Klinik ein Angebot: zehn Prozent Erlass auf die nächste OP. Darauf verzichtete die Frau. Sie fuhr zurück nach Deutschland, und es dauerte etwa ein Jahr, bis sie erneut an ihrem entstellten Busen operiert wurde. Die Implantate wurden ausgetauscht, die Haut wurde gestrafft. Kosten: weitere 5000 Euro. Immerhin ist die Patientin nun mit dem Ergebnis völlig zufrieden. Das Geld, das sie in Polen gezahlt hat, kann sie abschreiben. Vor dem Eingriff musste sie eine Erklärung unterschreiben, in der sie auf rechtliche Schritte im Falle eines Scheiterns der OP verzichtete.

USA

Die Vereinigten Staaten von Amerika sehen sich als Land der unbegrenzten Möglichkeiten. Zweifellos trifft das in Bezug auf die Schönheitschirurgie zu. Nirgendwo sonst wird so schnell und so häufig zum Skalpell gegriffen. Allein von 1997 bis 2006 hat sich die Zahl der Eingriffe um über 400 Prozent auf 11,5 Millionen erhöht. Dabei wurden umgerechnet rund neun Milliarden Euro umgesetzt. Und 2007 stieg diese Zahl noch einmal um satte acht Prozent. Platz eins auf der Rangliste der am häufigsten durchgeführten Eingriffe nehmen die Botoxinjektionen ein, die sich von 1997 bis 2006 um 4783 Prozent (!) vervielfacht haben. Dieses Nervengift blockiert nach zwei oder drei Anwendungen die Signalübertragung von der Nerven- zur Muskelzelle. Die Haut kann sich nicht mehr in Falten legen, das Gesicht sieht glatter und somit jünger aus. Wirklich jünger? Durch den hemmungslosen, von dollarsüchtigen Ärzten propagierten Botoxgebrauch wird die Gesichtsmimik starr und maskenhaft. Ich finde das gespenstisch. Es gibt zahllose Beispiele für Botoxmissbrauch bei Prominenten (siehe auch Kapitel »Verlogene Schönheit«, Seite 45 ff.), die wirklich schlimm aussehen und die der Eingriff nicht schöner, sondern hässlicher gemacht hat.

Deshalb sage ich auch: Die USA sind die Ausgeburt der Schönheitschirurgie. Nichts ist unmöglich, Synthetik ist Trumpf, Natürlichkeit wurde zu einem völlig vernachlässigten Wert. Es gibt kaum Stars, mal abgesehen von Demi Moore, die nach ihren Schönheits-OPs jünger wirken. Sie sehen nur anders aus. Künstlicher. Die Nase à la Nicole Kidman ist ein Hit, der Mund von Angelina Jolie ebenso, der Busen von Pamela Anderson sowieso. So lassen sich Millionen amerikanischer Frauen in Schönheitskliniken reproduzieren.

Amerika ist besessen vom uniformen Schönheitsbild; die jeweiligen Trends schnitzt man sich selbst. Plastische Chirurgen, die sich nicht als »Tittenmacher«, sondern als »Künstler« empfinden, haben wie Designer ihre Entwürfe im Katalog; doch irgendwie gleichen sie sich alle. Nach wie vor begehrtestes Ideal ist die Barbiepuppe. Da wird so lange an der Patientin herumgeschnippelt, bis sie ihr irgendwie gleicht. Gleichwohl sagt die Statistik, dass in den USA jede 5000. Fettabsaugung tödlich ausgeht.

Das deutsche Topmodel Nadja Auermann berichtete einmal, wie sie auf einer New Yorker Damentoilette von einer Frau gefragt wurde, wo sie ihre Nase herhabe. Als die Deutsche antwortete, »von meinen Eltern«, war die neugierige Dame beleidigt: Sie hatte sich eine neue Chirurgenadresse erhofft und glaubte schließlich, Nadjas Eltern hätten ihr die OP bezahlt. Dass die Nase ein genetisches Auermann-Erbstück ist, kam ihr erst gar nicht in den Sinn. Dazu passt das Machwerk »My Beautiful Mommy« von Michael Salzhauer (siehe Kapitel »Verlogene Schönheit«, Seite 45 ff.). Der Schönheitschirurg versteht es als Aufklärungswerk für Kinder. Ein Auszug: »Wieso willst du anders aussehen?«, fragt das Töchterchen die Mutter. Mit Recht, denn schließlich sieht die Mama wirklich klasse aus. »Nicht anders«, antwortet sie, »sondern hübscher.« Dann präsentiert sie eine neue Nase und etwas weniger Bauchspeck – und das kleine Mädchen ist begeistert. Dazu möchte ich nur anmerken, dass es sich bei dem Buch des Kollegen Salzhauer keineswegs um ein satirisches Werk handelt.

Brustvergrößerung zum Beispiel ist in den USA fast so normal wie ein Besuch beim Friseur. Viele kommen mit Geschenkgutscheinen zum Doc; solche Gutscheine werden immer beliebter. Viele Männer schenken ihren Frauen, die sich (noch) nicht trauen, zu Weihnachten Schönheitsoperationen. Nach den Feiertagen ist in den Kliniken der Teufel los. Im »Weltspiegel« der ARD berichtet die Journalistin Christine Adelhardt von einer New Yorkerin, die so gern high heels trägt, was aber andererseits auch tierisch wehtun kann. Ihre Ärztin fühlte mit: »Ein Leben ohne Stöckelschuhe ist wie ein Leben ohne Schokolade.« Die Medizinerin wusste Abhilfe: Sie spritzte ihrer Patientin ein künstliches Polster unter die Fußballen. Das wirkt wie ein Kissen, und die Patientin kann ihre geliebten high heels nun wesentlich länger schmerzfrei tragen. Orthopäden sind freilich von dieser Behandlungsmethode entsetzt. Und da die Patientin schon mal da ist, werden ihr auch gleich die Falten weggespritzt. Mit Juvederm, das die Hauptfalten auffüllt. Tut ziemlich weh, ist aber wirkungsvoll, und schon beginnt das Gesicht der Patientin anzuschwellen. Am Schluss noch etwas Botox – und der Behandlungstag, einer von mehreren im Jahr, ist beendet.

Schließlich wäre da noch die Geschichte von Cindy Jackson, geboren 1955 im US-Staat Ohio. Sie ist eine Art weiblicher Dorian Gray, die perfekte Schönheit, Detail für Detail. Bis Mai 2009 hat sie sich 47-mal operieren lassen – Weltrekord. Es gibt wohl keine Körperstelle, die Cindy nicht hat richten lassen. Nase, Mund, Stirn, Wangen, Kinn, Zähne, Hals, Haare, Oberarme, Bauch, Brüste, Hüften, Po, Oberschenkel, Knie. »Ein zwölfjähriger Weg der Selbstgeburt«, wie die »Zeit« bereits 2002 schrieb. Cindy Jackson ist nicht das Opfer von skalpellsüchtigen Schönheitschirurgen; sie hat sich selbst ganz bewusst stylen lassen, was auch durchweg gut, manchmal sogar perfekt gelungen ist. Cindy Jackson, mit einem Intelligenzquotienten von 164 Mitglied im elitären Mensa Club, hat sich zur eigenen Marke getunt. Auf ihrer Website, mit der sie recht geschmackvoll für Schönheitskliniken, Kosmetika und ihre beiden Bestseller »Living Doll« und »Image & Cosmetic Surgery Secrets« wirbt, präsentiert sie sich als Gesamtkunstwerk – wie eine Bildhauerin ihre Skulpturen. Cindy ist Barbie, ist Brigitte Bardot, ist XY, aber nie Cindy Jackson. Man kann nicht sagen, ob sie nun Ende zwanzig, dreißig oder Anfang vierzig ist. Sie ist schön und völlig alterslos. Ich frage mich, ob sie wirklich lebt…

Es gibt allerdings nicht nur diese cleanen Bilder. Sie täuschen oft genug über die vielen Menschen hinweg, die als Opfer dem Schönheitswahn made in USA erlegen sind. Die verunstalteten Gesichter von Michael Jackson, Jocelyn Wildenstein, Amanda Lepore, Priscilla Presley und vieler anderer sind für mich lebende Mahnmale der hemmungslosen Schönheitschirurgie Amerikas. Da werden Mittelfußknochen rausgeschnitten, damit die engsten high heels passen. Da werden Rippen entfernt, damit die Taille noch dünner und wespenhafter wird. Wohlgemerkt die siebte Rippe, die Gott Adam entnahm, um daraus die Frau zu erschaffen. Für mich ist das alles nicht mehr nachvollziehbar, denn mit dem von mir angestrebten natürlichen Aussehen, der natürlich wirkenden Verschönerung, hat das nichts zu tun. Ich habe schon jetzt jede Menge Patientinnen, die zu mir kommen, um die Eingriffe, die in den USA gemacht wurden, wieder zu reparieren. Vielleicht sollte ich wirklich in Hollywood und New York eine eigene Klinik aufmachen.

Brasilien
Ich möchte nicht behaupten, dass in Brasilien die Schönheitschirurgie erfunden wurde, doch in wohl keinem anderen Land hat sie eine solche Tradition, die auf eine 150-jährige Geschichte zurückblickt. Das Körpergefühl der Brasilianer wird in der ganzen Welt gerühmt, und für dieses Körpergefühl bedarf es eines gut gestylten und gestalteten Bodys. Bei Frauen und Männern. Sie sind von physischer Schönheit geradezu besessen. Brasilianerinnen verzichten eher auf neue Kleider oder ein neues Auto als auf eine Schönheitsoperation. Als die brasilianische Wirtschaft stagnierte, wuchs der Markt für Schönheitschirurgie trotzdem jedes Jahr um die 20 Prozent.

Brasilianische Kollegen erklären die Faszination der Schönheitschirurgie mit dem Rassenmix des Landes. Er sei verantwortlich für außergewöhnlich schöne Menschen, aber auch für körperliche Disharmonien, wenn zum Beispiel der Po nicht zu den Beinen passte oder die Nase nicht zur Mundform. Es geht also um das Gleichgewicht, um die Harmonie – und um die Angst vor ererbten körperlichen Unzulänglichkeiten, wie zum Beispiel dem Hängebusen. Das führte bereits in den sechziger Jahren des 20. Jahrhunderts zu einer breit gefächerten, sehr speziellen Schönheitschirurgie in Brasilien. Massenhaft ließen sich die Frauen die Brüste verkleinern und straffen. Bis vor wenigen Jahren war es in der brasilianischen Mittelschicht üblich, den jungen Mädchen zum 16. Geburtstag eine Brustverkleinerung zu schenken. Quasi als Gegengewicht legt man großen Wert auf einen wohlgestalteten, auffällig runden Po mit afrikanisch-erotischer Wölbung. Für ihn wurde an der Copacabana der

Tanga erfunden; er gilt – noch vor dem Busen – als sexueller Blickfang Nummer eins.

Schrittmacher, Künstler und Philosoph der brasilianischen Schönheitschirurgie ist mein Freund und Kollege Professor Ivo Pitanguy (siehe Kapitel »Freund, Nestor, Vorbild«, S. 185 ff.). Er hat die ästhetische Chirurgie nicht nur seines Landes beeinflusst wie kein anderer, sondern vor allem die Klassenlosigkeit seiner medizinischen Kunst schon vor über vierzig Jahren auch den Armen zur Verfügung gestellt. »Ich denke, langsam glauben immer mehr Chirurgen an das, was ich schon immer gewusst habe: Die plastische Chirurgie kann für das Selbstwertgefühl aller Menschen von Bedeutung sein und sollte deshalb jedem zur Verfügung stehen.« Für Pitanguy ist es »praktizierte Demokratie«, wenn sich jetzt auch arme schwarze Mädchen die Brust operieren lassen.

Übrigens kippt der Trend zur Brustverkleinerung: Auch in Brasilien wollen immer mehr Frauen und Mädchen einen größeren Busen. Und immer mehr Touristinnen aus Nordamerika kommen ins Land, um sich verschönern zu lassen. Doch auch da ist Vorsicht geboten; man sollte bei der Wahl der Klinik und des Arztes umfangreiche Recherchen anstellen, denn nicht jeder brasilianische Chirurg ist ein Pitanguy. Diese Erfahrung musste auch Taneka Foster, Ehefrau des amerikanischen Popstars Usher, machen. Die 38-Jährige flog im Februar 2009, nur wenige Monate nach der Geburt ihres zweiten Kindes, nach São Paulo in eine Klinik, um sich das Schwangerschaftsfett absaugen zu lassen. Während der Narkotisierung erlitt sie einen Herzstillstand. Sie schwebte mehrere Tage in Lebensgefahr.

In den Wochen vor dem Karneval, der größten Party der Welt, bricht vor allem in Rio ein regelrechtes Schönheitschirurgiefieber aus. Da wollen alle Frauen bella figura machen, aber sicher nicht so extrem wie Angela Bismarchi, Jahrgang 1973. Es gibt ein vielsagendes Zitat von ihr: »Diese Woche habe ich an Karneval gedacht und mir schnell noch etwas Botox ins Gesicht spritzen lassen. Und kürzlich habe ich noch mal 355 Milliliter Silikon in meinem Busen nachgelegt. Schließlich will man im Karneval ja gut aussehen.« Ihre »extreme Schönheit«, so sagte sie, habe sie vor allem ihrem Mann zu verdanken, dem Schönheitschirurgen Ox Bismarchi, der die Grundsteine für Angelas Attraktivität gelegt hat. Sie war seine lebende Litfaßsäule, die bis 2002 weit über zehn Eingriff hinter sich hatte. Doch dann war erst mal Schluss: Am 2. Dezember 2002 wurde Ox Bismarchi erschossen. Angela fand rasch Ersatz. Bis zum Karneval 2009 hatte sie 42 Schönheitsoperationen hinter sich, zuletzt ließ sie sich hauchfeine Nylondrähte in die Augenlider machen, damit »mein Aussehen etwas Asiatisches hat«. Mit dieser Menge an Schönheits-OPs nimmt sie Platz zwei in der Weltrangliste ein, hinter der Amerikanerin Cindy Jackson.

Kolumbien
»Sin tetas no hay paraiso«, heißt der Titel eines Films des kolumbianischen TV-Senders Caracol. Das heißt sinngemäß: Ohne Brüste gibt's kein Paradies. Erzählt wird die Geschichte eines armen Mädchens, das das Herz eines skrupellosen reichen Mannes, der seine Millionen mit Rauschgifthandel verdient, gewinnen will. Sie greift zu einem Mittel, das sie garantiert weiterbringt: Sie lässt sich die Brüste vergrößern. Das tut mittlerweile fast jede Frau in den Städten Bogotá, Cali und vor allem in der Millionenmetropole Medellín. Ob im Fernsehen, auf Werbeplakaten oder in der Wirklichkeit – kleine, niedliche oder ganz normal proportionierte Busen sind in Kolumbien kaum noch zu sehen. Das ist keine Sache von Evolution oder Ernährung, vielmehr können wir hier von einem neuen Silikonkartell sprechen.

Allein in Medellín legen sich jährlich über 100 000 Frauen unters Messer, um ihre Oberweite zu vergrößern. Es gibt kaum eine Schauspielerin, Sängerin und TV-Moderatorin, die nicht mit vergrößerten Brüsten durchs Leben stolziert. Und andere Berufsgruppen stehen hier nicht zurück: Ob Anwältin, Lehrerin, Kosmetikerin, Studentin, Krankenschwester oder Hausfrau – die Kolumbianerinnen gehen zum Schönheitschirurgen wie zum Friseur oder Zahnarzt. Im weiblichen Konkurrenzkampf ist die gut präparierte Brust offenbar die wirkungsvollste Waffe. Die »Financial Times Deutschland« zitiert eine 23-jährige Verwaltungsangestellte aus Medellín, die ihren Jahresurlaub für die lang ersehnte OP opferte: »Fast alle meine Freundinnen haben sich operieren lassen. Jetzt gehöre ich auch dazu.« Ihre gesamten Ersparnisse gingen dabei drauf, und obwohl sie noch große Schmerzen hatte, sagte sie: »Das ist es mir wert. Ich wollte das schon immer machen lassen, weil ich mich einfach so besser fühle.«

Gesteuert wird dieser wahnwitzige Schönheitsboom in erster Linie von den Medien des lateinamerikanischen Landes. Im Fernsehen gibt es kaum noch unoperierte Frauen zu sehen, in den Magazinen und Zeitungen ebenfalls nicht. Ein TV-Manager sagte in der Zeitung »El Tiempo«: »Wer nichts in der Bluse hat, kommt auch nicht auf den Bildschirm.« So entstand ein regelrechter Atombusenkult, bei dem die Frauen Kolumbiens fast jeden verfügbaren Peso in ihren Körper investieren. Davon profitieren zahllose Clinicas Esteticas, Hunderte allein in Medellín, wo rund um die Uhr operiert wird. Das TV ist voller Werbespots dieser Schönheitskliniken, die Tageszeitungen sind mit Anzeigen für vergrößerte Brüste regelrecht vollgepumpt, und die Schönheitschirurgen tauchen in den Klatsch- und Societyspalten als die neuen Stars des Jetset zwischen Kokainkönigen und ihren chirurgisch aufgebrezelten Begleiterinnen auf. Mittlerweile hat der kolumbianische Silikonwahn auch einen Touristenboom ausgelöst. Frauen aus Nordamerika und Mexiko pilgern für eine fülligere Körbchengröße scharenweise nach Medellín, Bogotá und Cali. Sie werden vor allem von den Preisen angelockt. Die runderneuerte Silikonoberweite gibt's bereits ab 2000 Dollar.

Eigentlicher Auslöser dieser kollektiven Tittomanie ist der berüchtigtste Wirtschaftszweig Kolumbiens, der Kokainhandel. Der 1993 erschossene Drogenbaron Pablo Escobar umgab sich gern mit den vollbusigen Schönheiten des Landes. Wenn die Damen in der Oberweite nicht ganz seinen Ansprüchen genügen konnten, ließ Escobar nachhelfen: Er spendierte großzügig OPs beim Schönheitschirurgen. Seine Nachfolger, die Kokainbonzen von heute, haben diese Manie übernommen und perfektioniert. Sie schicken ihre Gespielinnen gleich zum Doktor, ein Gebaren, das ich auch von einigen männlichen Bekanntheiten in Deutschland kenne. Da gibt es einige Musikstars und bekannte Sportler, die ihren Frauen beziehungsweise Freundinnen zu Weihnachten oder zum Geburtstag neue Brüste schenken.

Argentinien
Der selbstverliebte Körperkult dieses südamerikanischen Landes hat für mich Formen der Massenhysterie angenommen. Die wird befeuert von zahlreichen Idolen mit Vorbildfunktionen. Models, TV-Stars, Schauspielerinnen sind nicht unter dem allgemein gültigen Körbchenmaß 75 C zu sehen. Die Präsidentin des Landes, Cristina Fernández de Kirchner, präsentiert sich den TV-Kameras derart körperlich aufgepolstert und aufgeblasen, dass der Schluss, sie war beim Schönheitschirurgen, nicht fernliegt. Auch Carlos Menem, einer ihrer Vorgänger, ließ sich vermutlich liften und witzelte kurz nach der Operation über sein geschwollenes Gesicht, eine Wespe habe ihn gestochen. Diese Aussage entwickelte sich zum Bonmot in einem flächendeckenden PR-Feldzug für Schönheitsoperationen. Die unmissverständliche Botschaft: kein Erfolg ohne einen vollkommenen Körper. Vor allem seien üppige Brüste eine Grundvoraussetzung für den Erfolg von Frauen. Als der bereits erwähnte und auch in Argentinien viel beachtete kolumbianische Film »Sin tetas no hay paraiso« gezeigt wurde, hatte die Kampagne ihren Höhepunkt erreicht. Seitdem ist das traditionelle Land des Tangos und der eleganten Frauen im ordinären Silikonfieber.

»Dieser Körperkult ist für viele zum Lebensinhalt geworden«, sagt ein Chefarzt für plastische Chirurgie in Buenos Aires. Schon fünfzehnjährige Mädchen lassen sich operieren. Klubs und Diskotheken, die früher bei ihren Tombola-Veranstaltungen Autos und Motorräder verlosten, bieten nun Gutscheine für Schönheitsoperationen an – und als Hauptgewinn ein Brustimplantat. Die »Frankfurter Allgemeine Zeitung« berichtete, dass ein Regionalpolitiker in der Provinz La Rioja, dem Stammland des Expräsidenten Carlos Menem, eine Brustoperation als Belohnung für finanzielle Unterstützung im Wahlkampf ausgesetzt hatte. Und bei der Tombola des führenden Golfklubs von La Rioja zog ein männlicher Gewinner als Hauptpreis den Gutschein für eine neue Plastikbrust. Er schenkte ihn großzügig seiner Freundin.

Der Hauptgrund für diesen Boom in Argentinien sind die günstigen Preise. Eingriffe sind schon ab 1000 Dollar zu haben. Das niedrige Preisniveau treibt Hunderttausende von argentinischen Mädchen und Frauen in die einschlägigen Kliniken und zieht auch immer mehr Ausländerinnen an, die zudem vom günstigen Peso-Wechselkurs angelockt werden. Eine weitere Zahl verdeutlicht den Schönheitswahn in Argentinien: Die Zahl der Ärzte, die sich für eine Ausbildung in plastischer Chirurgie entschieden haben, hat sich in den letzten Jahren verdreifacht. Das ist für die Patientinnen und Patienten keine Qualitätsgarantie. Es wird immer häufiger gepfuscht. Mittlerweile dienen von hundert Operationen fünfzig dazu, die Fehler früherer Eingriffe zu beheben. Leider ist das nicht immer möglich. Eine 22-jährige Patientin ist in Córdoba nach einer Nasenoperation nicht mehr aus der Narkose aufgewacht. Sie liegt seitdem im Koma. Eine 35-jährige Auslandsargentinierin, die in Spanien lebte und in ihre Heimat zurückkehrte, um sich die Brüste vergrößern zu lassen, starb (ebenfalls in Córdoba) während des Eingriffs.

Mittlerer Osten

Zu den gängigen Klischees über Araber gehört eines, das spezielle Äußerlichkeiten anspricht: Man sagt ihnen eine scharf geschnittene Nase mit kühnem Schwung nach. Manche Frauen und Männer im Mittleren Osten möchten diesem Bild nicht mehr entsprechen. In Dubai, aber auch in Teheran gewinnen deshalb Schönheitsoperationen an Bedeutung – selbst in einer Stadt, die zu den gefährlichsten der Welt zählt: Bagdad. Plastische Chirurgen sind dort, so sollte man meinen, im unermüdlichen Einsatz, um Menschen, die von Bomben, Granatsplittern und anderem Kriegsgerät entstellt wurden, wiederherzustellen, so weit es eben geht. Die französische Presseagentur AFP zitiert einen irakischen Chirurgen, der sagt: »Es ist merkwürdig, wie gegensätzlich meine Patienten sind. Die einen sind gezwungen, das reparieren zu lassen, was andere Menschen ihnen angetan haben. Die anderen kommen, um mit Hilfe der Chirurgie ihre Wünsche und Träume verwirklichen zu lassen.« Der Arzt spricht von einem Zulauf von Frauen, die einfach nur besser aussehen wollen – mit gerader Nase und einer größeren Brust.

Das ist in einer konservativen Stadt wie Bagdad nicht einfach. Zwar verbietet der Islam die ästhetische Chirurgie nicht grundsätzlich. Doch dürfen männliche Ärzte ihren Blick nicht auf den weiblichen Körper richten, Brust und Bauch sind tabu. Bleibt also nur das Gesicht; und da können die Kollegen in Bagdad in der Tat heute von wesentlich mehr Patienten berichten, auch von männlichen, die sich die Nase haben begradigen lassen. Es soll auch Mediziner geben, die Frauen Brustimplantate einsetzen. Und AFB schrieb im September 2008 über eine 45-jährige Mutter von zwei Kindern, die sich öffentlich zu einer Fettabsaugung an Bauch und Po für umgerechnet 1300 Euro bekannte. Freilich können diese Patientinnen solche Erfolgserlebnisse nicht in der Öffentlichkeit genießen. Sie dürfen sich nur verschleiert außer Haus begeben. Das verschönerte Aussehen kommt nur dem Spiegelbild zugute – und dem Ehemann.

Thailand
Manchmal kann Kauderwelsch verräterisch sein, so wie dieser verstümmelte und gestammelte Internettext von »Cosmedic Jetaways – Worldclass Cosmetic Surgery Thailand«: »Stellen Sie sich eine kosmetische Operation wieder Urlaub, Geist & Seele Schönheit an einem sicheren Ort, an dem Patienten revitalisieren und zu verfeinern, ihren Körper in die Privatsphäre und Luxus. Eine kosmetische Chirurgie Recovery-Prozess in Verbindung mit weiße Sandstrände, fantastische Küche, ganzjährigen Sonnenschein und traditionellen Thailand Massage oder Spa, um die kosmetische Chirurgie Heilungsprozess. Und was ist, wenn die tatsächlichen Kosten für die kosmetische Chirurgie und Urlaub Ihrer Träume immer noch Kosten von mindestens 50% billiger als kosmetische Operation wieder nach Hause?« So wirbt eine Agentur um Kunden. Die sollten allein durch diesen Text gewarnt sein: Nach dem Sextourismus hat dieses zauberhafte Land der Virus einer neuen, ebenso fragwürdigen Form des Fremdenverkehrs befallen: Pauschalreisen zu sogenannten Schönheitskliniken. Dort wird operiert auf Teufel komm raus! Neben Geschlechtsumwandlung auch sämtliche Formen der Schönheitschirurgie, wobei mir nicht ganz klar ist, wer dort das Skalpell in den Fingern hält – ein ausgebildeter Arzt oder ein Medizinmann mit der Erfahrung eines Schwarzschlachters.

Manchmal wird auf eine haarsträubende Weise improvisiert; hierzulande würde man so etwas als versuchten Totschlag ahnden. Zu mir kommen jede Menge Patientinnen, die in Übersee verpfuscht wurden. Es war ja so billig dort. An einen Fall von beispiellosem Pfusch kann ich mich besonders gut erinnern. Eine junge Frau klagte in meiner Sprechstunde über Entzündungen und Schmerzen in der Brust. Sie sagte mir, dass ihr in Thailand größere Implantate eingesetzt worden seien. Als wir uns im OP an die Arbeit machten, um der Patientin zu helfen, holten wir statt Silikon eine Art Badeschwamm aus ihrem Busen. Eine andere Patientin ließ sich in Bangkok unterspritzen. Doch das Silikon verwuchs mit der Haut und entstellte ihr Gesicht. So etwas sind keine Leichtsinnsfehler, sondern pure, kühle Absicht: Da wird im Extremfall sogar der Tod der Patientin in Kauf genommen. Oder es war ein Schamane am Werk, der es einfach nicht besser wusste. Manchmal kann BILLIG das Leben kosten.

Südafrika
Eine Sache des Preises ist meist auch die Schönheitsreise nach Südafrika – ein neuer Trend, ein verlockender dazu. Man macht Urlaub in einem der schönsten Länder der Welt, und man kommt schön, verjüngt und gebräunt wieder nach Hause, ohne Schwellungen oder Sonstiges im Gesicht und am Körper. Dabei hat Südafrika, das sich in dieser Beziehung einen Konkurrenzkampf mit Thailand, Indien, Malaysia, Brasilien und Costa Rica liefert, sicherlich einen wesentlich höheren medizinischen und klinischen Standard als die meisten asiatischen und südamerikanischen Länder und auch als die Länder des ehemaligen Ostblocks. Brüste gestrafft, Fett abgesaugt, Nase korrigiert und danach zur Besichtigungstour bei Löwen, Elefanten und Giraffen – das hat schon was.

»Es gibt immer mehr Medizinsafaris dank der südafrikanischen Privatkliniken. Und ihre Qualität ist genauso hoch wie die von Krankenhäusern in Europa«, sagt die Inhaberin der Agentur »Chirurgie und Safari«. Preisbeispiel: Eine Pauschalreise mit Bauchstraffung, Nasenkorrektur und Beseitigung der Schlupflider mit anschließender Unterbringung in einem Luxushotel inklusive Flug für umgerechnet knapp 12 000 Euro, das ist sehr viel günstiger als eine vergleichbare Behandlung mit Unterbringung in Deutschland. Die französische Nachrichtenagentur Agence France Press (AFP) zitiert besagte Chefin von »Chirurgie und Safari« wie folgt: »Viele Europäer entscheiden sich für Fünf-Sterne-Luxuslodges, wo sie wilde Tiere beobachten oder in den Weingärten der Kapregion lustwandeln und dabei die afrikanische Sonne genießen können, während sie sich von der Operation erholen.« Keine geschwätzige Nachbarin oder missgünstige Kollegin sieht die Blutergüsse im Gesicht oder die rot leuchtenden Narben. Erst wenn alles hübsch verheilt ist, steigt die Patientin gut erholt ins Flugzeug und kehrt in neuer Schönheit nach Hause zurück.

Trotz all dieser sicherlich verlockenden Vorteile habe ich grundsätzliche Bedenken: Zum einen sehe ich das südafrikanische Gesundheitswesen durch die wachsende Zahl der Schönheitsfarmen gefährdet. Für die meisten Ärzte und Krankenschwestern sind die Jobs in den Privatkliniken sehr verlockend; mit reichen Patienten überwiegend aus England, Deutschland, Kanada, den Niederlanden und Australien lässt sich eben mehr Geld verdienen als mit armen Südafrikanern. Die Befürchtung, dass der Run auf die Schönheitslodges zu erheblichen personellen Engpässen und Notlagen in den öffentlichen Krankenhäusern Südafrikas führt, ist nicht von der Hand zu weisen. Andererseits sehe ich auch die Gefahr, dass Ärzte ohne die entsprechende chirurgische Qualifikation vom Schönheitsbusiness angelockt werden und somit die notwendigen Sicherheitsstandards untergraben – ein kaum kalkulierbares Risiko.

Japan
Im Land der aufgehenden Sonne profitiert die Schönheitschirurgie vom globalisierten Schönheitsideal. Immer mehr Japanerinnen wollen größere und rundere Augen, eine größere Nase mit mehr Profil, mehr Busen, mehr Kinn und schlankere Wangen. Bereits gegen Ende des 19. Jahrhunderts gab es in Japan über dreißig unterschiedliche Verfahren für die ästhetische Augenlidchirurgie. Doch erst seit etwa zwanzig Jahren haben die Schönheitsoperationen explosionsartig zugenommen. Die Preise entsprechen denen in Deutschland und liegen gelegentlich noch darüber. So gibt es für deutsche Schönheitstouristinnen kaum einen Anreiz, nach Japan zu reisen.

Meist sind es Ästhetiksalons, die den Frauen einen neuen, prowestlichen Liebreiz verleihen, was von den herkömmlichen Medizinern des Landes oft mit Misstrauen wahrgenommen wird. Japanische Frauen gehen zum Schönheitschirurgen, um ihre asiatische Erscheinung zu verändern – überwiegend aus beruflichen Gründen. Sie glauben, mit einem westlichen Äußeren habe man bessere Aussichten auf beruflichen Erfolg. Ich habe von einer jungen Frau gehört, die sich operieren ließ, weil sie sich in Tokio als Empfangsdame bewerben wollte. Nach der OP bekam sie tatsächlich die Stelle. Sie war rein optisch eine andere Frau geworden, aber sie dachte und empfand nach wie vor wie eine Japanerin. Wie soll so eine Widersprüchlichkeit auf Dauer gut gehen?

Inzwischen ist es Brauch geworden, dass Eltern ihren minderjährigen Mädchen eine Schönheitsoperation schenken, um ihnen bessere Aussichten in der Schule und Hochschule wie auch im Berufsleben mitzugeben. Da kommen Mütter mit makellosen fünfzehnjährigen Töchtern; sie glauben wirklich, dass die Mädchen mit zu kleinen Augen und einer flachen Nase behindert sind. Und die Kinder bestehen in der Regel auf diesen Eingriffen, weil sie sich eine fast schon hysterische Abneigung gegen ihr japanisches Aussehen einreden und einreden lassen. Mit jedem Schnitt wird die eigene Identität verletzt und zerstört, bis nichts mehr übrig bleibt als das Abziehbild eines westlichen Modediktats, Trends, die morgen schon völlig anders aussehen können.

China
Für das gewaltig aufstrebende Reich der Mitte gilt das Gleiche wie für Japan: Das westliche Schönheitsideal dominiert in einem Land, das die ungeahnten Möglichkeiten des westlichen Kapitalismus verinnerlicht hat. Schönheitsoperationen an Augen, Nase, Brust und Beinen gelten mittlerweile schon als Statussymbol, für das sich niemand schämt. Im Gegenteil: Sie sind ein Zeichen neu gewonnenen Wohlstands oder gar Reichtums; und man zeigt gern, dass man nicht mehr aussieht wie ein Chinese. Die neue Hülle soll einen erfolgreicheren und besseren Menschen darstellen, einen, der mit der Zeit geht – eine Verleugnung der eigenen Kultur. Mit der Verwest-

lichung von Gesicht und Figur wagt man sich nicht nur an Augen-, Nasen- und Brustvergrößerungen, sondern auch an die hoch komplizierte, langwierige und häufig sehr schmerzhafte Verlängerung von Beinen. Im Gegensatz zu Japan werden diese Eingriffe oft sehr stümperhaft durchgeführt. Überall schießen sogenannte Schönheitssalons wie Pilze aus dem Boden. Sie versprechen ihrer leichtgläubigen Kundschaft »billige Chirurgie«, oft sogar ohne Klinikaufenthalt, ohne Narben und Nachwirkungen. Die Folge sind zum Teil grauenhafte Verstümmelungen, unter denen die Patienten manchmal ihr Leben lang zu leiden haben. Eine Ärztedelegation aus Peking besuchte deshalb aus Informationsgründen Deutschland – und war begeistert von meiner Arbeit an der Bodenseeklinik: Ich hatte einen speziellen Silikonspann für die asiatische Plattnase entwickelt. Bei diesem Verfahren kann ich in zwanzig Minuten und mit örtlicher Betäubung eine Chinesennase zu einer europäischen Nase »umbauen«.

Vietnam
Nasenoperation für umgerechnet hundert Euro, ein rundes, westliches Augenpaar für vierzig Euro – mit solchen Preisen wurde auch in Vietnam ein neuer Schönheitsboom entfacht. In Ho-Chi-Minh-Stadt, dem früheren Saigon, in dem bis zum Abzug der Amerikaner 1975 zahlreiche Ärzte Augen, Nasen und Brüste vergrößerten, und in Hanoi buhlen etliche Etablissements um Kundschaft, die man eigentlich nicht Patienten nennen kann, denn das sind sie erst hinterher. Die meisten Salons haben die Fassade eines Friseurgeschäfts, in denen Laienchirurgen herumdoktern. Seltsamerweise sind es überwiegend Männer, die dort ihre Gesundheit aufs Spiel setzen. Sie lassen sich die Augen, die Nase und das Kinn vergrößern, bisweilen sogar die Brust, um muskulöser zu wirken. Kollegen berichteten mir, dass fast alle jüngeren Schauspieler des Landes in so einer Schönheitsklitsche waren. Vermutlich sind vietnamesische Frauen vernünftiger als die sogenannte Krone der Schöpfung.

Fazit: Ich glaube, dass Patienten für eine Schönheitsoperation am besten in deutschsprachigen Ländern aufgehoben sind.

10. Sinn, Unsinn und Wahnsinn der Schönheitschirurgie

»Natürliche Schönheit ja – Schönheitswahn nein!«
Werner Mang

Fundamentalistische Gegner der modernen Schönheitschirurgie verteufeln diese Sparte der Medizin ohne Wenn und Aber: Die Chirurgen werden als geldgierige und skrupellose moderne Frankensteins dargestellt, ihre Patienten als verunstaltete Monster. Das ist ausgemachter Quatsch und eine fast hasserfüllte Diffamierung unserer Arbeit. Verantwortungsbewusste Schönheitschirurgen haben durch korrigierende Eingriffe die Lebenssituation von Millionen Menschen entscheidend verbessert. Daran darf überhaupt kein Zweifel bestehen. Diese Kollegen arbeiten ausschließlich zum Wohl ihrer Patienten; unnötige, sinnlose oder gar entstellende Operationen lehnen sie strikt ab, selbst wenn der/die Patient/in sie auf eigene Verantwortung wünscht. Es besteht aber leider auch kein Zweifel daran, dass es Schönheitschirurgen gibt, die dieses Verantwortungsbewusstsein nicht besitzen. Die (fast) alles machen, was technisch und medizinisch machbar ist. Ich verurteile solche Mediziner, die ich nicht als Kollegen bezeichnen möchte, auf das Schärfste. Die Öffentlichkeit muss unbedingt wissen, welches Spektrum unsere, teilweise immer noch geheimnisumwitterte, Branche hat. Deshalb halte ich eine Kategorisierung der Schönheitschirurgie in sinnvoll, unsinnig und wahnsinnig, wie im Folgenden aufgeführt, zur Aufklärung für unabdingbar, damit jede(r) weiß, was sie/ihn beim ästhetischen Chirurgen erwartet.

SINNVOLL
Zunächst einmal: Alles, was so natürlich wie möglich aussieht, macht Sinn. Das ist zumindest meine Devise. Ich will Menschen

sinnvoll verschönern, das heißt, sie sollen sich hinterher wohlfühlen und objektiv betrachtet besser aussehen. Gesundheitliche Risiken dürfen dabei nicht in Kauf genommen werden, auch keine Veränderungen der körperlichen Proportionen und damit der Persönlichkeit der Patienten. Sinnvoll ist also das Beheben von körperlichen Defiziten, unter denen die Patienten leiden. Und das wären: Korrektur einer Höckernase (wie etwa die gelungene Operation oder wundersame Verschönerung von Spaniens Prinzessin Letizia), eines fliehenden Kinns, von abstehenden Ohren (vor allem bei Jugendlichen und Kindern), ebenso eine maßvolle Brustvergrößerung, -straffung oder -verkleinerung, ein maßvolles Facelifting, das Beseitigen von Krähenfüßen, Schlupflidern, Falten am Hals und der sogenannten Reiterhose (breites Gesäß, schlanke Beine) und kontrolliertes Fettabsaugen (wenn keine Diät mehr hilft); meinetwegen auch Haartransplantationen bei Männern, die Entfernung lästiger Behaarung durch Lasertechnik oder eine Hautverjüngung mit Hyaluronsäureinjektionen. Eine weitere sinnvolle Maßnahme ist die maßvolle Brustvergrößerung bei jungen Frauen, die darunter leiden, dass sie kaum oder nur sehr wenig Busen haben. Hier verbessert eine Operation deutlich die Lebensqualität, wie beispielsweise bei Kimberly Stewart, der Tochter des Altrockers Rod Stewart. Sie ließ sich mit Anfang zwanzig in Hollywood den Busen mit Implantaten vergrößern. Hinterher sagte ihr Vater: »Sie hat jetzt ein schönes Paar Brüste. Daran ist nichts falsch. Ich nehme an, das ist gut für das Selbstbewusstsein von jungen Frauen.«

In jüngster Zeit kommen immer mehr Frauen in meine Sprechstunden und wollen sich im Intimbereich die Schamlippen verkleinern lassen. Das ist ein aktuelles Trendthema, ob es nun durch Erotikfilme oder durch Frauengespräche aufgekommen ist. Das neue Schönheitsideal lautet: Die inneren Schamlippen sollen von den äußeren verdeckt werden. Das ist oft nicht der Fall. Diese Eingriffe werden häufig von Feministinnen und Frauenverbänden als eine moderne Form der Beschneidung von Frauen verurteilt. Ich sehe das nicht so dramatisch. Mit dem Modetrend, sich die Schamhaare zu rasieren, kommen die vergrößerten inneren Schamlippen wesentlich deutlicher zum Vorschein. Viele Frauen stört das sehr. Bei der simplen Operation werden die inneren Schamlippen so verkleinert, dass sie bündig mit den äußeren sind und die gesamte Schamregion wieder jung aussieht. Der Eingriff wird unter Narkose ausgeführt und dauert etwa eine Stunde. Nach drei Wochen sind die Wunden verheilt, sofern die Patientinnen zuverlässig mit Sitzbädern und Salben nachbehandeln. Tatsächlich haben Frauen mit vergrößerten Schamlippen Probleme beim Tragen von Hosen, beim Sport und auch beim Sex. Durch den Eingriff, der zwischen 2000 und 3000 Euro kostet, erhoffen sich die Patientinnen ein höheres Selbstwertgefühl, besseren Sex und damit mehr Lebensqualität. Natürlich sind vergrößerte Schamlippen keine direkte Behinderung, doch wenn es der Patientin nach dem Eingriff definitiv besser geht, warum also nicht?!

Ein weiterer Punkt von sinnvoller Verschönerung wird künftig die Alterschirurgie sein (siehe auch das Kapitel »Alterschirurgie«, Seite 168). Sie wird so selbstverständlich zu unserem Alltag gehören wie künstliche Hüft- und Kniegelenke oder Zähne, weil sie durch das Anpassen der äußeren Fitness an die innere das Leben und den Lebensstandard von Frauen und Männern jenseits der sechzig eindeutig verbessert.

UNSINNIG

Zunächst einmal möchte ich vorausschicken, dass ich alles, was nicht natürlich aussieht, für überflüssig und damit auch für unsinnig halte. Dazu gehören nun mal der hemmungslose Einsatz von Botox, der das Gesicht starr und maskenhaft macht; diese entsetzlichen Schlauchbootlippen, die jedes Gesicht entstellen; die Megabrüste, die manche Frauen wie aufgepumpt erscheinen lassen. Aber es gibt noch weitere Eingriffe, die exotisch, aber nicht erschreckend erscheinen. Trotzdem lehne ich sie kategorisch ab. Und das sind bei Männern Penisverdickungen und -verlängerungen, deren Wirksamkeit ich bezweifle. Wenn an mich so ein Wunsch herangetragen wird, schicke ich den Patienten zum Psychologen, der mit ihm klären kann, ob das Teil zwischen den Beinen wirklich das beste und wichtigste Stück des Mannes ist. Komischerweise habe ich noch nie erlebt, dass von mir jemand eine Penisverkürzung verlangt hat.

Manche Herren wünschen sich Silikonbrüste, um herkulisch

auszusehen. So was mache ich auch nicht; die schicke ich ebenfalls zum Psychologen oder ins Fitness-Studio. Beliebt sind bei Männern auch künstliche Sixpackbäuche (mit Silikoneinlagen). Geht bei mir ebenfalls nicht. Manchmal glaube ich, dass ich im verkehrten Film bin. Da kommen tatsächlich Männer (meist Italiener) und wollen sich künstliche Wadenpolster einsetzen lassen, damit sie etwa beim Münchner Oktoberfest muskulöser und männlicher wirken. Selbstverständlich lehne ich so etwas als unsinnig ab.

Bei den Frauen erlebe ich täglich den Unsinn der gesamten amerikanischen Schönheitschirurgie. Ich meine nicht die Hardcoresünden wie das Rippenentfernen, das ich für Wahnsinn halte. So etwas zählt für mich zu den Todsünden der Schönheitschirurgie, doch davon später. Aber auch die lässlichen Sünden bereiten uns genügend Sorgen. Zu mir kommen jede Menge Patientinnen, die in den USA waren und nun von mir wieder »repariert« werden wollen. Auch die Öffentlichkeit kennt die entsprechenden Fotos von Prominenten; da weiß sofort jeder Bescheid und fragt sich, wie diese Menschen mit solchen OP-Ergebnissen leben können. Zum Beispiel Donatella Versace, deren gesamtes Gesicht meiner Meinung nach mit Silikon unterspritzt und die Wangen stark unterfüttert wurden. Außerdem glaube ich, dass der Operateur an ihrer Nase zu viel Knorpel weggenommen hat, dadurch hängt sie stark nach unten, was sicher ihre Atmung einschränkt.

Es gibt zahllose Beispiele, wie Frauen verhunzt und damit entstellt wurden. Priscilla Presley etwa war eine höchst attraktive Frau, jetzt nennt man sie die »Totenmaske von Hollywood«. Sie wirkt starr, und ihre Püppchenwangen reichen bis zum Mundwinkel. Vermutlich wurde das ganze Gesicht mit Silikon und Botox unterspritzt.

Zu den Unsinnigkeiten der Schönheitschirurgie gehört das Implantieren von künstlichen Gesäßpolstern, damit die Patientin einen Po wie Jennifer Lopez bekommt. Das ist ausgemachter Blödsinn und bereitet nur Schwierigkeiten und Schmerzen beim Sitzen. Ich lehne auch die Rekonstruktion von Jungfernhäutchen ab, wie es häufig junge Frauen aus dem asiatischen und arabischen Raum aus kulturellen und religiösen Gründen von Schönheitschirurgen fordern.

Eine bedenkliche Form der Schönheitschirurgie, die für mich schon auf einer Zwischenstufe zum Wahnsinn steht, wird in Madrid praktiziert. Dort manipuliert man die Körpergröße, das heißt, die Kopfhöhe wird verlängert. In einer neunzigminütigen Operation wird ein Silikonkissen zwischen Kopfhaut und Schädel geschoben, wodurch man bis zu fünf Zentimeter mehr an Körperlänge gewinnt. Dabei wird natürlich die Kopfform verändert und teilweise entstellt. Ich glaube, dass bei so einem Eingriff der Schaden größer ist als der Nutzen.

WAHNSINN

Wie etliche Dinge in der modernen Schönheitschirurgie mutet die Verlängerung von Menschen an wie ein Horrorstück aus dem Kabinett des Doktor Frankenstein. Dabei gibt es durchaus gute und seriöse Gründe, solche komplizierten Eingriffe vorzunehmen, etwa wenn junge Menschen unter extremer Kleinwüchsigkeit leiden, von Geburt an oder durch einen Unfall unterschiedliche Beinlängen oder verkrümmte und verkrüppelte Gliedmaßen haben. Unter solchen Voraussetzungen macht eine Beinverlängerung Sinn, um dem Patienten ein besseres, menschenwürdigeres Leben zu ermöglichen. Entwickelt wurde das Verfahren vom russischen Kollegen und Orthopäden Gavril Ilisarow (1921–1992), der mittlerweile in Fachkreisen den Beinamen »Frankenstein von Sibirien« hat. Übrigens zu Unrecht, wie ich meine, denn Dr. Ilisarow wollte Menschen mit Geburtsfehlern oder Unfallschäden helfen; mit Sicherheit hat er dabei nicht an verrückte Schönheitsoperationen gedacht; er hat sie sogar abgelehnt.

Knochen brechen, um schöne, lange Beine zu bekommen

Wie dem auch sei: In der russischen Stadt Kurgan im Südwesten Sibiriens lassen sich immer mehr junge Frauen aus Russland und in jüngster Zeit auch aus China die Beine verlängern, um endlich Modellmaß zu erreichen – und damit angeblich bessere Chancen in Liebe und Beruf zu haben. Dafür nehmen sie eine langwierige und schmerzhafte Tortur auf sich – für »Beine aus Kurgan«, die mittlerweile nicht nur in Russland zu einem festen Begriff geworden sind.

Angewendet wird in den meisten Fällen die Methode nach Dr. Ilisarow: Zuerst wird den Patientinnen der Unterschenkelknochen gebrochen. Dann müssen sie ein halbes Jahr lang eine Edelstahlkonstruktion (Ringfixateur) tragen, bei der durch Drehen von Schrauben, die durch offene Wunden in Haut und Fleisch bis in den Knochen gehen, der Spalt zwischen den Bruchstellen vergrößert wird. So werden die beiden Knochenteile zum Zusammenwachsen angeregt. Wird dieser Spalt ständig vergrößert, entsteht in der Lücke mehr Knochenmasse. Bis zu fünfzehn Zentimeter mehr können so gewonnen werden. Ich glaube, dass sich jeder Laie die Schmerzen gut vorstellen kann, die ein solches Verfahren mit sich bringt.

Nicht nur Frauen wollen sich auf diese Art verschönern; verbürgt ist auch der Fall eines Mannes, der sich dieser Prozedur unterzog: Laut Arnold Popkow, Vizedirektor an der Ilisarow-Klinik in Kurgan, handelte es sich dabei um einen kleinwüchsigen arabischen Offizier, der darunter litt, dass er bei Militärparaden nicht so richtig wahrgenommen wurde. Er wurde in Sibirien um zehn Zentimeter vergrößert. Inzwischen gilt die Klinik am Ural auch als Ausbildungszentrum für Chirurgen aus Asien, vornehmlich aus China, Japan und Korea, die dann zu Hause nach der Ilisarow-Methode die Vergrößerungswünsche von vielen Frauen erfüllen, obwohl vor solchen unnötigen Eingriffen immer wieder gewarnt wird. Das Problem dabei ist, dass nicht nur der Beinknochen, sondern auch Nerven, Sehnen und Muskeln verlängert werden müssen. Außerdem sind unschöne Proportionen, aber auch Entzündungen und Thrombosen die möglichen Folgen.

In Deutschland wurde an der Universitätsklinik Jena von Orthopäden ein schonenderes Verfahren entwickelt, bei dem mit einem implantierten, »intelligenten« Nagel bis zu acht Zentimeter neues Knochengewebe in drei Monaten gewonnen werden kann – schmerzfrei und ohne größere Narben. Der zu kurze Knochen wird durchtrennt, die Teile werden mit dem implantierten Nagel verbunden. Durch einen inneren Verlängerungsmechanismus dehnt sich der Nagel nach genauen Vorgaben immer weiter aus und sorgt so für einen ständigen Längengewinn bei dem operativ durchtrennten Knochen. Man kann einen Millimeter neuen Knochen pro Tag gewinnen, wie Professor Gunther Hofmann, Direktor der Klinik für Unfall-, Hand- und Wiederherstellungschirurgie am Universitätsklinikum Jena, öffentlich erklärte. Dieses Verfahren wird jedoch nur bei Unfallopfern, bei Patienten mit angeborenen Fehlbildungen und bei Schädigungen durch Knochentumore praktiziert. Ich bin überzeugt, dass es nur eine Frage der Zeit ist, bis diese Methode auch bei fragwürdigen Eingriffen in der Schönheitschirurgie angewendet wird.

Amanda Lepore: Warum ein Mensch künstlicher als eine Comicfigur wirkt

Ich glaube, dass die Schönheitschirurgie in den USA im Großen und Ganzen ein hässliches Geschäft ist – eine Art Wettbewerb des medizinischen Wahnsinns. Da werden Frauen die untersten Rippen rausgeschnitten, nur um ihre Taille noch um einen Tick zu verdünnen. Da operieren Chirurgen den Mittelfußknochen heraus, damit die Patientinnen noch höhere und schmalere high heels tragen können, ohne Rücksicht darauf, was für Konsequenzen diese schreckliche Verstümmelung der Füße haben kann. Und obendrein weiden sich Millionen von Amerikanern und Amerikanerinnen an absurden Formen der plastischen Chirurgie, wie der Boom von Websites über missglückte Schönheitsoperationen von Celebrities beweist. Besonders beliebt ist der »Jenseits-von-Gut-und-Böse«-Look. Dem widmet sich vor allem eine gewisse Tara, von der man nur den Vornamen kennt und weiß, dass sie Verwaltungsangestellte einer Internetfirma ist. Diese Tara steckt hinter der Website awfulplasticsurgery.com, was so viel wie schreckliche Schönheitschirurgie bedeutet. Erbarmungslos werden operierte und verunstaltete Stars und bekannte Persönlichkeiten auf Bildern und Videoclips gezeigt. Der Tonfall der dazugehörigen Kommentare hat den Charme einer Kreissäge, auch der Wahrheitsgehalt entspricht der mangelhaften Qualität mancher US-Chirurgen. So verbreitete Tara vor Jahren, dass Britney Spears sich die Brüste habe vergrößern lassen. In

Wahrheit war sie schwanger. Im Fall von Amanda Lepore stimmte jedoch jedes Komma. Welchen Beruf diese Dame ausübt, kann man nicht so ohne Weiteres sagen. In New York ist sie auf fast jeder Party zu sehen; es existieren auch Pin-up-Fotos von ihr, mit viel Geschmeide um Armgelenke und Hals und dollargroßen Glitzeruntersätzen auf den Brustwarzen.

Amanda Lepore ist eigentlich ein schmales, zartes Wesen mit wasserstoffblonden Locken, zu dem die mandelförmig verengten Augen, die aufgepolsterten Wangen, die Schlauchbootlippen sowie die prallen Brustkugeln nicht so richtig passen wollen. Und wenn sie spricht, hören wir eine Automatenstimme: blechern, etwas verzerrt – und tief. Das liegt daran, dass Amanda mal ein Mann war. Nach unzähligen Operationen war sie der Kultstar der amerikanischen Transsexuellenszene. Sie wollte immer schon wie eine Mischung aus Marilyn Monroe und dem Comicstar Jessica Rabbit aussehen, der Ehefrau des berühmten Cartoon-Hasen Roger Rabbit. Dafür ließ sie sich Brüste einbauen, die aus jedem Dekolleté springen, und die untersten Rippen entfernen, damit die Taille wespenhaft wird. Für eine zweite Marilyn Monroe hat es bislang nicht gereicht, obwohl diverse Ärzte noch daran arbeiten. Und als Jessica Rabbit geht Amanda Lepore auch (noch) nicht durch – weil sie selbst für eine Comicfigur viel zu künstlich wirkt.

**Jocelyn Wildenstein will wie eine Löwin sein –
und sieht zum Fürchten aus**

Wie ein Märchen mutet das Leben von Jocelyn Wildenstein, Jahrgang 1940, an, allerdings wie ein böses Märchen von einem verwunschenen Menschenkind. Allein ihr Anblick wäre als Schocktherapie gegen wahnwitzige Schönheitsoperationen geeignet, doch es wäre einfach zu billig und nicht gerecht, diese Frau für ihr Aussehen auch noch zu verhöhnen, obwohl sie alles freiwillig und auf ihr Geheiß mit sich geschehen ließ. Vielmehr gehören jene Ärzte verurteilt und an den Pranger gestellt, die diese New Yorkerin zu einem Wesen verschnitten haben, das einem in Fieberträumen erscheinen könnte. A real cat woman, eine richtige Katzenfrau, so nennt sich Jocelyn Wildenstein selbst. Sie könnte, ganz ohne Maskenbildner, eine tragende Rolle im Musical »König der Löwen« übernehmen: eine Zwittergestalt, halb Mensch, halb Tier. Sie trägt eine wüste Löwenmähne, ihre Augen sind zu schrägen Sehschlitzen verengt – als würde eine Löwin ihre Beute belauern. Die Nase ist flach und breit, der Mund aufgeschwollen, die Wangenpartie ebenso, das Gesicht ist mehr eine Grimasse als ein menschliches Antlitz. Viele weiden sich an dieser Erscheinung wie an der furchterregendsten Attraktionen einer Kuriositätenshow. Es spricht Bände über den dekadenten Zustand unserer besseren Gesellschaft, dass ausgerechnet diese Frau zu den Kultfiguren der Society zählt. Mehr noch: Sie gilt als neues Face von New York. Und wenn sie auf ihre bizarre Berühmtheit angesprochen wird, antwortet sie schon mal lachend: »Das ganze Leben ist extrem, ob in der Politik oder in der Schönheitschirurgie.«

Jocelyn Wildenstein kommt aus begüterten Verhältnissen. Geboren wurde sie in Lausanne (Schweiz) als Jocelynnys Dayannays da Silva Bezerra, Sproß einer Familie mit brasilianischen Vorfahren. Das Mädchen wuchs in exklusiven Zirkeln auf, wurde ausgebildet als Pilotin und Jägerin, die schon mal für ein Weekend zur Großwildjagd nach Kenia flog, zum riesigen Privatrevier inklusive Farm, einem Spielplatz für Milliardäre und ihren Nachwuchs. Dort lernte sie auch Alec Wildenstein kennen, Sohn von Daniel Wildenstein, des steinreichen und legendären Besitzers des gleichnamigen Kunsthandelimperiums. Die beiden verliebten sich ineinander und heirateten innerhalb eines Jahres in Las Vegas. Das Paar bekam zwei Kinder und wurde weniger durch berufliche Erfolge bekannt als durch einen extravaganten Lebensstil mit einem fünfstöckigen Stadthaus an der Park Avenue in New York, einer Wohnung in Paris, einem Haus in Lausanne, einer Villa in der Karibik und der Farm in Kenia. Jocelyn liebte Tiere; sie hatte immer fünf Greyhounds dabei und ihr Kapuzineräffchen, das sie auch auf Reisen im eigenen Privatjet begleitete.

Irgendwann kümmerte sich ihr Mann mehr um seine Geliebten als um die Ehefrau – und Jocelyn ging zum Schönheitschirurgen. Sie wollte aussehen wie eine Katze, koste es, was es wolle. Im Laufe der Jahre ließ die Societylady über vier Millionen Dollar bei diversen Ärzten, schöner wurde sie dadurch nicht, aber einmalig, auf eine erschreckende Weise. Möglicherweise wollte Jocelyn dadurch ihren Mann zurückgewinnen, denn der liebte Löwen und andere wilde Katzen. Wie ihm die Veränderungen seiner Frau ab fünfzig gefielen, dazu sagte er nichts. Er hatte etliche Affären, darunter mit einem russischen Model. Als ihn seine Frau zur Rede stellte, bedrohte er sie mit einer Pistole. Die Ehe wurde geschieden, 2008 starb Alec Wildenstein an Krebs, und die arme, reiche Löwenfrau, die so und nicht anders aussehen möchte und wohl auch nicht mehr kann, tigert durch das Partyleben von New York und anderen Hotspots des Jetsets. Dass sie nur bei Vollmond Ausgang hat, entspricht nicht der Wahrheit und ist ein böses Gerücht...

**Lollo Ferrari: Nach 22 Operationen starb sie
einsam in der Provence**

Niemand symbolisierte und personifizierte den Wahnsinn maßloser Schönheitschirurgie so wie die Französin Eve Geneviève Aline Valois, geboren 1968 in Clermont-Ferrand. Unter dem Künstlernamen Lollo Ferrari erlangte sie eine traurige Berühmtheit, von der man heute nicht mal so genau weiß, wie und warum sie überhaupt entstanden ist. Als Mädchen wuchs sie im französischen Atlantikbad La Baule auf; sie war dort wohl eine der Strandschönheiten, damals noch mit einigermaßen erträglichen Maßen. Mit zwanzig heiratete sie den fünfzehn Jahre älteren Eric Vigne, einen ehemaligen Schrotthändler. Eve Valois machte unter dem Namen Lollo Ferrari Karriere – als Tänzerin, Moderatorin, Schauspielerin, Pornodarstellerin und Sängerin. 1996 bekam sie wegen ihrer überdimensionalen Brüste einen Eintrag im französischen Guinnessbuch der Rekorde, 2003 auch einen in der amerikanischen Ausgabe. Aber da war sie schon drei Jahre lang tot.

Lollo Ferrari hatte sich insgesamt 22 plastischen Eingriffen unterzogen. Der Zeitung »Le Soir« sagte sie, sie habe nichts an sich ertragen können, was natürlich an ihr gewesen sei. Gesicht, Hals und immer wieder die Brüste wurden operiert, sodass sie am Ende einer albinoblonden Geisterbahnfigur mit monströsem Vorbau und Schlauchbootlippen ähnlicher sah als einer jungen Frau. Inwieweit Lollo Ferrari OP-süchtig oder eine von ihrem Mann Getriebene war, kann man heute nicht mehr sagen. Fest steht, dass sie auf internationalen Events wie ein Kultmonster rumgereicht wurde: etwa bei den Filmfestspielen in Cannes oder bei Boxkämpfen als Ringmädchen. 1995 wählte man sie zur europäischen Miss Busenkönigin, da hatte sie bereits eine künstliche Oberweite von 130 Zentimetern Umfang. Und über den Geschmack und Zynismus der Juroren möchte ich mich hier nicht weiter auslassen.

Ihre aufgeblasenen Attribute – von Brüsten kann wohl nicht mehr die Rede sein – waren der einschlägigen Szene jede Verkommenheit wert. Die Französin wurde sogar Sängerin, obwohl mir schleierhaft ist, wie man mit so einem Mund überhaupt singen kann. Ihre erste Platte hieß »Airbag Generation«. Dann brachte sie unter dem Namen Lollo Ferrari eine Unterwäschekollektion und eine aufblasbare Gummipuppe auf den Markt, wogegen der Sportwagenhersteller Ferrari wegen Verletzung des Markenrechts klagte, aber verlor.

Ich weiß nicht, wer diese Frau immer wieder operiert und sie letztendlich so grauenhaft umgestaltet hat. Und ich weiß auch nicht, ob sie beim Blick in den Spiegel entsetzt oder nur noch abgestumpft war. Zuletzt wollte dieses arme Wesen den Brustumfang auf 140 Zentimeter erweitern; ob sie dazu noch kam, entzieht sich meiner Kenntnis. Am 5. März 2000 wurde Lollo Ferrari in ihrer Wohnung in Grasse in der Provence tot aufgefunden. Die Obduktion deutete auf einen Tod durch Ersticken hin, die Ermittler gingen von einem Verbrechen aus. Ihr Mann Eric Vigne wurde verhaftet und später mangels Beweisen freigelassen. Die Todesursache ist nicht mehr präzise zu klären. Vignes Anwälte gehen davon aus, dass Lollo Ferrari am Gewicht ihrer Silikonimplantate erstickt ist. Ermordet von einer gewissenlosen Schönheitschirurgie.

11. Glücklich durch eine Schönheitsoperation

»*Ich habe jetzt eine neue Nase, die gut zu mir passt und mich nicht verfremdet.*« *Eine Patientin*

Ein guter Schönheitschirurg hat zu helfen – und nicht sich selbst zu verwirklichen, so verstehe ich meinen Beruf. Er korrigiert Unzulänglichkeiten des menschlichen Körpers, repariert Schäden, bessert Schwachstellen aus, reguliert Verwachsungen und Ungleichheiten. Das Ergebnis soll so natürlich wie möglich aussehen; Maßstab ist und bleibt die Natur und nicht irgendein Trend. Die Arbeit eines Schönheitschirurgen ist dann gelungen, wenn der Patient zufrieden ist und sich wohlfühlt in seiner (behandelten) Haut. Dann hat das Wirken des Arztes Sinn gemacht, dann hat er entscheidend mitgeholfen, die Lebensqualität des Patienten zu verbessern, dann hat er etwas für das Glück des Behandelten getan. Das ist mein höchstes Ziel: Ich möchte die Menschen mit meiner Arbeit glücklich machen. Ich möchte ihre Lebensumstände verbessern und ihnen einen neues Wohlbefinden geben. Es gibt nicht Schöneres für einen Schönheitschirurgen, als dieses Ziel zu erreichen. Und das gelingt oft.

Vielleicht ist das Glücksempfinden einer Patientin aus Hamburg deshalb so spontan, weil sie das Gefühl hat, dass mit ihrem Körper nichts Unnatürliches geschehen ist. Die 34-jährige Mutter von zwei Kindern war nach der Geburt ihres jüngsten Sohnes nicht mehr mit ihrem Busen zufrieden. Sie wünschte sich eine straffere Oberweite, die ruhig auch ein bisschen größer sein konnte. Doch die Frau hatte Angst vor Silikonimplantaten; sie fand die Vorstellung, zwei Fremdkörper in ihrem Busen zu tragen, gruselig. Außerdem sagte sie, dass ihre Freundinnen schlechte Erfahrungen mit Silikon gemacht hätten. Also ließ sie sich Eigenfett, das aus den Pölsterchen am Bauch stammte, in die Brüste transplantieren. Außerdem konnte so der Busen individuell geformt werden, und Narben gab es auch keine. Obwohl diese Methode nach sechs Monaten noch einmal wiederholt werden musste, war die Patientin mit dem Ergebnis höchst zufrieden.

Trotz aller Auswüchse des Schönheitswahns gibt es jede Menge Menschen, die nach einer Schönheits-OP ein besseres Leben führen, egal, ob ich einem verschüchterten Schüler die abstehenden Ohren »angelegt«, einem jungen Mann seinen Nasenhöcker begradigt oder einer jungen Frau die »Reiterhose« (großes Gesäß, schlanke Beine) beseitigt habe. Sie alle fühlen sich hinterher wesentlich besser, und sie alle sind auch besser anzuschauen. Diese Zufriedenheit erzeugt Selbstbewusstsein, und irgendwann kommt die Souveränität dazu, den Gang zum Schönheitschirurgen zuzugeben, wie etwa bei der Schauspielerin Jane Seymour, Jahrgang 1951. Der Hollywoodstar hatte sein fantastisches Aussehen und die beneidenswerte Figur zunächst mit einer ausgewogenen Ernährung und guten Genen begründet. Schließlich gab sie im Alter von 56 Jahren zu, dass sie sich nach der Geburt ihrer Zwillinge 1995 die Brüste vergrößern ließ, »aber nur geringfügig«. Ihr Arzt habe speziell angefertigte Implantate bestellen müssen. Außerdem habe sie durch ein Augenlifting ihre genetisch bedingten Tränensäcke richten lassen. Anstoß dazu hatten Fotografen gegeben, »die sagten, sie wollten kein Geld mehr dafür ausgeben, immer wieder bei meinen Fotos die Tränensäcke wegretuschieren zu lassen. Also bin ich damit zum Arzt gegangen«. Die Eingriffe wurden so dezent und folgenlos ausgeführt, dass Jane Seymour heute noch froh über die gelungene OP ist.

**Wie Petra Gerster vom ZDF mit ihrer Familie
über eine OP diskutierte**

Ein weiteres Beispiel für das Glück nach einer gelungenen Schönheitsoperation lieferte die beliebte ZDF-Moderatorin Petra Gerster (»heute«), Jahrgang 1955. In ihrem Buch »Reifeprüfung. Die Frau von 50 Jahren« (Rowohlt) bekennt sie sich mutig zu einem Facelifting. Die bekannte Journalistin stellt dabei die entscheidenden

Fragen: »Was ist irrational an dem Wunsch, etwas länger gut auszusehen, als uns die ablaufende Zeit vergönnt? Was wäre an einem Facelifting irrationaler als an Jackettkronen, gefärbten Haaren oder Fastenkuren?«

In der Online-Ausgabe der »Bild«-Zeitung schildert Petra Gerster ausführlich die Diskussionen in ihrer Familie, als sie ankündigte, sich liften zu lassen. Hier ein Auszug:

»Was würdet ihr davon halten, wenn ich mich irgendwann liften ließe?«, frage ich ohne Vorwarnung und lauere auf die Reaktionen.

»Hängt davon ab, wie du hinterher aussehen würdest«, meint Sohn Moritz, 12.

»Ha, wenn ich das wüsste, wäre ich einen großen Schritt weiter«, antworte ich. »Ich möchte mich schließlich nicht verändern, plötzlich anders wirken. So wie Frau G., die ich auf der Party neulich beinahe nicht mehr wiedererkannt hätte.«

»Also, ich fände es dumm«, sagt Tochter Livia, 15.

»Warum dumm?«

»Weil ich Falten nicht schlimm finde. Und weil man ja auch nicht wirklich jünger aussieht danach.«

»Na, die R. sieht nach ihrer Renovierung schon saugut aus«, wirft der Ehemann ein. »Um Jahre jünger. Hat mir sehr gefallen.«

Das habe ich jetzt nicht unbedingt hören wollen. »Siehst du?! Und ich soll mich nicht liften lassen«, ereifere ich mich sofort.

»Du brauchst das doch gar nicht«, besänftigt mich der Meine.

»Also, ich find's dumm«, erläutert Livia, »weil es immer mehr Frauen tun und irgendwann niemand mehr normal aussieht im Alter.«

»Das wird schon deshalb nicht passieren, weil das eine Menge Geld kostet«, wendet der Ehemann ein. »Es wird eine neue Klassenfrage: Die Frauen aus unseren Kreisen werden in zehn Jahren alle geliftet sein. Schönheitschirurgie wird zur Fortsetzung der Kosmetik mit anderen Mitteln. Und nach der Chirurgie kommen möglicherweise teure genetische Eingriffe und Schönheitspillen, die keine Krankenkasse bezahlen wird. In den weniger gut verdienenden Schichten werden alle altern wie bisher, und man wird die Klassenunterschiede wieder wie früher am Äußeren erkennen.«

»Ich glaube nicht, dass in unseren Kreisen jemals alle Frauen geliftet sein werden«, wende ich ein. »Denk doch nur an A. und G. und C., die würden lachen über diese Vorstellung.«

»Ja, die wirklich souveränen Frauen werden sich nicht liften lassen«, sagt der Ehemann, »und alle, die es beruflich nicht nötig haben, werden es sich ebenso ersparen wie die, die sich in ihrer Ehe und Familie sicher und geborgen fühlen und nicht fürchten müssen, durch eine Jüngere ersetzt zu werden.«

»Aber O. und B. sind souveräne Frauen. Und führen gute Ehen, soviel ich weiß.«

»Nicht souverän genug, um offen darüber zu sprechen, dass sie ihrem guten Aussehen mit dem Skalpell haben nachhelfen lassen«, wendet der Ehemann ein.

»Warum sollten sie? Und was wäre souverän daran, wenn ich mich liften ließe? Ihr wart schon vor Jahren dagegen, dass ich mir die Schlupflider habe beseitigen lassen, die ich von meiner Mutter geerbt habe, weshalb ich schon mit Mitte vierzig total müde und fertig aussah. Meine Mutter hatte so unter ihren Schlupflidern gelitten; die sehen eben meistens nicht so cool aus wie bei Simone Signoret oder Charlotte Rampling. Und dann habt ihr es alle gut gefunden, dass ich wieder meine hübschen Augen von früher mit dem offenen Blick hatte. Sogar meine Schwester Cornelia gab zu, dass sich die Sache gelohnt hat.«

Petra Gerster ist mit ihrem Ergebnis mehr als zufrieden und betrachtet Schönheitsoperationen nicht als unzulässigen Eingriff in die Schöpfung. Vielmehr habe sie moralisch ebenso wenig dagegen einzuwenden wie gegen Schminke oder schicke Kleider. Sie sagt: »Warum sollte man Falten haben, wenn es ohne geht? Muss denn der Zahn der Zeit sichtbar an allen nagen? Muss denn Gerechtigkeit herrschen nach dem Motto: Dem Alter haben sich gefälligst alle zu stellen? NEIN! Sie jedenfalls wolle nicht alt aussehen.

Damit sagt Petra Gerster genau das, was ich seit Jahren immer wieder predigte: Es ist nicht anrüchig, wenn wir die äußere Fitness der inneren anpassen. Wer wach, klug und voll da ist in Kopf, Herz und Seele, muss das nicht mit Falten bezahlen. Sie/er findet dann wieder zu sich selber.

Eine glatte Stirn hat aus mir einen anderen Menschen gemacht

Ein anderes Beispiel dafür liefert eine Patientin, Jahrgang 1940, die uns erlaubt hat, sie zu zitieren:

»Ich hatte auf der Stirn schon immer sehr starke Mimikfalten, die mich eigentlich mein ganzes Leben lang gestört haben. Immer wenn ich vor dem Spiegel stand, habe ich meine Stirn zurückgestrichen und war von dem Ergebnis verblüfft: Meine Augen kamen plötzlich viel größer und besser heraus, mein Gesicht sah viel klarer und jünger aus. Drei Jahre habe ich weiter unter den Stirnfalten und unter Schlupflidern gelitten und mich dann im Juli 2003 endlich zu einer Operation durchgerungen. Zunächst sollten nur die Lider operiert werden. Professor Mang hat mich auf Mallorca operiert, er hat dort Belegbetten in einer technisch perfekt ausgestatteten Privatklinik. Direkt vom Flughafen wurde ich in die Klinik gefahren. In örtlicher Betäubung wurden dann die Oberlider gestrafft, das Ganze war wirklich unkompliziert. Im Überwachungsraum habe ich die Lider mit Icepacks gekühlt, bereits nach zwei Stunden durfte ich wieder ins Hotel. Nachts musste ich zwar im Bett sitzen, um nicht unnötig die Durchblutung im Gesicht anzuregen. Am nächsten Tag hatte ich überhaupt keine Schmerzen, die Augen waren zwar leicht angeschwollen, doch Blutergüsse hatte ich keine. Ich habe mich draußen mit Sonnenbrille bewegt und bin schon nach zwei Tagen wieder nach Hause geflogen. Bereits nach einer Woche war ich wieder gesellschaftsfähig, niemand hat mir die Operation angesehen.

Meine Denkerstirn hat mich allerdings weiter gestört. Bestärkt durch die positiven Erfahrungen bei der Lidstraffung, habe ich mich dann doch zu einem Stirnlifting entschlossen, diesmal in der Bodenseeklinik in Lindau. Zwei Tage musste ich stationär dort verbringen. Bei der Operation wurde in Vollnarkose ein Schnitt von den Ohren über den ganzen Kopf gesetzt. Ich musste danach die Stirn kühlen und konnte dank Schmerzmittel auch in der ersten Nacht einigermaßen gut schlafen. Am nächsten Tag habe ich zum ersten Mal in den Spiegel geguckt und war wirklich positiv überrascht. Keine Blutergüsse, Wangen und Stirn waren wirklich unglaublich glatt. Um durch die Mimik das gute Ergebnis nicht zu gefährden, durfte ich am ersten Tag nur Brei essen und musste mit einem Strohhalm trinken. Außerdem musste ich hoch liegen, damit sich das Blut nicht im Kopf staute. Zwei Nächte blieb ich zur Beobachtung. Am Tag meiner Entlassung wurden die Haare sanft gewaschen und geföhnt. Die Bandagen konnte ich mit einem flotten Tuch perfekt kaschieren. Lediglich am rechten Auge war eine winzige blaue Stelle zu sehen.

Als ich wieder zu Hause war, habe ich reihenweise Komplimente bekommen. ›Sie sehen ja so jung und frisch aus‹, lauteten die meisten. Ich habe jedoch nur wenigen Leuten von dem Eingriff erzählt. Als es bekannt wurde, waren mein Bruder und mein Neffe entsetzt über meinen Schritt. Sie warfen mir vor, wie man mit einer MS-kranken Tochter überhaupt an so etwas denken könne. Meiner Meinung nach schließt sich das nicht aus: Ich kümmere mich wirklich sehr um meine Tochter, aber ich habe auch mein eigenes Leben, bin mir selber wichtig und möchte auch weiterhin schön und attraktiv sein. Meine Tochter hat mich da übrigens rührend unterstützt, was mir sehr gutgetan hat. Sie sagte: ›Ich wäre zwar froh, wenn ich wieder gehen könnte. Aber du machst so viel für mich, du sollst auch glücklich sein.‹«

**Die Nasen-OP gab mir Selbstsicherheit
und ein ganz anderes Auftreten**

Pagniotta Raptopoulou, Jahrgang 1975, ist eine selbstbewusste junge Frau, die das Leben liebt und genießt. Das war nicht immer so. »Ich hatte eine typische griechische Nase. Zu lang, zu breit, zu hässlich. Schon als Kind litt ich darunter, dass mich die Mitschüler deswegen hänselten. Ich war total ängstlich und verschüchtert.« Doch weil die Nase etwas Naturgegebenes war, richtete sie sich ein Leben voller Selbstzweifel ein. »Ich traute mir überhaupt nichts zu. Wenn ich ein Lokal betrat, verkrümelte ich mich in eine Ecke, sodass mich – und meine Nase! – niemand bemerkte. Bei Fotoaufnahmen war ich immer darauf bedacht, dass mich niemand im Profil erwischte. Ich hasste mein Aussehen und war sehr unglücklich.«

Sie arbeitete in einem Geschäft in Lindau, das ich irgendwann einmal betrat. Ich merkte sofort, wie ängstlich und unsicher sie war. Und ich sah auch ihre Nase und dachte mir, dass es daran liegen könne. Weil außer uns beiden niemand sonst im Laden war, sprach ich sie an und sagte ihr, dass ich ihr bei ihrem Problem helfen könne. Da fing sie an zu weinen. Es vergingen Jahre, bis ich wieder was von ihr hörte. Sie hatte sich in meiner Sprechstunde angemeldet und sagte mir, dass sie totale Angst vor Ärzten und Arztpraxen habe und erst recht vor einer Klinik. Schon der Anblick einer Spritze reiche aus, um in ihr Panik zu erzeugen und sie in Ohnmacht fallen zu lassen. Ich sprach lange und beruhigend auf sie ein, klärte sie über den Sinn, die Vorteile, aber auch über die Risiken einer OP auf.

Und Pagniotta Raptopoulou entschloss sich tatsächlich zu einer OP: »Der Professor hat mich überzeugt. Er sagte zu mir, ich müsse keine Angst vor Entstellungen haben, er mache mir eine Nase, die zu mir passe. Es würde alles ganz natürlich aussehen, etwas anderes komme bei ihm auch gar nicht infrage.« Im Herbst 2005 kam sie zur Nasenoperation in die Bodenseeklinik.

Sie erzählt: »Als ich aus der Narkose aufwachte, wusste ich, dass alles gut gelungen war. Ich hatte keine Schmerzen, konnte aber meine Nase nicht sehen, weil sie in einem Gipsverband steckte. Nach drei Tagen ging ich nach Hause, mit Gipsverband. Ich ging damit auch arbeiten, denn die OP hatte mir als Nebeneffekt so viel Selbstsicherheit eingeflößt, dass ich mich vor anderen, auch wildfremden Menschen, nicht mehr schämte. Nach einer Woche kam der Verband ab, die Nase war noch etwas geschwollen, aber ich fühlte mich wunderbar. Später sah ich, dass der Professor sein Versprechen gehalten hatte: Ich habe jetzt eine neue Nase, die einfach gut zu mir passt. Sie verfremdet mich nicht; die meisten Leute haben überhaupt nicht gemerkt, dass ich beim Schönheitschirurgen war, so natürlich sieht alles aus. Hätte ich gewusst, wie schmerzfrei und umkompliziert das alles abging, wäre ich viel früher in die Bodenseeklinik gegangen.«

Für Pagniotta Raptopoulou hat sich das Leben geändert. Sie hat nun ein ganz anderes Auftreten. Sie sagte mir, dass sie jetzt auch mal ihre Haare nach hinten bindet, was sie sich früher nie getraut habe, heute würde sie es genießen. Ich weiß, dass so etwas nur eine kleine Geste ist, aber sie kann Frauen so unendlich viel bedeuten. Im Winter 2009 war sie noch einmal bei einer Nachuntersuchung; alles war in Ordnung, und sie schien sehr glücklich zu sein. Das sind die kleinen Momente, in denen ich meinen Beruf über alles liebe.

Doch auch der beste Schönheitschirurg hat nicht nur zufriedene Patienten, und natürlich schweben nicht alle nach ihrer Operation im siebten Himmel. Auch bei uns sind zwischen einem und drei Prozent der Behandelten unzufrieden. In diesen Fällen ist nicht mal was Gravierendes passiert; die Patienten haben sich von der OP einfach nur viel zu viel erwartet. Ich schnitze keine neuen Menschen, sondern korrigiere und gleiche körperliche Schwächen aus. Nicht mehr, nicht weniger! Wenn aber die Erwartungshaltung großen Einfluss auf das OP-Ergebnis haben soll, dann sind diese Patienten entweder beim verkehrten Arzt, oder sie haben ein psychisches Problem. Oder beides trifft zu. Auch das kommt vor. Leider! Das ist die Schattenseite unseres Berufes.

Eine Studie beweist: besserer Sex nach der Schönheits-OP

Ungewöhnliches Aufsehen erregte eine Studie der Universität von Pennsylvania, der zufolge das Selbstwertgefühl von Frauen nach einer Schönheitsoperation deutlich gestiegen sei – auch in sexueller Hinsicht. Bislang war man davon ausgegangen, dass sich Frauen nicht deshalb einem Eingriff unterziehen, um ihr Sexualleben zu verbessern. Nun scheint es jedoch, dass dieser Nebeneffekt ein ebenso unerwarteter wie erfreulicher Nutzen von ästhetischen Operationen sein könnte.

An der US-Studie haben 70 operierte Frauen teilgenommen. Über 95 Prozent berichteten von Verbesserungen in ihrem körperlichen Erscheinungsbild. 81 Prozent aller Brust-OP-Patientinnen haben eine Verbesserung ihrer sexuellen Befriedigung erlebt, genauso wie 68 Prozent der Frauen, die sich einem Body-Contouring unterzogen haben. 31 Prozent der Frauen, die sich die Brust richten ließen, berichteten, dass sie nach der OP eine verbesserte Orgasmusfähigkeit hätten, was auch auf 52 Prozent der Body-Contouring-Patientinnen zutrifft. Und 73 Prozent der Brust-Patientinnen sowie 56 Prozent der Body-Contouring-Patientinnen empfanden zudem eine Steigerung der sexuellen Lust ihres Partners. Auch bei den Frauen, die sich einer Gesichtschirurgie unterzogen hatten, war das Lustempfinden gestiegen, allerdings deutlich weniger. Nur 32 Prozent von ihnen empfanden eine Verbesserung ihrer sexuellen Befriedigung, und nur fünf Prozent spürten eine Steigerung ihrer Orgasmusfähigkeit, aber 21 Prozent von ihnen spürten eine Steigerung der sexuellen Befriedigung ihres Partners.

Was sagen uns diese Zahlen, die das »Aesthetic Surgery Journal«, das offizielle Mitteilungsblatt der Amerikanischen Vereinigung der Ästhetisch-Plastischen Chirurgen (ASPAS), veröffentlicht? Viele Frauen fühlen sich nach einem gelungenen operativen Eingriff gelöster und freizügiger, was sie auch modisch zeigen. Sie haben nicht nur häufiger Sex, sondern probieren nun auch verschiedene Sexualpraktiken aus. Ihren Lebenspartnern kommt dies ebenfalls zugute, was die Beziehung auffrischt. Man kann also guten Gewissens sagen, dass die Schönheitschirurgie ein solches Paar glücklich gemacht hat.

12. Der Krieg der Schönheitsärzte

»Unsere Branche ist ein Haifischbecken.« Werner Mang

Am Morgen beim Blick in den Spiegel stören mich zunehmend meine Tränensäcke, denn die entsprechen ganz und gar nicht meiner Lebensdynamik. Wenn ich mich selbst operieren könnte, würde ich das sofort tun. Aber leider geht das nicht – und damit sind wir auch schon bei dem Dilemma, das ich seit Längerem beklage. Mein Vertrauen zu anderen Schönheitschirurgen hält sich in Grenzen. Natürlich könnte ich zu meinen Ärzten in der Bodenseeklinik gehen, und es gibt auch anderswo seriöse und handwerklich solide arbeitende Kollegen, die ihre Arbeit zur Zufriedenheit ihrer Patienten verrichten. Doch leider muss ich auch sagen, dass unsere Branche ein Haifischbecken ist. Es herrschen Neid und Missgunst wie in kaum einer anderen Berufssparte. Alle Fachgesellschaften sind untereinander zerstritten – und beinahe auch alle Schönheitschirurgen. Das ist sehr schade.

Aus einem gesunden Konkurrenzkampf ist eine Art Vernichtungskrieg mit Verleumdungen, Rufmord und falschen Behauptungen geworden. Dieser Krieg tobt zumeist im Internet und wird systematisch von den verfeindeten Parteien gesteuert. Es sind Fälle von Ärzten bekannt, die über Pseudopatienten und andere Menschen sowohl Loblieder als auch OP-Fehler verbreiten und so die Konkurrenz ausschalten wollen. Die Qualität dieser Internetaussagen ist mehr als fragwürdig; solche Art versuchter Existenzvernichtung ist keine Seltenheit, man kennt das in anderen Wirtschaftszweigen. Nicht selten sind außerdem Stalking, Bedrohung und Psychoterror im privaten Bereich. Die Opfer schweigen meist, um ihren guten Ruf nicht zu gefährden. Ich habe das selbst am eigenen Leib spüren müssen und mich manchmal gefragt, wie lange ich das noch mitmachen kann.

Warum ist das so? Mitte der achtziger Jahre gab es in Deutschland allerhöchstens 50 Ärzte, die sich als Schönheitschirurgen bezeichneten. Heute sind es über 6000, und die wollen alle vom großen Kuchen des Milliardenmarktes ihr Stück abhaben. Doch wer und was ist überhaupt ein Schönheitschirurg?

Mal operiert ein praktischer Arzt, mal ein Chirurg, der einen Wochenendkurs belegt hat, mal ein Arzt ohne Zusatzqualifikation. Alles ist erlaubt – und für die Patienten besteht die Gefahr, an einen unqualifizierten oder unerfahrenen Arzt zu geraten. Ein guter ästhetisch-plastischer Chirurg muss aber nicht nur eine über sechsjährige chirurgische Fachausbildung mit Schwerpunkt plastisch-ästhetische Chirurgie haben, was vielen Medizinern zu zeitaufwendig und mühsam ist, sondern auch Künstler und Psychologe sein. Dazu gehören Talent und dreidimensionales Vorstellungsvermögen. Das haben nur wenige Ärzte, und deswegen gibt es auch nicht so viele gute Schönheitschirurgen.

Außerdem qualifizieren sich talentierte Chirurgen nicht nur mit guten Noten. Ich habe oft genug erleben müssen, dass Medizinstudenten mit einem Notendurchschnitt von 1,0 handwerklich nicht sonderlich begabt waren, was ein guter Chirurg aber nun mal sein muss. Insofern lässt der Numerus clausus gute Chirurgen auf die Dauer aussterben.

Chirurgie ist ein filigranes Handwerk, das großes Geschick verlangt. Die Abiturnoten sind unwichtig

Viele Ärzte verstecken sich hinter ihrem Titel »Plastisch-Ästhetischer Chirurg«. Manch einer, der bei mir in der Bodenseeklinik als Assistenz- oder Oberarzt anfangen möchte, wäre besser nicht Chirurg geworden. Wer handwerklich nicht begabt ist, der kann nicht gut operieren. Ein guter Chirurg kann auch eine Taschenuhr oder eine elektrische Eisenbahn zusammenbauen. Chirurgie ist ein filigranes Handwerk, und dazu gehört auch die exakte Kenntnis der

Anatomie. Wer das draufhat und dazu noch Talent und Leidenschaft, der kann auch gut operieren. Und nur solche Leute sollten bei Schönheitsoperationen an die Patienten gelassen werden, was oft genug nicht der Fall ist.

Leider werden in Internetforen und Prospekten von sogenannten Schönheitschirurgen, oder besser ausgedrückt: von schwarzen Schafen, Ergebnisse vorgegaukelt, die nicht erreichbar sind. Risiken werden verschwiegen, sodass die Patienten sehr verunsichert sind. Es können nun mal schwerwiegende Folgen auftreten, gerade bei Operationen, die von ungeübten oder ungenügend qualifizierten Ärzten durchgeführt werden. Bei uns in der Bodenseeklinik ist bereits jede vierte Operation eine Reparatur von Eingriffen, die anderweitig gemacht wurden. Man muss sich vorstellen, dass beim Fettabsaugen an Bauch und Oberschenkel eine innere Wunde entsteht, die einem Viertel der Körperoberfläche entspricht. In neun Prozent aller Fälle kommt es bei der Liposuktion zu Komplikationen, so wurde etwa bei einer 49-jährigen Patientin der Dünndarm durchlöchert. Statistisch gesehen kommt auf 5000 Fettabsaugungen ein Todesfall. Dem Gesundheitsausschuss des Bundestages liegen Zahlen vor, wonach sich die Hälfte aller Patienten über Probleme nach Fettabsaugen beklagen. Und die Stiftung Warentest bemängelte bereits 2002 eine mangelhafte Patientenberatung. Nicht einmal jeder sechste Arzt informiere vor einer Liposuktion über das Sterberisiko.

Aber auch nach jeder fünften Brust-OP leidet, statistisch gesehen, die Patientin. Die meisten betroffenen Frauen klagen hinterher über mangelnde Aufklärung vor der Operation. Ihnen seien die Risiken, die ein solcher Eingriff mit sich bringt, verschwiegen worden, wie eine Münchnerin behauptete. Die Frau hatte sich nach einem Partygeplauder mit einem Schönheitschirurgen entschlossen, ihre Brüste vergrößern zu lassen. Die Operation ging aber gründlich schief: Der Brustmuskel wurde perforiert, mehrere Nachoperationen waren erforderlich, zudem verrutschte das Implantat der Patientin beim Skaten. Nach weiteren Operationen muss die Frau jetzt »mit einer unerfreulichen Optik« leben; außerdem sei ihr Oberkörper stellenweise gefühllos, andererseits habe sie ein dauerhaftes Gefühl von Anspannung und wetterbedingte Schmerzen. Die Münchnerin ging vor Gericht – und verlor dort. Der Gutachter verneinte einen groben Kunstfehler des Arztes. Und die Richter erklärten der Klägerin, sie habe ein Papier, in dem alle möglichen Risiken aufgeführt wurden, unterschrieben, woran die Patientin allerdings keine Erinnerung mehr hatte. Eigentlich müsste man die Fotos von solch missglückten Operationen zur Warnung ins Internet stellen, sagte der Vorsitzende Richter, bevor er die Klage abwies.

»Manchmal wird sozusagen auf dem Küchentisch abgesaugt«

In einem anderen, ungleich tragischeren Fall wurde ein Schönheitschirurg wegen fahrlässiger Tötung verurteilt. Die Gutachter hatten ihm mindestens dreizehn »unglaubliche Fehler« nachgewiesen, und das Gericht folgerte als Motiv »Habgier«. Und damit sind wir beim springenden Punkt. Die Schönheitschirurgie verzeichnet trotz Finanzkrise einen wachsenden Zulauf und damit einen wirtschaftlichen Boom. Das weckt Begehrlichkeiten; es geht ums schnelle Geld, das lockt. »Manchmal wird sozusagen auf dem Küchentisch abgesaugt«, sagt dazu Professor Hans-Ulrich Steinau, Direktor der Abteilung für plastische Chirurgie an der Universität Bochum.

Wie schnell so was gehen kann, konnte die ostfriesische Bundestagsabgeordnete Gitta Connemann (CDU) beinahe am eigenen Leib erfahren. Die Juristin, Jahrgang 1964, wollte eigentlich von ihrem Hausarzt, einem Allgemeinmediziner, nur eine Spritze gegen ihren Hexenschuss haben. Da nahm sie die Frau des Mediziners beiseite und sagte ihr, sie müsse unbedingt etwas gegen ihre tiefen Stirnfalten tun, die sie so alt aussehen lassen würden. Ihr Mann könne ihr jetzt gleich eine Botoxspritze setzen, die alles wunderbar glatt mache. Gitta Connemann, eine der attraktivsten deutschen Politikerinnen, lehnte entsetzt und schockiert ab. Seitdem befasst sie sich auch mit Missständen und Jugendschutz in der Schönheitschirurgie.

Als Gutachter in vielen Schadensfällen sehe ich, dass meist der Patient auf der Strecke bleibt. Die Prozesse ziehen sich oft jahrelang hin, die Kosten steigen, und die Anwälte freuen sich, doch der

Patient kommt nicht zu seinem Recht. Die meisten Patienten wollen nach einem Kunstfehler mit einer fairen Lösung wiederhergestellt werden. Das setzt aber voraus, dass ein Arzt zugeben muss, wenn er nicht korrekt operiert hat, und dass er das Honorar zurückzahlt, damit der Patient bei einem anderen Arzt seines Vertrauens den Schaden reparieren lassen kann. Manche Ärzte sind jedoch vollkommen uneinsichtig, sodass sich Gerichtsverhandlungen oft nicht vermeiden lassen. Das gilt übrigens auch für psychisch veränderte Patienten. Die Internationale Gesellschaft für Ästhetische Medizin (IGÄM) versucht durch Patientenmediation beim Patientenhilfsbund eine für alle Seiten befriedigende Lösung zu finden. Die Patienten können sich direkt an die Geschäftsstelle der IGÄM (Feldstraße 80, D-40479 Düsseldorf) wenden. Es wird dann nach einer raschen Lösung gesucht und ein qualifizierter Operateur vermittelt, der den Schaden korrigiert. Aber selbst der beste Schönheitschirurg hat nicht nur zufriedene Patienten. Nicht weil etwas Gravierendes passiert ist, sondern weil sie zu viel erwarten.

Sechs Regeln, wie man einen guten Schönheitschirurgen findet

Wie aber finde ich von vornherein einen guten Arzt? Hier empfehle ich einige Regeln, die Sie unbedingt beachten sollten:

- Lassen Sie sich mit Ihrer Entscheidung Zeit, und lassen Sie sich auf keinen Fall zu einer Operation drängen, denn schließlich handelt es sich um einen gravierenden Eingriff und nicht um einen Pulloverkauf – umtauschen geht nicht!
- Dem Titel »Facharzt für plastische Chirurgie« oder der Zusatzbezeichnung »für plastische Operationen« können Sie an und für sich vertrauen.
- Fragen Sie den Arzt, wie oft er den infrage kommenden Eingriff schon vorgenommen hat.
- Ein guter Arzt wird Ihnen das Gefühl geben, Sie ernst zu nehmen, Ihre Sorgen zu verstehen und sich in Ihr Problem hineindenken zu können.

- Ein seriöser Arzt wird Ihnen Vorher-nachher-Bilder, aber auch die »unschönen« Fotos direkt nach der Operation nicht vorenthalten.
- Werden Sie misstrauisch, wenn Ihnen ein Arzt entweder perfekte Ergebnisse verspricht oder Sie gleich zu weiteren Operationen überreden möchte.

Damit wir uns richtig verstehen: Ich veröffentliche einen solchen Katalog von Vorsichtsmaßnahmen gegen unqualifizierte Kollegen nicht aus Gründen der Konkurrenz; das habe ich nicht nötig, weder als Arzt noch als Klinikdirektor. Ich selbst bin Ziel maßloser Angriffe aus der Branche. Dahinter vermute ich Missgunst pur. Fakt ist, dass ich der bekannteste deutsche Schönheitschirurg bin – und wohl auch der wirtschaftlich erfolgreichste. Das können offenbar etliche Kollegen nicht ertragen.

Doch von nichts kommt nichts. Großer Fleiß gehört auf alle Fälle dazu. Und unser Kapitaleinsatz ist immens. Mein Arbeitspensum umfasst mindestens sechs Tage die Woche; und Urlaub ist für mich eher ein Fremdwort. Ich operiere in der Bodenseeklinik und in den zehn Häusern der Mang-Medical-One-Klinikgruppe, die wir in Zukunft wegen der Nachfrage auch auf Österreich, Spanien, Luxemburg und Russland ausdehnen möchten.

Unter meiner Leitung arbeiten inzwischen etwa zwanzig plastische Chirurgen nach den Leitlinien der Bodenseeklinik und der »Mang-Schule« – und das mit wachsendem Erfolg. Das und 30 000 persönlich durchgeführte Operationen sind nicht ohne eine wissenschaftlich fundierte Aus- und Fortbildung möglich. Außerdem bin ich bekannt für eine penible und offene Aussprache, in der den Patienten alle Risiken und Unwägbarkeiten genannt werden.

Diese Offenheit gehört zu unserem Erfolg, den Freunde, meine Frau und auch ich persönlich auf eine Wesensart von mir zurückführen: Ich bin ein leidenschaftlicher Chirurg und nur mit dem bestmöglichen Ergebnis zufrieden. Außerdem bekenne ich meine »Jugendsünden« als ästhetischer Chirurg: Ich habe einmal eine junge Frau so umoperiert, dass sie aussah wie Pamela Anderson. Und ein Patient wurde von mir als Brad Pitt gestylt. So etwas würde ich heute nicht mehr machen, es widerspricht meinem Prinzip der Natürlichkeit.

Auch wenn es seltsam und missverständlich klingen mag: Ich fühle mich in meiner Haut als Mediziner am wohlsten, wenn meine Patienten nicht aus Jux und Tollerei kommen, wenn also ein gewisser Leidensdruck da ist und die OP eine Notwendigkeit hat und nicht aus Trendbefriedigung erfolgt. Ich habe also meine Berufswurzeln als plastischer Gesichtschirurg nicht vergessen. Etlichen Prominenten habe ich nach Unfällen helfen können, von einigen darf ich Namen und Fall zitieren.

Götz George hatte bei mir eine Reparaturoperation an der Nase. Er hatte sich bei »Tatort«-Dreharbeiten nicht doubeln lassen und erlitt eine Trümmerfraktur.

Costa Cordalis war mit seinem Auto auf Eisglätte ins Schleudern geraten: Er hatte sich beim Crash die Stirn an der Windschutzscheibe zerschnitten. Das habe ich repariert.

Dunja Rajter hatte ebenfalls einen schweren Autounfall. Bei ihr habe ich das Gesicht rekonstruiert.

Wie ich schon eingangs erwähnt habe, wird mir von manchen Kollegen vorgeworfen, ich sei kein plastischer Chirurg, sondern »nur« Facharzt für Hals-, Nasen- und Ohrenheilkunde. Dazu kann ich nur sagen, dass es den Titel »Plastischer Chirurg« erst seit 1993 gibt, da war ich längst ärztlicher Direktor der Bodenseeklinik. Ich habe nach meiner chirurgischen Grundausbildung an der Ludwig-Maximilians-Universität München den Facharzt für HNO- und Kopf-/Halschirurgie gemacht. Weiterhin habe ich nach meinem Facharzt die Bezeichnung »Plastische Operationen« von der Bayerischen Landesärztekammer verliehen bekommen. Außerdem habe ich in meiner Zeit als Oberarzt am Uni-Klinikum rechts der Isar der Technischen Universität München Tausende von plastischen Operationen vorgenommen und viele Ärzte ausgebildet.

**Nasenoperationen sind oft sehr kompliziert.
Das ist nur was für Profis**

Ich habe also über alle Maßen das gesamte Spektrum der ästhetisch-plastischen Chirurgie klinisch und wissenschaftlich bearbeitet. Dabei war mein HNO-Facharzttitel äußerst wichtig, denn durch ihn hatte ich grundlegende Kenntnisse auf dem höchstkomplizierten Gebiet der Gesichtschirurgie, was sehr viele Fachärzte für plastische Chirurgie eben nicht haben. Und was bisweilen tragische Folgen nach sich ziehen kann: In Hamburg starb eine 33-jährige Patientin bei einer Nasenoperation durch einen Schönheitschirurgen, den die Presse als »Dr. Horror« bezeichnete.

Wenn dann die liebe Konkurrenz noch mitbekommt, dass ihr verhasster HNO-Kollege aus Lindau am schönen Bodensee eine neue Methode des Mini-Liftings entwickelt hat, bei der in einer Stunde unter örtlicher Betäubung, ähnlich einem zahnärztlichen Eingriff, das Gesicht verschönert wird und die Patientin nach acht Tagen wieder voll einsatzfähig ist, platzen manche Kollegen vor Neid. Da habe ich manchmal wirklich den Eindruck, dass einige plastische Chirurgen sich freuen würden, wenn »der Mang tot wäre«. Diesen Wunsch erfülle ich ihnen aber nicht. Und deshalb lasse ich an meine Tränensäcke nur Wasser und gegebenenfalls meine Kollegen von der Bodenseeklinik ran. Und sonst niemanden!

13. Schönheitschirurgie auf AOK-Kosten: Wie das deutsche Gesundheitssystem saniert werden muss

»*Menschen, die sich wohl fühlen mit ihrem Äußeren, entwickeln sich beruflich und privat besser.*« Werner Mang

Ich weiß, wie provokant es klingt, doch ich bleibe dabei und fordere: Schönheitschirurgie auf Krankenkasse! Das setzt zuerst eine grundlegende Reform unseres Gesundheitssystems voraus, doch dann dürfte dem nichts im Weg stehen. Es gibt genügend medizinisch-psychologische Indikationen, die diesen Gedanken rechtfertigen. Nehmen wir Höckerlangnasen, ein fliehendes Kinn, die Reiterhose (starkes Gesäß, dünne Oberschenkel), ungleiche Brüste, abstehende Ohren, Haarausfall oder krankhafte Fettleibigkeit. Wenn diese Makel durch einen ästhetisch-chirurgischen Eingriff beseitigt werden, verfügen die Patienten nach dem Abheilen der Wunden über eine bessere Lebensqualität. Das Wohlbefinden dieser Menschen ist auch volkswirtschaftlich von Nutzen. Sie haben ein deutlich gestiegenes Selbstbewusstsein.

Diese psychische Gesundung macht sie leistungsfähiger in Beruf, Familie und Sport – und damit physisch gesünder. Sie werden seltener krank, und die Volkswirtschaft profitiert à la longue davon, wenn die Krankenkassen die Eingriffe bezahlen, die dieses Wohlbefinden auslösen. Umgekehrt rufen psychische Beschwerden aufgrund von körperlichen Defiziten Gefühle der Schwäche und Müdigkeit, Unausgeglichenheit, Nervosität, Pessimismus, Energielosigkeit, Einschlaf- und Durchschlafstörungen, Niedergeschlagenheit und schließlich Depressionen hervor. Die Gefahr einer ernsthaften Erkrankung ist groß. Es liegt also im Interesse der Allgemeinheit, wenn diesen speziellen Patienten auch vonseiten der Krankenkassen geholfen wird.

Grundsätzlich ist es derzeit noch so, dass die Krankenkassen Schönheitsoperationen als kosmetische Eingriffe ohne medizinische Notwendigkeit definieren. Doch in bestimmten Fällen folgen sie bereits theoretisch meinem Vorschlag. Wenn also die Operation der individuellen Gesundung dient, zahlt die Kasse. Allerdings muss in so einem Fall hundertprozentig feststehen, dass es sich um eine Schönheitsoperation mit medizinischer Notwendigkeit handelt. Das ist in aller Regel bei Entstellungen und Rekonstruktionen nach Unfällen gegeben. Bei Nasenkorrekturen, Vergrößerungen und Verkleinerungen der Brüste wird negativ entschieden. Über die medizinische Notwendigkeit dieser Eingriffe kann aber nicht vom Hausarzt oder Schönheitschirurgen befunden werden. Der Patient wird vom medizinischen Dienst der jeweiligen Kasse untersucht. Dann wird ein Gutachten erstellt und geprüft, ob wirklich eine medizinische Notwendigkeit vorliegt. In den meisten Fällen lehnt die Krankenkasse nach der Untersuchung durch ihren medizinischen Dienst die Übernahme der Kosten des Eingriffs ab.

Wann überhaupt zahlt dann die Krankenkasse?

Hier einige Richtlinien (ohne Gewähr):

Wiederherstellungen nach Unfällen und nach Verbrennungen werden immer bezahlt.
Ohrkorrektur von Kindern und Jugendlichen (abstehende Ohren) bis zum 14. Lebensjahr.
Brustvergrößerung: bei einer angeborenen Missbildung des Busens oder bei deutlich ungleichen Brüsten nach der Entfernung eines Tumors.
Brustverkleinerung: Wenn durch das Gewicht eines großen Busens erhebliche Rückenprobleme auftreten und mehr als 400 Gramm Brustgewebe entfernt werden müssen.
Lidkorrektur: Wenn hängende Augenlider (Schlupflider) die Augen verdecken und so die Sicht stark behindern.
Nasenkorrektur: Wenn eine Schiefstellung der Nase durch einen

Tumor oder einen Unfall vorliegt oder wenn bei einem Schiefstand der Nasenscheidewand das Atmen schwerfällt.

Bauchstraffung: Wenn es, etwa nach einer extremen Gewichtsabnahme oder nach einer Schwangerschaft, zu Entzündungen durch Ekzembildung in den Hautfalten kommt.

Doch in den meisten Fällen ist der Weg zu einer Kostenübernahme oder -beteiligung durch die Krankenkasse ein sehr dorniger und obendrein aussichtslos. Dies könnte eine generelle Regelung ändern und deutlich verbessern. Dafür müsste Grundsätzliches im deutschen Gesundheitswesen verändert werden, denn die Reform, die hauptsächlich von Bundesgesundheitsministerin Ulla Schmidt (SPD) angeschoben und im Koalitionsvertrag vom 11. November 2005 von CDU, CSU und SPD festgelegt wurde, ist Flickwerk und geht nicht an die Wurzeln.

Die deutsche Gesundheitsreform ist ein sehr kranker Patient

Es ist, als würde man ein rostiges Auto lackieren, aber die Korrosionsursachen nicht beseitigen. Und die sind unübersehbar. An allen Fronten herrscht Chaos: Das Verhältnis zwischen Ärzten und der Politik ist zerstört, das zwischen Ärzten und Patienten und Ärzten und den Krankenkassen ebenfalls. Der Arzt ist der Prügelknabe der Nation geworden. Und der Chef der Bundesärztekammer versteckt sich. Und begegnet dem Gesundheitsministerium nicht auf Augenhöhe. Ursachen und Lösungen für dieses Übel liegen meines Erachtens in folgenden Punkten:

1. Wir müssen die kassenärztlichen Vereinigungen infrage stellen. Das ist ein Apparat, der nur Geld kostet und eine Umverteilung durchführt, die nicht gerecht ist. Das kassenärztliche Abrechnungssystem mit Scheinen gibt es in dieser Form nur in Deutschland. Ein riesiger Verwaltungsapparat muss erhalten werden, der Millionen Euro verschlingt. Es wäre wesentlich besser, wenn jeder Patient eine Rechnung über die Behandlung bekom-

men würde, damit die Leistung transparent ist und nicht mit den Scheinen rumhantiert werden kann. Der Patient rechnet dann direkt mit der Krankenkasse ab. Dadurch wäre ein transparentes Abrechnungssystem gewährleistet, das Milliarden einsparen könnte.

2. Weg mit den vielen Kassen! Es gibt über 200 verschiedene Krankenkassen. Das ist ein Ding der Unmöglichkeit. Vielmehr sollte es eine »Bundeseinheitskasse« (vielleicht die AOK?) geben, in der alle, auch Privatpatienten, versichert sind. Alle sollten in eine Kasse einzahlen, jeder Bürger in Deutschland würde eine solide Grundversorgung bekommen. Das ist möglich und würde eine erneute riesige Kostenreduktion bedeuten. Derzeit hat jede Kasse einen großen Verwaltungsapparat, hohe Personalkosten und ein teures Management. Mitglieder der »Bundeseinheitskasse« könnten sich für zusätzliche Leistungen noch privat versichern, etwa: wer Zahnimplantate möchte, zu einem besonderen Professor gehen und ein besonders schönes Krankenzimmer haben will. Es darf aber keine Zweiklassenmedizin geben.

3. Raus mit den Risikopatienten! Was hat eine Hausfrau in Wanne-Eickel damit zu tun, wenn ein Motorradfahrer an einen Baum fährt und vielleicht sein Leben lang im Rollstuhl sitzen muss, was die Kasse Hunderttausende Euro kostet. Motorradfahrer sollten sich eigens versichern, ebenso Risikosportler wie Drachenflieger, Fallschirmspringer, Bergsteiger, Skifahrer, Surfer, Renn- und Flugsportler, Taucher, Boxer, aber auch Hobbyfußballer. Auch hier sind Einsparungen von Milliardenbeträgen möglich.

4. Im Alter muss der Patient auf den Prüfstand. In der Schweiz kann man sich für die Zahnbehandlung nicht extra versichern. Es ist dort aber kaum Karies zu registrieren, weil bereits den Kindern im Kindergarten deutlich gemacht wird, dass sie sich regelmäßig die Zähne putzen müssen und wie Zahnhygiene gründlich zu betreiben ist.

Es wäre eine dringliche Aufgabe der Politik, die Bevölkerung mit notfalls brutaler Deutlichkeit aufzuklären, dass bewusst in Kauf genommene gesundheitliche Schäden die gesamte Gesellschaft schädigen. Die Deutschen müssen einfach gesünder leben, und sie müssen wissen und endlich begreifen, dass mit Rauchen das Leben zerstört wird, dass mit Übergewicht ein Risiko für Herz-/Kreislauferkrankungen und Gelenkserkrankungen gegeben ist. Der Bevölkerung muss klargemacht werden, dass Gesundheit das höchste Gut ist und dass der Staat nicht für alles verantwortlich sein kann. Deswegen sollte diskutiert werden, ob Raucher nicht einen höheren Versicherungsbeitrag zahlen müssen und Patienten mit großem Übergewicht (Body-Mass-Index über 35, das heißt Körpergewicht dividiert durch das Quadrat der Körpergröße = Wert kg/m^2) aus der Versicherung ausgeschlossen werden.

Auch die Ärzte müssen auf den Prüfstand

Es gibt keine Halbgötter in Weiß mehr. Ein Medizinstudium darf kein Freifahrtschein für eine Beschäftigung sein. Ein Arzt, der keine Leistung bringt und vielleicht eine schlechte Ausbildung hat, kann genauso arbeitslos werden wie ein Architekt, Jurist oder Journalist. In Deutschland gehen die Menschen fünfmal häufiger zum Arzt als beispielsweise in Norwegen. Bei einem Krankheitsverhalten, wie es in Norwegen der Fall ist, könnten wir auf viele der Ärzte verzichten. Die Qualität der Ärzte ist entscheidend und nicht die Quantität. Es könnten sicher einige Krankenhäuser geschlossen werden, wenn die stationären Kosten zu hoch sind und Facharztzentren errichtet werden, damit nicht jeder Facharzt sein eigenes Süppchen kocht. Generell betrachtet muss der Arzt wieder ein guter und vor allen Dingen ein vertrauenswürdiger Dienstleister sein. Doch hier liegt – bedingt durch die Maßlosigkeit mancher Ärzte und durch die komplizierten, teilweise unsinnigen Abrechnungsmodelle bei Kassen und kassenärztlichen Vereinigungen – vieles im Argen, wie folgendes Beispiel veranschaulicht:

Ein Schönheitschirurg aus Halle in Sachsen-Anhalt hatte die Krankenkassen betrogen, indem er Schönheitsoperationen als andere Eingriffe deklarierte und dafür Vergütungen kassierte. Laut Presse habe der Arzt Behandlungen vorgenommen, wie etwa Haare entfernen mit dem Laser, Fett absaugen oder Brust vergrößern, für die Krankenkassen die Kosten gar nicht oder nur zum Teil übernehmen. Abgerechnet wurden beispielsweise Operationen am Knie. »Für meine Traumkörbchengröße D fehlten mir 1800 Euro. Der Doktor sagte: ›Wir rechnen das einfach als ambulante OP am Meniskus ab‹«, zitierte die »Bild«-Zeitung eine ehemalige Patientin. Der Arzt prellte vermutlich nicht nur die Krankenkassen, mit seinem Sparwahn gefährdete er offenbar auch das Leben seiner Patienten. Bei bestimmten chirurgischen Eingriffen hat er sich von seinem 30 Jahre alten Schwager assistieren lassen. Ein Patient ist während einer solchen Operation leider verstorben. Daraufhin kamen die illegalen Machenschaften dieses Arztes erst ans Tageslicht. Das Gerichtsurteil gegen den Mediziner: 18 Monate Haft. Doch der hatte sich durch Flucht entzogen. Das Verwaltungsgericht Halle hat ihm die ärztliche Zulassung entzogen. Das ist nur ein Einzelfall, aber er ist geeignet, einen ganzen Berufsstand zu verunglimpfen. Aber trotzdem: Wir haben in Deutschland sehr gut ausgebildete Ärzte und eine hervorragende medizinische Versorgung. Wer jammert, sollte einmal in ein Krankenhaus nach England gehen. Unsere Ärzte sind besser, als ihr Ruf in der Öffentlichkeit dargestellt wird.

Zum Schluss noch ein Punkt: die Arzneimittel

Wir in Deutschland haben fast die höchste Arzneimittelrate. Es werden viel zu viele Medikamente verschrieben. Meist vergammeln die Pillen und Hörgeräte in den Nachttischen der Schlafzimmer. Volkswirtschaftlich ein Skandal. Das Bewusstsein der Patienten muss unbedingt geschärft werden, nur noch notwendige Medikamente einzunehmen und nicht wegen eines kleinen Schnupfens oder allergischen Niesens oder Magenzwickens Tabletten zu schlucken. Diese Beschwerden sind mit anderen Methoden oder gesunder Lebensführung zu kurieren. Dafür sollten Patienten mit Diabetes, Rheuma, Herzinfarkt, Schlaganfall, Karzinomen etc. mit erstklassigen Medikamenten versorgt werden. Alle unnötigen Mittel könnte man rigoros streichen. Oder der Patient muss sie sich selber kaufen, zum Beispiel im Supermarkt, denn dafür sind keine Apotheken notwendig.

Eine wahre Gesundheitsreform bedeutet ein Umdenken aller Beteiligten: der Politiker, der Ärzte, der Krankenkassen, der Apotheker und der Patienten. Unser derzeitiges Gesundheitssystem führt geradewegs in die Zweiklassenmedizin. Das darf alles nicht sein, deshalb weg mit der jetzigen Gesundheitsreform und Gesundheitspolitik!

14. Alterschirurgie – ein Beitrag zur sozialen Kompetenz (»in Schönheit altern«)

»Die Zeit verwandelt uns nicht, sie entfaltet uns nur.« Max Frisch

Neulich habe ich ein aktuelles Bild der Schauspielerin, Schriftstellerin, Regisseurin und Journalistin Charlotte Kerr, Jahrgang 1927, gesehen. Ich wollte nicht glauben, wie alt sie wirklich ist, denn ich sah eine unglaubliche Frau. Ein Gesicht voller Lebendigkeit, Klugheit, Neugierde, Temperament, Dynamik. Voller ausdrucksstarker Attraktivität. Ich glaube, dass sie nie so schön war wie jetzt im sogenannten Alter. Und da frage ich mich: Alter, was ist das eigentlich? Das Erschlaffen des Körpers und ein Dahindämmern bis zum Ende? Eine Krankheit mit tödlichem Ausgang? Oder die Souveränität eines gelebten Lebens, mit allen Höhen und Tiefen?

Immer wenn ich mir das Foto von Charlotte Kerr, der Witwe des Schweizer Dichters Friedrich Dürrenmatt, anschaue, sehe ich die Ästhetik der Reife vor mir. Eine Schönheit, die man sich verdient hat, indem man jeden Tag die Lust am Leben aufs Neue entdeckt, auch wenn es noch so schwierig sein mag. Mein großer Kollege Professor Ivo Pitanguy, Jahrgang 1926, hat gesagt, er fühle sich jung, weil er sich seine Sehnsucht bewahrt habe. Die Sehnsucht nach Liebe, nach Wissen, nach Klugheit und Güte, nach Leben. Das sind Qualitäten, die man sich ersehnen und erkämpfen muss, denn eigentlich ist das Leben »das Allerseltenste in der Welt – die meisten Menschen existieren nur« (Oscar Wilde).

Im Film »Der Tod steht ihr gut« verkauft Isabella Rosselini der dem Jugendwahn verfallenen Meryl Streep das Serum der ewigen Jugend. Ein Stich in den Finger, ein Tropfen der magischen Essenz – und schon glätten sich die Falten, der Po gehorcht nicht mehr den Gesetzen der Schwerkraft, und der Busen wirkt wie von einem

Wonderbra gehalten. Der Wunsch, ewig jung zu bleiben oder das Altwerden so weit wie möglich hinauszuzögern, beschäftigt uns seit Menschengedenken. »Und noch immer spukt in unseren Köpfen das Bild vom Alter als jener Lebensphase, die von brutalem Abbau geprägt ist, von einem Defizit an körperlichen, geistigen, sozialen und wirtschaftlichen Möglichkeiten«, sagte 2003 der Zukunftsforscher Andreas Giger in einem Artikel der Ulmer »Südwest-Presse«.

Doch allmählich entwickeln wir uns zu einer beweglichen Gesellschaft, die von den Fähigkeiten der Erfahrenen profitiert. Das ist nicht nur ein Trend, sondern auch eine Notwendigkeit. Bei vielen Umfragen stellte sich heraus, dass gerade von Älteren ein Blick für das Wesentliche, die Fähigkeit, mit Krisen umzugehen, Menschenkenntnis, Gelassenheit und Überzeugungskraft erwartet wird. Laut Andreas Giger könnte sich die Gesellschaft nach und nach von ihrem Jugendwahn verabschieden und sich einem neuen Wert zuwenden: dem der Reife. Diese innere Ruhe verkörpere, wonach wir uns alle sehnen – nach der Kunst, ein zufriedenes Leben zu führen.

Das kommende Zeitalter gehört den fitten, attraktiven Alten und der Anti-Aging-Chirurgie

Zu dieser Zufriedenheit gehört auch die Harmonie von innerer und äußerer Attraktivität, der synchrone Zusammenklang von innerer und äußerer Vitalität. Das wird besonders älteren oder, besser gesagt, nicht mehr ganz jungen Menschen klar, die über große Antriebskraft, körperliche Fitness und wirtschaftliches Selbstbewusstsein verfügen. Letzteres ist vorhanden wie noch nie zuvor. Über 2200 Milliarden Euro an Vermögen befinden sich hierzulande in den Händen der über 50-Jährigen, Tendenz steigend. Angesichts dieser Zahl kommt ein Harald Schmidt, Jahrgang 1957, ins Sinnieren: »Die Industrie zerbricht sich immer noch den Kopf, wie sie das 26. Deo an 20-Jährige verscherbelt, die mindestens genauso bauchfrei wie mittellos sind.« Das neue Zeitalter gehört also den Alten. Frank Schirrmacher hat sich in seinem Buch »Das Methusalem-Komplott« mit den Konsequenzen der Überalterung unserer Gesellschaft befasst. Er kommt zu dem Schluss, dass wir zwar immer älter, aber im Alter auch geistig vitaler werden. Eine vernünftige Schönheitschirurgie passt den äußeren Prozess dem inneren an und wird somit Teil der modernen Gesellschaft.

Unsere Großmütter waren bereits mit vierzig alt oder fühlten sich zumindest so. Heute stehen Frauen über fünfzig mitten im Leben – und im Beruf. Auch die Wechseljahre sind heute kein Schicksal mehr, sondern eine neue Chance. Was liegt also näher, als sich in diesen Zeiten gut zu fühlen und auch so auszusehen? Die RIAH-Studie (Role Identity and Health in German Women) aus dem Jahr 2002 ergab, dass sich von 1761 befragten Frauen viele mit über 55 Jahren besser fühlen als so manche Powerfrau mit 25. Frauen über 50 möchten das auch nach außen kommunizieren; sie wollen attraktiv aussehen. Und in einer Umfrage der Gesellschaft für Konsumforschung (GfK), an der 1800 Menschen zwischen 50 und 79 teilnahmen, wurde festgestellt, dass immer mehr »Golden Girls« und »Silver Boys« eine hedonistische Lebensweise bevorzugen. Nach dem Motto »Ich mach mir lieber ein schönes Leben, statt nur zu sparen« wird heutzutage von der Generation »50 plus« ganz bewusst Geld für Luxusgüter ausgegeben – und dazu zählen eben auch Schönheitsoperationen. Das Geld ist ja da und der Wunsch nach Zufriedenheit auch.

Etwa 60 Prozent der »50-plus«-Generation würden sich unter das Messer des Schönheitschirurgen begeben beziehungsweise haben zumindest schon einmal mit dem Gedanken gespielt, etwas korrigieren zu lassen, weil sie sich körperlich fit fühlen und ihr Aussehen an ihr gefühltes Alter anpassen möchten. Dabei geht es nicht darum, künstlich jung auszusehen, sondern freundlicher und frischer zu wirken. Durch eine Schönheitsoperation möchten die meisten Senioren ihre Lebensqualität verbessern, sich neue Lebensräume und Chancen eröffnen.

Für mich ist das genauso natürlich und selbstverständlich wie die Notwendigkeit von Zahnersatz und Zahnimplantaten im Alter oder von künstlichen Hüft- und Kniegelenken. Solche medizinischen Hilfsmaßnahmen verbessern die Attraktivität wie auch die Mobilität. Und das heißt: Sie verbessern entscheidend das Leben.

Ich sehe an meiner Ehefrau Sybille, dass sie von Jahr zu Jahr attraktiver und interessanter wird und mehr Power als vor zwanzig Jahren hat. Außer einer Nasenkorrektur nach einem Skiunfall und ein bisschen Fettabsaugen am Bauch nach der Geburt des zweiten Kindes, hat sie keinerlei ästhetische Eingriffe hinter sich. Sie legt größten Wert auf schöne Dinge und gutes Aussehen.

Jährlich empfinden über 500 000 Frauen über fünfzig genauso und gehen zum Schönheitschirurgen. Die häufigsten Eingriffe sind: Fettabsaugen, Brustkorrekturen, Lidstraffungen, Body-Contouring, Facelifts. Ich habe bei einer 58-Jährigen den Busen gestrafft, weil die Frau über permanente Entzündungen in der Brustumschlagfalte im Sommer klagte, außerdem wollte sie sich »verkleinern«. Sechs Monate nach der Operation sagte die Patientin, dass sie sich endlich wieder auch körperlich so fraulich fühle wie in ihrem Herzen. Eine andere Patientin, 64 Jahre alt, ließ sich die schon etwas schlaffen Oberarme und Oberschenkel straffen. Sie sagte mir bei einer Nachuntersuchung ein Jahr nach den Eingriffen, dass sie sich jetzt wieder ins Schwimmbad und in die Sauna traue. Auch ihr Liebesleben habe sich eindeutig gebessert.

Nur arrogante Menschen glauben, dass straffe Körper nur für Junge reserviert sind

Diese Beispiele zeigen, dass es nicht darum geht, Jugend zu konservieren oder zurückzubekommen, sondern die Lebensqualität im sogenannten Alter zu steigern. Die herkömmliche Vorstellung, dass straffe Körper ausschließlich für junge Menschen reserviert sind, ist ebenso antiquiert wie arrogant und ungerecht; aber so denkt man nach wie vor in weiten Teilen der Gesellschaft. Vielleicht hat deshalb Phyllis Porter so viel Aufsehen erregt. Sie verweigerte sich schlichtweg der traditionellen Vorstellung, nach der alte Menschen gefälligst wie alte Menschen auszusehen haben. Die ehemalige Krankenschwester aus Lynnfield im US-Staat Massachusetts, Jahrgang 1920, ging mit über achtzig zum amerikanischen Schönheitschirurgen Sheldon Sevinor und sagte ihm wild entschlossen: »Ich will alles, auch neue Brüste!« 2002 gab sie dem »Spiegel« ein Interview; es belegt, dass Phyllis Porter wesentlich spontaner, witziger und unkonventioneller ist als manche Vertreter der Generation ihrer Enkel.

Spiegel: Mrs. Porter, wie geht es Ihnen?
Porter: Bestens. Ich habe mich von meiner siebenstündigen Operation längst erholt. Sie war ein Erfolg: Ich bin jetzt über achtzig, sehe aus wie Anfang sechzig und fühle mich wie Mitte vierzig.
Spiegel: Was genau haben Sie machen lassen?
Porter: So viel ich mir leisten konnte: Intensivpeeling, Gesichtshaut- und Augenlifting, Auffüllen der Lippen, Botox-Injektionen und Brustimplantate. Ich hatte Glück mit Aktien, plötzlich waren 25 000 Dollar übrig.
Spiegel: Die meisten Menschen hätten das Geld benutzt, um ihre Rente aufzubessern.
Porter: Ich will leben und nicht wie meine Freunde nur noch darüber nachdenken, wie mein Grabstein aussehen soll. Ich habe bisher in meinem Leben immer nur das gemacht, was man von mir erwartet hat. Vor der Ehe hatte ich keinen Sex, und ich trug immer nur schlichte Unterwäsche. Ich wollte mein Leben ändern. Da kam mir die Kunst von Dr. Sevinor gerade recht.
Spiegel: In Würde alt zu werden kam für Sie nicht infrage?
Porter: Warum? Ich war unglücklich mit meinem Aussehen, es passte nicht zu meinem gefühlten Alter. Ich wollte wieder Tops tragen und mich begehrenswert fühlen. Mein Mann hat das Ganze sehr unterstützt. Und ob andere Menschen finden, dass ich jetzt künstlich oder würdelos aussehe, ist uns egal.
Spiegel: Dürfen Ihre Enkelkinder Sie noch Oma nennen?
Porter: Klar, und alle drei sind auch sehr stolz, dass ihre Oma jetzt fast jünger aussieht als die Mutter.

Patienten über sechzig wollen nur frischer sein und nicht die Jugend zurückhaben

Ich finde es vollkommen in Ordnung, dass Phyllis Porter zum Chirurgen gegangen ist. Sie hat mit über achtzig ihr Leben noch mal in die Hand genommen. Selbstbestimmung nennt man das. Ich selbst habe zahlreiche Patientinnen über sechzig operiert, die aus genau den gleichen Gründen zu mir gekommen waren. Sie wollten nicht die Jugend zurückhaben, sondern ein Leben führen, das ihrer inneren Dynamik entspricht. Und da, so glaube ich, wird eine Operation ein Beitrag zur sozialen Kompetenz.

Eine deutsche Patientin, Jahrgang 1939, kam im Alter von achtundvierzig zum ersten Mal zu mir und dann noch mal 2003, da war sie dreiundsechzig. Als ich sie im Frühjahr 2009 wiedersah, musste ich ihr gratulieren: Sie sah fantastisch aus, fit, sportlich, lebensbejahend, attraktiv. Hier ihr Bericht:

»Mit 48 habe ich mir die Hängelider operieren lassen. Ich sah einfach immer müde aus. Schminken war unmöglich, weil sich der Lidschatten sofort in der Lidfalte absetzte. So bin ich zum Schluss immer ungeschminkt rumgelaufen und sah nur noch müder aus. Freundinnen, mit denen ich über eine Operation sprach, rieten mir ab: ›Das kannst du auch noch mit 60 machen.‹ Aber ich wollte jetzt schöne Augen haben, nicht erst mit 60. So entschied ich mich für eine Lidstraffung bei Professor Mang.

Als ich in der Klinik angekommen bin, hatte ich das erste Mal leichte Zweifel, ob das alles so okay ist, was ich da gerade mache. Doch diese Zweifel wurden schnell zerstreut, als ich merkte, wie fröhlich es im Vorraum des Operationssaales zuging. Außerdem war ich felsenfest davon überzeugt, dass ich diese OP unbedingt wollte. Das Unangenehmste an der Operation waren die Betäubungsspritzen rund ums Auge. Das Schneiden habe ich zwar mitbekommen, es war aber nicht unangenehm oder gar schmerzhaft.

Ich bin dann direkt nach einer Ruhephase allein mit dem Zug nach Hause gefahren, mit einer großen Sonnenbrille vor den Augen, fast wie eine Diva. Mein Mann hat nur gelacht, als er mich so angeschlagen gesehen hat. Er hat allerdings immer hinter meinem Entschluss gestan-

den. Einige Freunde haben dagegen sehr negativ reagiert; sie hielten das für einen zu krassen Eingriff in den normalen Alterungsprozess. Nach drei Tagen konnte ich schon wieder arbeiten, nach vier Tagen wurden die Pflaster entfernt, nach zwei Wochen die Fäden gezogen.

Noch heute, nach über zwanzig Jahren, kann ich sagen, dass der Effekt anhält. Das Beste: Meine Mutter hat sich vor wenigen Jahren mit ihren knapp achtzig auch noch entschlossen, sich die Augenlider operieren zu lassen. Auch dieser Eingriff hat ihr Aussehen unglaublich positiv beeinflusst.

Meine zweite Operation hatte ich im Jahr 2003. Da störten mich mein faltiger, schlaffer Hals und mein leicht fliehendes Kinn. Ich ging wieder zu Professor Mang. Das Fett am Kinn wurde abgesaugt, gleichzeitig überschüssiges Gewebe mit dem Laser entfernt. Bereits nach fünf Tagen war ich wieder auf einer Party. Es ging mir blendend. Man kann sich das gar nicht vorstellen, aber es ist tatsächlich so: Als ich nach der Operation in den Spiegel schaute, hatte ich ein Gefühl, das ich als Schwäbin nur so bezeichnen möchte: saugut! Ich habe mir dann später noch ein sogenanntes Liquidlifting für die Wangen machen lassen. Und ich war begeistert, wie natürlich das aussah.

Ganz ehrlich: Ich würde nach den positiven Erfahrungen auch noch mehr an meinem Körper machen lassen, ich liebäugle noch mit anderen Korrekturen. Andere, die immer davon reden, in Würde altern zu wollen, können das ja gern tun. Aber ich möchte außer in Würde auch in Schönheit altern.«

Eine andere Patientin, Jahrgang 1942, war innerhalb von sieben Jahren dreimal beim Schönheitschirurgen. Das erste Mal war sie 1996 bei einem Kollegen. Sie hatte in elf Monaten zwanzig Kilo abgenommen, dabei war eine Fettschürze am Bauch entstanden, die nur noch chirurgisch zu entfernen ist. Der Kollege arbeitete leider nicht zur Zufriedenheit der Patientin: Die Schnittführung war falsch, es ergab sich ein grotesk aussehender Fettstau im Magenbereich, außerdem heilte die Wunde nicht richtig. Dann kam sie zu mir an den Bodensee; wir reparierten die Fehler, und die Patientin hatte nach wenigen Tagen wieder ein gutes Körpergefühl. Im Jahr 2003 kam sie erneut zu mir. Dieses Mal strafften wir ihre Haut an den Oberarmen, Oberschenkeln und am Hals. Nach dem Eingriff, der über sechs Stunden gedauert hatte, blieb sie zur Nachsorge und Erholung drei Wochen in unserem Appartementhaus. Die Philosophie unserer Klinik ist, dass die Patienten nach der Operation bei uns unter ärztlicher Aufsicht Urlaub machen und sich körperlich und seelisch erholen, dann fahren sie fit und attraktiv wieder nach Hause. In diesem Fall sagte mir die Patientin: »Schönheit war mir das ganze Leben wichtig, und sie ist es erst recht im Alter von 67 Jahren.«

Jetzt kommen die Männer, die noch nicht zum alten Eisen zählen

Wenn es in der heutigen Anti-Aging-Chirurgie einen neuen Trend gibt, dann diesen: Immer mehr Männer über sechzig lassen sich operieren. Meist sind es Leute in Führungspositionen, die sich noch längst nicht zum alten Eisen zählen und ihre äußere Vitalität der inneren angleichen wollen – auch aus beruflichen Gründen. Ein schlanker, attraktiver Boss wirkt eben dynamischer und führungsstärker als einer mit zwanzig Kilo Übergewicht, wenigen Haaren, traurig hängenden Augenlidern und einem Schildkrötenhals – und mag er noch so erfahren sein. Das sind denn auch die meisten Eingriffe, die verlangt werden: Fettabsaugen, Haartransplantationen, dezente Facelifts und Beseitigung der Schlupflider.

15. Patienten, die ich nie vergessen werde

»Zu helfen ist immer noch die schönste Aufgabe eines Arztes.«
Werner Mang

Über 30 000 Operationen habe ich bislang in meiner Karriere durchgeführt. Die meisten dienten – wie der Name schon sagt – der Schönheit der Patienten und damit ihrem körperlichen wie seelischen Wohlbefinden. Nicht wenige sind echte Notfälle mit medizinisch-psychologischen Indikationen. Wir haben in der Bodenseeklinik zahlreiche Menschen rekonstruktiv behandelt, zum Beispiel viele Frauen nach Brustamputationen wegen Krebs. Oder nach Unfällen, wie etwa Götz George, Costa Cordalis, Dunja Rajter und meine Frau Sybille, der ich nach einem Skiunfall die Nase richten musste. Die meisten Leute denken, dass sich mein Berufsleben ausschließlich mit Prominenten in einer Aura des Schönen und Exklusiven abspielt. Dem ist nicht so. Auch ich werde mit Leid, mit Tragik und seelischen Verletzungen konfrontiert, die so gar nicht zu dem glamourösen Image des Modearztes, das manche Medien von mir zeichnen, passen wollen. Manchmal gelingt es meinem Team und mir, Leid zu lindern, einem schwer belasteten oder nahezu zerstörten Leben wieder etwas Freude und Lebenslust zurückzugeben. Folgende Fälle werden mich stets daran erinnern, dass die Kunst des Heilens nicht nur den Körper betrifft. Und dass der Heiler, also der Arzt, etwas von seinen Patienten zurückbekommen kann: Zufriedenheit.

Marc-David Jung:
Ein Ramstein-Opfer nimmt sein Leben in die Hand

Er war vier Jahre, als das Entsetzen über sein Leben hereinbrach. Am 28. August 1988 war Marc David Jung mit seinem Vater und seiner hochschwangeren Mutter bei der Flugshow auf der US-Luftwaffenbasis Ramstein bei Kaiserslautern, als drei Jets der italienischen Kunstflugstaffel »Frecce Tricolori« zusammenstießen und eine 1000 Grad heiße Feuerwalze viele der 300 000 Zuschauer erfasste. 70 Tote, 450 Schwerverletzte. Brennende Wrackteile fallen auf die Familie aus dem benachbarten Saarland. Der Vater stirbt, die Mutter, auf deren Schoß Marc-David sitzt, überlebt mit schweren Verbrennungen mit ihrem Sohn, auch das ungeborene Kind, ein Junge, wird gerettet. Vierzig Prozent von Marcs Hautoberfläche sind verbrannt, sein Gesicht ist nicht wiederzuerkennen; erst nach einigen Tagen haben ihn die Ärzte identifiziert. Zur gleichen Zeit kämpft seine Mutter, eine Filipina, um ihr Leben.

Dass der Vater umgekommen ist, erfährt das Kind erst viel später. Nach etlichen Operationen sieht der Junge zum ersten Mal sein entstelltes Gesicht. Von den hübschen Gesichtszügen mit einem leichten asiatischen Einschlag ist so gut wie nichts mehr vorhanden. Er ist geschockt. Dennoch kämpft das kleine Kind mit einer geradezu unglaublichen Kraft gegen sein Schicksal. Ein Jahr nach dem schrecklichen Geschehen geht er wieder in den Kindergarten. »Die haben mich dort akzeptiert, wie ich war. Für die war ich immer noch der Marc, den sie vor dem Unfall kannten. Und ich wollte ganz normal leben und mit meinen Freunden spielen.«

Seine ebenfalls schwer verletzte Mutter schottet ihn nicht von der Außenwelt ab, sondern erzieht ihn ganz normal und nicht überbehütet. Das stärkt das Selbstbewusstsein des Kindes. Psychologische Hilfe, wie sie anderen Ramstein-Opfern zuteil wird, nimmt Marc-David nicht in Anspruch. Mit sechs wird er eingeschult, nach vier Jahren geht er aufs Gymnasium und macht sein Abitur. Er studiert, er hat eine Freundin, von der er sagt: »Sie sieht nicht meine Narben. Sie sieht mein Herz.«

Als ich ihn das erste Mal traf, war mir sofort klar, dass die Rekonstruktion seines verbrannten Gesichts, so weit wie machbar, eine große und schwierige chirurgische Herausforderung sein würde. Und dass bei ihm alle Kosten für die Operationen von der Professor-Mang-Stiftung, die ich eingerichtet habe, um Not leidende Patienten unentgeltlich zu behandeln, übernehmen würde. Große Versprechen habe ich ihm nicht gemacht; doch Schritt für Schritt konnten wir seinem Gesicht mehr Normalität geben, was nicht leicht war, weder für uns Ärzte noch für den Patienten.

Wir haben mit einer Laserbehandlung die Vernarbung der Gesichtshaut so weit wie möglich geglättet. Seine Nase wurde etwas hervorgehoben, der Mund erweitert. Und er bekam neue Augenbrauen; die alten waren weggebrannt. Nie habe ich ihn klagen gehört. Er ist ein Typ, der immer nur nach vorn schaut, voller Optimismus und Zuversicht. Das gefällt mir an ihm. Seine Befindlichkeit schilderte er einmal eindrucksvoll in einem Online-Bericht für die »Frankfurter Rundschau«:

»Bei den Treffen der Nachsorgegruppe bin ich ab und zu dabei. Zum Jahrestag der Ramstein-Katastrophe sehen wir uns wieder. Im Gegensatz zu den meisten anderen haben weder Tag noch Ort eine emotionale Bedeutung für mich. Ich habe keine Erinnerung daran.

Ich habe starke körperliche, aber keine psychischen Schäden davongetragen. Ich denke, dass der starke Familienzusammenhalt, Geschwister, Tante, Freunde, mir dabei geholfen hat. Meine Mutter und der Schönheitschirurg Professor Mang, der mich rund zehnmal operiert hat, haben mich zu dem gemacht, was ich heute bin. Ich habe es so gesehen, dass mich jede OP nach vorne bringt.

Neben meinem Informatik-Studium habe ich eine Computerfirma mit einem festen Kundenstamm. Ramstein spielt für mich keine Rolle mehr, ich habe früh damit abgeschlossen. Doch wenn ich die Wahl hätte, würde ich mich eher für ein seelisches Leiden entscheiden, weil ich glaube, dass ich aufgrund meiner Persönlichkeit damit klarkäme. Auch wenn ich weiß, dass man psychische Schäden und das, was ich habe, nicht gegeneinander aufwiegen kann.«

Diese Worte sagen alles über die Charakterstärke von Marc-David Jung aus. Wir kennen uns, seit er sieben Jahre alt war. In dieser langen Zeit hat sich eine fast familiäre Freundschaft entwickelt, eine Art Vater-Sohn-Verhältnis. Ich glaube, dass er mit meiner Arbeit zufrieden ist; man könnte sicher noch einiges verbessern, aber es gibt natürlich Grenzen. Marc ist ein junger Mann, der erst am Beginn seines beruflichen Lebens steht. Doch ich habe keine Zweifel, dass er alles gut meistern wird. Bereits als 24-Jähriger hat er eine Computerfirma, die Abrechnungen von Anwaltskanzleien und Arztpraxen übernimmt. Er wird als Informatiker und im privaten Leben seinen Weg machen, weil er unverstellt und geradeaus ist. Wir Ärzte werden ihn wohl nicht mehr als einen körperlich völlig normal aussehenden Menschen wiederherstellen können; doch wir konnten erreichen, dass sein Leben selbstbestimmt und selbstverständlich geworden ist.

Michele Tomasina:
Als er zu mir kam, hatte er gerade 75 Kilo verloren ...

Ich weiß nicht, ob der junge Italiener, Jahrgang 1981, aus der Schweiz noch leben würde, hätte er sich nicht besonnen – mit eiserner Disziplin. Er war erst sechzehn Jahre alt und mit Diabetes erblich vorbelastet, als er sich eingestehen musste, dass es so nicht mehr weiterging: Er wog 170 Kilo bei einer Körpergröße von 1,91 Metern. Er konnte kaum mehr gehen, von Sport will ich gar nicht reden. Kurzum: Er war im jugendlichen Alter schon ein Invalide, dem Herzverfettung mit all ihren lebensgefährlichen Risiken drohte. Da entschloss sich Michele zu einer radikalen Abmagerungskur. Innerhalb von elf Monaten nahm er 75 Kilo ab. Eine unglaubliche Leistung! Danach stellte er fest, dass er jetzt wesentlich leichter war und das Laufen wieder Spaß machte, aber eine gute Figur hatte er immer noch nicht. Seine Haut hatte sich dem neuen Gewicht nicht angepasst. Nun hatte er so einen gewaltigen psychischen Kraftakt hinter sich, doch nach wie vor traute er sich nicht ins Schwimmbad oder in einen Urlaub am Strand. In seiner Not kam Michele zu mir.

Die chirurgische Aufgabe war nicht einfach: Am Bauch hatte er eine Hautschürze, die herunterhing. Ich sagte ihm, dass wir die entfernen und den Bauch straffen müssten. So was ist kein Pappenstiel. Die Operation dauerte vier Stunden, ein 54 mal 27 Zentimeter großes Stück Haut musste entfernt werden. Drei Tage blieb Michele bei uns in der Klinik, dann durfte er nach Hause. Wir sahen uns bei den Nachuntersuchungen, und irgendwann habe ich ihm noch den rundlichen Hüftspeck abgesaugt, der trotz aller Diäten und sportlichen Bemühungen nicht weichen wollte. Bei jedem Besuch merkte ich, wie Michele aufblühte. Aus einem Trauerkloß war ein entschlossener junger Mann geworden, der sein Leben anpackte.

Er selbst sagt, dass sich sein Leben total verändert hat. Er hat auf mein Anraten seine Ernährung völlig umgestellt und hält sein Gewicht. Er treibt mit großer Begeisterung Wassersport. Schwimmen und Tauchen. Er möchte das in Zukunft sogar beruflich umsetzen und Sporttrainer werden. Vorher will er sich noch die Brust straffen lassen, denn auch hier gehen die Hautfalten nicht durch sportliche Betätigung zurück. Ich freue mich, wenn ich Michele und seine Fortschritte sehe, denn das zeigt mir, dass die ästhetische Chirurgie eine hohe soziale Kompetenz haben kann.

Aylin Korkmaz: Ein neues Gesicht lässt den Albtraum vergessen

Wenn man heute mit Aylin Korkmaz am Telefon spricht, will man gar nicht glauben, was für ein Schicksal diese Frau hinter sich hat. Ihre Stimme stockt nicht, sie klingt hell, zuversichtlich, und wüsste man nichts von dem, was ihr widerfahren ist, wäre man versucht zu sagen: Diese selbstsichere Frau hört sich unbeschwert an. Das täuscht, denn diese Frau hat einen Horror erlebt, an dem andere Menschen zerbrochen wären. In ihrem ersten Interview sagte sie: »Ich erinnere mich nur daran, wie er an jenem Tag hereinkam und die Tür verschloss. Und ich sah seine Augen. Das Messer oder die Messer habe ich nicht gesehen. Ich habe es an meinem Hals gespürt... Ich möchte endlich aus diesem Albtraum erwachen. Ich möchte Ruhe«, sagte die Türkin Aylin Korkmaz, geboren 1972 in

Adana, einer Millionenstadt unweit der Mittelmeerküste, kurz nach dem Anschlag, der auf sie verübt worden war.

Am 21. November 2007 war ihr Exmann, der Kurde Mehmet K., damals 48, zur der Autobahnraststätte bei Baden-Baden gefahren, in der Aylin an der Kasse arbeitete. In einem Nebenraum fiel er mit zwei Messern über seine Exfrau her. Zeugen in der Tankstelle hörten Schreie, die sie später vor Gericht als »bestialisch« beschrieben. 26-mal stach Mehmet K. auf Aylin ein. Ins Gesicht, in den Hals, in beide Brüste, in den Arm, den sie instinktiv zur Abwehr erhoben hatte. Der Kehlkopf wurde aufgeschlitzt, die Milz zerrissen, das Gesicht zerfetzt, ein Ohr abgetrennt. Allein am Tatort hatte sie zwei Liter Blut verloren. Als die Polizei kam, glaubte jeder, dass Aylin Korkmaz tot sei. Ihr Mann sagte den Beamten: »Jetzt geht es mir gut, jetzt kann ich das erste Mal seit fünf Monaten wieder schlafen.« Da sah er, wie die leblose Gestalt in ihrem Blut einen Arm bewegte. Aylin lebte. Mehmet K. schrie »Nein« und schlug seinen Kopf gegen die Wand.

Warum dieser Hass? Seine Ehre sei verletzt worden, sagt er und beruft sich auf ein barbarisches Gesetz seiner Heimat, nach dem der Mann mit seiner Frau machen könne, was er wolle. Vielleicht lag es auch an den großen ethnischen und kulturellen Unterschieden zwischen den beiden. Sie ist Türkin, er Kurde. Sie hat Abitur, er kann kaum lesen und schreiben. Sie ist aufgeklärt, er verharrt in archaischem Denken. Sie war achtzehn, als sie durch die Vermittlung von Verwandten heirateten. Beide waren sich fremd, lebten aber als Ehepaar zusammen und gründeten eine Familie. Mit 24 hatte sie schon drei Kinder. Eigentlich wollte sie sechs Kinder, er am liebsten gar keine. Die Familie wohnte in Baden-Baden. Gewalt gehörte zum Alltag. Immer wieder schlug er sie, hart und voller Brutalität. Einmal bedrohte er sie mit einem Beil. Da hatte sie ein Kind auf dem Arm.

Mehrmals flieht sie, kehrt aber immer wieder zurück, weil die Kinder nicht ohne Vater aufwachsen sollen. Schließlich die endgültige Trennung und im Sommer 2007 die Scheidung, die er als Verlust seiner Ehre bezeichnete. Da droht er schon: »Ich warte auf den richtigen Zeitpunkt, dann schneide ich dir den Kopf ab.« Fünf Monate später geschah die Bluttat.

Es sah zunächst nicht so aus, dass sie überleben würde. Acht Stunden lang operieren die Ärzte, drei Tage liegt Aylin im Koma. Dann erwacht sie, und die Ärzte sagen ihr, dass ihr Gesicht entstellt sei. Es bedürfe vieler ästhetischer Operationen, um es wieder einigermaßen herzustellen, doch so hübsch wie früher werde sie nie mehr aussehen.

Schließlich kam diese leidgeprüfte Frau zu mir in die Bodenseeklinik. Ich hatte ein langes Gespräch mit ihr, und irgendwie blieb das Gefühl, sie traue sich nicht aus sich heraus, auch weil sie völlig mittellos war. Ich wusste genau, dass ich dieser Frau niemals ein Honorar berechnen könnte. Ich sagte ihr, sie solle sich keine Gedanken um die Kosten machen. Die würden – wie bei dem Ramstein-Opfer Marc-David Jung – von der Professor-Mang-Stiftung übernommen. Schließlich besprachen wir die Vorgehensweise.

Ich sagte Aylin, dass ich mich schon bei der Voruntersuchung entschieden hätte, nicht einfach nur die Narben zu behandeln und zu glätten. Vielmehr wollten wir die große Lösung anstreben und das Gesicht der Patientin neu modellieren, und zwar so, dass sie sich wieder in der Öffentlichkeit bewegen könnte, ohne immer nur angestarrt zu werden. Ich sagte ihr auch, dass dies kein leichter Weg sein werde. Sie war einverstanden; ich glaube, dass ihr diese klare Aussprache auch seelisch gutgetan hat.

Die Operation dauerte sechs Stunden. Als Aylin aufwachte, wollte sie sich im Spiegel sehen. Trotz aller Verbände und Pflaster. Als sie auf ihr Spiegelbild guckte, sah ich, wie ihre Augen aufleuchteten. Sie war ein paarmal bei uns, und ich habe selten eine so tapfere Patientin erlebt. Sie hatte Vertrauen gefasst, und heute sagt sie mir bei jedem Besuch, wie gern sie kommt, weil sie weiß, dass sie sich bei uns in guten Händen befindet. Ihr Gesicht sieht von Mal zu Mal besser aus. Ich glaube, sie hat wieder Mut und einigermaßen Zuversicht für die Zukunft gefunden. Im Herbst 2009 wird sie eine neue berufliche Ausbildung beginnen, und bis dahin möchte ich ihr ein Gesicht geben, das ihr die Würde zurückgibt.

Sabine B.:
Wie aus einem traurigen Pummel eine attraktive Frau wurde

Sie ist eine hübsche Frau. Halblange blonde Haare, lustige Augen, eine prima Figur, eine sympathische Stimme, die sowohl fröhlich als auch nachdenklich klingen kann – Sabine B., Jahrgang 1971, aus einer niedersächsischen Gemeinde südlich von Hannover, ist das, was man flirty nennen könnte. Vielleicht sollte ich besser sagen: Das ist die neue Sabine. Die alte war ein anderer Mensch, mutlos, schüchtern, menschenscheu. Das Traurigsein kannte sie von Kindesbeinen an: »Schon damals dachte ich, mein Gott, wie bist du hässlich!« Diesen Kummer fraß Sabine jahrzehntelang in sich hinein. Kindheit, Jugend, das Erwachsenwerden – das alles hatte so gar nichts von der Unbekümmertheit junger Menschen, die das Leben noch vor sich haben, wie man so sagt.

Sie fühlte sich ausgegrenzt durch ihren Körper. Dieses Negativbild, woher auch immer es rührte, mündete in einen fatalen Teufelskreis:. Je mieser sie sich fühlte, desto mehr aß sie. Das heißt: Sie stopfte das Essen in sich rein. Als sie vierunddreißig war, wog sie 120 Kilo. Sie traute sich kaum mehr raus, wohnte bis weit über dreißig bei den Eltern. »Ich konnte zu anderen Menschen keine Nähe zulassen aufgrund meiner körperlichen Defizite.« Nur in ihrer Arbeit blühte sie auf und brachte es bis zur Abteilungsleiterin.

Dann die Zäsur: Innerhalb von zwei Jahren nahm sie durch Sport und Ernährungsumstellung über 45 Kilo ab. Doch noch immer fand sie sich hässlich. Ihr Bauch war nun wabbelig durch die überschüssige Haut. Ihrer besten Freundin vertraute sie sich an, auch mit ihrem Wunsch nach einem Freund. »Aber so wird das nichts«, sagte sie. »Es wäre für mich ein Albtraum, wenn ich mich vor einem Mann entkleiden müsste.« Sabine war verzweifelt, bis ihr ein Arzt sagte: Dir kann geholfen werden. Auch die Freundin riet ihr zu. So kam sie 2007 zu mir in die Sprechstunde. Und ich erlebte eine sehr intelligente junge Frau, die unverhohlen ihre körperlichen Schwachstellen ansprach: die in der Tat sehr unvorteilhafte Bauchregion und einen Hängebusen, der zudem asymmetrisch war. Wir besprachen zwei Operationen – für Sabine der Aufbruch in ein neues Leben. Bei der ersten sollte der

Bauch gestrafft werden, bei der zweiten einige Wochen später ihre Oberarme und Brüste, die rechts mit 225 Gramm Silikon und links mit 350 Gramm ausgeglichen wurden. Es war schwierig genug, aber es hat alles gut geklappt, obwohl ich nicht sagen kann, dass Sabine jetzt den perfekten Körper hat.

Ich kenne leider die oft übertriebenen Erwartungen von Patienten nach der Operation nur allzu gut, doch bei Sabine war ich fast gerührt, wie dankbar sie war. Sie fiel mir und meinem Kollegen um den Hals und hatte Tränen in den Augen. Ihr Bauch ist jetzt schön glatt, ihr Busen voll und rund. Sie selbst sagt: »Ich habe kein Wunder erwartet, doch so, wie ich mich in alter Erinnerung habe, war es schon ein Wunder, als ich mich zum ersten Mal nackt gesehen habe. Ich habe zwar keinen Body wie Bo Derek, aber ich mag meinen Körper, so wie er jetzt ist.«

Sabine ist ein anderer Mensch geworden. »Ich bin stolz auf das, was ich erreicht habe.« Sie hat jetzt eine eigene Wohnung, geht aus, hat keine Scheu mehr vor Männern, ist souverän in Ton und Umgang. Eine attraktive Frau, die sich wohlfühlt und dem Leben endlich seine besten Seiten abgewinnt. Und wenn sie alte Fotos von sich sieht, sagt sie sich im Stillen: Ja, ich fühle mich schön!

16. Ivo Pitanguy – Freund, Nestor, Vorbild

»*Sensibilität für Ästhetik ist die wichtigste Eigenschaft, um einen Beruf wie meinen erfolgreich ausüben zu können.*« *Ivo Pitanguy*

Man sagt, dass Vorbilder geachtet, aber nicht geliebt werden. Das ist im Prinzip richtig. Ich liebe meine Frau und meine Kinder. Und ich achte und verehre Professor Ivo Pitanguy, Jahrgang 1926, aus Brasilien. Er ist der Nestor der modernen Schönheitschirurgie, die er mitbegründete. Und ich glaube felsenfest, dass wir nicht nur Freunde sind, sondern auch Seelenverwandte, mit den gleichen Auffassungen von Ästhetik, Natur, Loyalität, Lebensführung und Lebensstil. Schon als Schüler war mir dieser Mann wichtiges Vorbild; sein Wirken und seine Auffassung von ästhetischer Chirurgie haben meine Berufswahl bestimmt. Er ist für mich eine Art Vaterfigur geworden.

Die Karriere des berühmtesten Schönheitschirurgen der Welt begann mit einer Tragödie: Nach dem Medizinstudium, das er bereits mit vierzehn begann, weil er mithilfe seines Vater die Unterlagen gefälscht und sich drei Jahre älter gemacht hatte, ließ er sich als plastischer Chirurg ausbilden, mit Stationen in den USA, England und Frankreich. Danach gründete er 1959 am allgemeinen Krankenhaus Santa Casa de Misericórdia in Rio de Janeiro die erste Abteilung für Handchirurgie, und 1960 wurde er Professor für plastische Chirurgie an der Pontifical Catholic University in Rio. Dann, in der Nacht des 17. Dezembers 1961, eine Katastrophe: Der Gran Circo Norte Americano brannte aus, 323 Menschen starben, 2500 Menschen erlitten schwere Brandverletzungen, allein in Pitanguys Abteilung kamen 300 Kinder mit teilweise schwersten Verbrennungen. Drei Tage und drei Nächte hat Pitanguy mit seinem Team ohne

Unterbrechung operiert. Später sagte er mir bei einem Besuch am Bodensee: »Ich habe mit diesen Kindern gelitten, die sterben wollten, als sie ihre zerstörten Gesichter sahen. Damals schwor ich mir, mein Leben dem Ziel zu weihen, die rekonstruktive und die ästhetische Chirurgie zu verschmelzen.«

Heute, nach fünf Jahrzehnten Praxis und weit über 40000 operierten Patienten, verkörpert Ivo Pitanguy den internationalen Maßstab für gute Schönheitschirurgie. Über 500 Ärzte hat er ausgebildet, noch heute bettelt bei ihm der medizinische Nachwuchs um die Gnade einer Assistenz. Pitanguy hat einige chirurgische Verfahren entwickelt, etwa bei der Straffung von Bauch und Gesäß. Man nennt ihn ehrfürchtig den »Michelangelo des Skalpells«. Obwohl er prinzipiell kein Wort über seine prominenten Patienten verliert, liest man immer wieder, dass dieser vitale Mann im Laufe seiner Karriere unter anderen Sophia Loren, Jackie Onassis, Farah Diba, Brigitte Bardot, Joan Crawford, Raquel Welch, Zsa Zsa Gabor, Melina Mercouri, Leni Riefenstahl, Gina Lollobrigida, Betty Ford, Julio Iglesias, Prinzessin Anne, die Herzogin von Windsor, König Hussein von Jordanien und François Mitterrand behandelt hat. Er gab der Hollywood-Schauspielerin Marisa Berenson nach einem schlimmen Unfall die Schönheit zurück, und er rekonstruierte Niki Lauda 1976 nach seinen schlimmen Verbrennungen beim Formel-1-Feuercrash auf dem Nürburgring das Gesicht.

Meine erste Begegnung mit Professor Pitanguy hatte ich als blutjunger Medizinstudent. Es wurde Freundschaft.

Ich habe Ivo Pitanguy 1971 persönlich kennengelernt. Als junger Student hatte ich meine gesamten Ersparnisse, die ich in den Semesterferien als Bademeister am Bodensee verdient hatte, zusammengekratzt und war nach Brasilien geflogen. Über zehn Stunden hatte ich in seiner Klinik darauf gewartet, dass man mich endlich zu ihm vorließ. Da sagte er: »Ich habe noch nie einen so hartnäckigen Medizinstudenten gesehen. Aus Ihnen wird bestimmt mal was Besonderes.« So entwickelte sich eine lebenslange Freundschaft. Ich verdanke ihm viele prominente Patienten, denen er zu einem Eingriff in der Bodenseeklinik riet, weil ihnen der Weg nach Brasilien zu weit war.

Professor Pitanguy hat mir außerdem die Kunst nahegebracht. Ein guter Schönheitschirurg muss kunstverständig sein. Er muss Ästhetik und schöne Formen lieben, und in diesem Bereich hätte ich keinen besseren Lehrmeister haben können als Ivo Pitanguy – der überaus kunstvoll zu leben versteht. Salvador Dalì, ein guter Freund (und Patient?), widmete ihm eine Skulptur. Er setzte Pitanguys Kopf auf einen Pferdekörper und machte ihn zum Kentaur. Ivos Kunstsammlung – darunter Werke von Picasso, Chagall, Matisse, Magritte, Miró – würde die meisten Museen schmücken. Sein Credo: »Sensibilität für Ästhetik ist die wichtigste Eigenschaft, um einen Beruf wie meinen erfolgreich ausüben zu können.« Und er kümmert sich um zeitgenössische Kunst wohl nicht zuletzt deshalb, weil sein Sohn Bernardo zur Crème der Gegenwartskünstler Brasiliens zu zählen ist. »Malerei ist meine Leidenschaft, weil sie mit der Poesie verwandt ist«, sagt er. Ich habe nie wieder einen Mediziner erlebt, der so belesen ist wie Ivo Pitanguy. Französische Literatur liest er im Originaltext, überhaupt ist er ein Sprachgenie. Italienisch, Französisch, Spanisch und Englisch spricht er akzentfrei, und sein Deutsch ist beinahe perfekt.

Ivo lebt wie ein Künstler in gediegenem Luxus, der bei ihm so selbstverständlich und lässig wirkt, als wäre er hineingeboren, was aber nicht der Fall ist. Alles hat er sich erarbeitet: eine Privatinsel »Ilha dos Porcos Grande«, wo der Umweltschützer Pitanguy ein ökologisches Schutzgebiet errichtet hat, in dem Fauna und Flora ohne äußere Einflüsse gedeihen, seinen Privathubschrauber, seine Villa inmitten eines üppig blühenden Tropengartens in Gávea, einem der Nobelvororte von Rio, sein Chalet von Gstaad in den Schweizer Alpen, sein Appartement in Paris, die Fülle der Kunstwerke, die er gesammelt hat und mit seiner Frau Marilu, mit der er über fünfzig Jahre verheiratet ist, sehr bewusst genießt. Dennoch hält er sich eisern an Disziplin. Seine Vitalität verdankt er einer positiven Lebensenergie und dem Sport. Ivo und Marilu trainieren dreimal in der Woche Karate, er schwimmt, geht tauchen, fährt im

Winter in der Schweiz Ski, fischt und ist ein leidenschaftlicher Tennisspieler. »Bewegung ist die Basis für Gesundheit und Attraktivität«, pflegt er zu sagen. Das ist auch meine Meinung.

Er steht mit über achtzig Jahren noch immer fast täglich am OP-Tisch

In seiner Clínica Ivo Pitanguy in der Rua Dona Mariana im vornehmen Ortsteil Botafogo ist er nach wie vor der Mittelpunkt. Er hat dieses weltberühmte Institut 1963 in einem Villenanwesen gegründet. Inzwischen arbeiten dort über siebzig Menschen, Ärzte, Krankenschwestern, Pflege- und Verwaltungspersonal. Pitanguy ist trotz seines hohen Alters überaus aktiv. Er operiert fast jeden Tag in einem seiner drei OP-Säle. Auch diesbezüglich hat er Vorbildfunktion für mich. Wenn ich fit und gesund bleibe, möchte ich auch bis ins hohe Alter operieren. Mittlerweile hat seine Tochter Dr. Gisela Pitanguy, Ärztin und Physiotherapeutin, die Leitung der Klinik übernommen. Die Mutter von drei Kindern hat offensichtlich die soziale Intelligenz ihres Vaters geerbt. Sie begleitet und unterstützt die Patienten während des gesamten Prozesses ihrer körperlichen Veränderung. In enger Zusammenarbeit mit den Chirurgen befasst sie sich schon vor der Operation mit den Beweggründen ihrer Patienten. Denn oft steht hinter dem Wunsch nach einem veränderten Äußeren eine lange persönliche Leidensgeschichte, die Gisela im gemeinsamen Gespräch analysiert und ergründet. Um voreilig getroffene Entscheidungen und Enttäuschungen zu vermeiden, stehen für sie die intensive Auseinandersetzung und Selbstanalyse eines jeden Patienten im Vordergrund. So halten wir es auch in der Bodenseeklinik.

Ivo Pitanguy hat zahlreiche Sachbücher und über tausend wissenschaftliche Publikationen veröffentlicht. Neben seiner Arbeit als Chirurg kümmert er sich um die Ausbildung des chirurgischen Nachwuchses. Dem sagt er Sätze, die wie in Stein gemeißelt sind: »Ein völlig symmetrisches Gesicht wirkt monoton. Die Medien zeigen fast immer diese statuarische Schönheit. Sie wirkt wie eine Totenmaske, das Gegenteil von Leben. Meinen Patientinnen muss ich immer wieder erklären, dass Schönheit aus einer glücklichen Kombination winziger Abweichungen vom Regelmaß entsteht, nicht aus der Aneinanderreihung von idealtypischen griechischen Nasen, Mandelaugen oder Schmolllippen.« Wie sehr und wie übertrieben Letztere in Mode gekommen sind, dafür hat Ivo nur ein Kopfschütteln übrig. Bei einem Besuch in Berlin sagte er in einem Interview mit der »Welt«-Autorin Inga Griese ein paar Sätze, die ich genauso hätte sagen können: »Es gibt viele schlechte Ärzte heute. Ärzte, die nicht richtig aufklären. Aber die falschen Bilder sollten nicht der Maßstab sein. Wenn von mir jemand diese absurden Lippen will, überzeuge ich sie, dass es hässlich ist.« Einen guten Arzt erkenne man an seiner fundierten Ausbildung und am »natürlichen Aussehen« seiner Patienten. Man darf nicht sehen, dass und was er operiert hat.

Ivo Pitanguy ist Arzt, Künstler, Philosoph und Menschenfreund

Ivo Pitanguy ist der wohl teuerste Schönheitschirurg der Welt, und er ist einer der bekanntesten Brasilianer. Alle kennen und mögen ihn, seine Popularität wird nur noch von der Pelés übertroffen. Das Leid der Ärmsten in seinem Land berührt ihn tief und machte ihm frühzeitig bewusst, dass alle Menschen, ungeachtet ihrer sozialen und materiellen Stellung, den gleichen Anspruch auf Würde haben. Um sicherzustellen, dass auch finanziell Benachteiligte rekonstruktive plastische Chirurgie in Anspruch nehmen können, gründete Pitanguy 1960 eine humanitäre Einrichtung am Santa Casa General Hospital. Hier wird sozial benachteiligten Kindern und Erwachsenen ermöglicht, sich einer schönheitschirurgischen Operation zu unterziehen. Einmal in der Woche operiert er mit seinem Team unentgeltlich. Er repariert nicht nur Verletzungen nach Unfällen, Verbrennungen und Missbildungen, er richtet auch mit ästhetischen Chirurgeneingriffen Augen, Nasen, Brüste, strafft Gesichter, saugt Fett ab. Die Warteliste der Kinder, Frauen und Männer, die auf eine kostenlose OP warten, ist sehr lang, trotz der 1500 Gratisoperationen im Jahr. Für ihn ist Schönheitschirurgie eine klassenlose Medizin. Für seinen unermüdlichen Einsatz wurde Ivo mit höchsten internationalen Auszeichnungen geehrt.

Alle zwei Jahre führe ich in Lindau den Internationalen Kongress für ästhetische Chirurgie durch, und jedes Mal freue ich mich, Professor Pitanguy als Ehrengast und Starredner begrüßen zu dürfen. »Werner Mang ist ein guter Freund von mir. Ich staune über seinen weltweiten Erfolg.« Dieser geniale Mediziner und ebenso herzliche wie weise Mann sagt, dass er sich jung fühle, »weil ich meine Sehnsucht behalten habe«. Der Journalistin Eva Karcher sagte er einmal zum Thema Alter, dass man heute Schönheit als Jugend verkaufe. »Man unterschätzt die Reife des Alters. Das ist ein riesiger Fehler.« Er kenne auch den Tod und habe keine Angst vor ihm: »Ich möchte, wie es Mark Aurel beschrieben hat, später einmal vom Baum fallen wie eine reife Olive und dem Baum danken, der mich getragen, und der Erde, die mich genährt hat.«

Wenn ich solche Sätze höre, bin ich stolz auf meinen Beruf.

17. Schönheit ohne Skalpell

»*Sport, gesunde Ernährung, acht Stunden Schlaf und regelmäßiger Sex sind oft besser als der Gang zum Schönheitschirurgen.*« Werner Mang

Wahre Schönheit kommt von innen, lautet ein altes Sprichwort. Wie wahr: Schauen Sie sich schwangere Frauen an, manchmal strahlen sie von innen heraus. Auch frisch Verliebte haben diese unglaublich positive Aura. Schönsein bedeutet also Wohlbefinden. Im Einklang mit sich selbst zu sein. Diese innere Harmonie leuchtet nach außen. Glück macht also schön. Das Skalpell allein kann keine Schönheit erschaffen, ohne dass der Mensch mitarbeitet. Leider macht (tut) er das in vielerei Hinsicht meistens nicht. In meinem Buch »Schönheit maßgeschneidert« (Econ Verlag) habe ich dargestellt, wie man ohne Schönheitsoperationen gesund, fit und attraktiv wird und bleibt.

Zunächst einmal die Sünden, die täglich millionenfach begangen werden: schlechte Ernährung (zu viel Fett und Kohlenhydrate, Junkfood, zuckerhaltige Getränke etc.), zu viel Sonne, Nikotin, permanenter Alkoholgenuss, zu wenig Schlaf, zu viel Stress und Bewegungsarmut lassen Menschen vorzeitig altern und krank werden. Nikotin und Alkohol fördern wie auch die UV-Strahlen der Sonne die Bildung freier Radikale, jener aggressiven Sauerstoffmoleküle, die unsere Zellen zerstören und dabei vorzeitige Alterung, Rheuma, Arteriosklerose und möglicherweise sogar Krebs auslösen können. Zudem schränkt Nikotin die Durchblutung der obersten Hautschichten ein, die Haut wird fahl und grau. Außerdem entzieht jede Zigarette dem Körper rund 40 Prozent Vitamin C, ein Biostoff, der dringend zur Abwehr freier Radikale und zum Aufbau des Bindegewebes benötigt wird. Alkohol und Nikotin fördern zudem die Bildung von Knitterfältchen und roten Äderchen, denn sie entziehen der Haut Feuchtigkeit, verlangsamen den Stoffwechsel und führen somit zu erweiterten Gefäßen. Und wer langfristig zu wenig schläft, behindert damit den Hauterneuerungsprozess: Zellmüll lagert sich ab, die Haut wirkt erschöpft und fahl. Die Regulierung des Feuchtigkeitshaushalts wird empfindlich gestört, die Haut wird trocken und zeigt feine Knitterfältchen. Und Bewegungsarmut, das weiß jeder, ist der Feind des Körpers. Wer rastet, der rostet.

Stress macht dick, Sex macht schlank und schön

Dazu sollte man allerdings auch wissen, dass uns nicht nur fettes Essen, Zucker und Alkohol fett machen, sondern auch Stress. Stress ist kein Phänomen der Neuzeit, sondern ein Relikt aus den frühen Zeiten der Menschheit, das den Menschen beim Überleben half. Stand ein Steinzeitmensch plötzlich einem hungrigen Raubtier gegenüber, so stellte der Körper sofort Energie für blitzschnelle Reaktionen zur Verfügung. Hormone wie Adrenalin, Noradrenalin und Cortisol werden ausgeschüttet und lassen das Herz schneller schlagen. Sie erweitern die Bronchien zur besseren Sauerstoffversorgung, setzen verstärkt Blutgerinnungsstoffe frei und versorgen die Muskeln verstärkt mit Nährstoffen. Der Steinzeitmensch konnte also blitzschnell die Flucht ergreifen oder den Kampf aufnehmen. Diese Muster laufen heute noch genauso bei Stresssituationen im menschlichen Körper ab. Wenn dann die Nebennieren Adrenalin ausschütten, wird das Blut mit Fett und Zucker durchflutet. Das sind die Energiereserven, die der Steinzeitmensch so dringend brauchte, um mit einem Höhlenbär fertig zu werden. Letzterer ist mittlerweile ausgestorben, doch der Stress mit seinen inneren Abläufen ist geblieben. Der Stoffwechsel ist gedimmt, es wird weniger Nahrung verbrannt. Befindet man sich heute in einem permanenten Stresszustand, wird Zucker im Blut immer wieder schnell abgebaut, was Heißhungergefühle entstehen lässt – die Gier nach Essen. Die wiederum begünstigt Fetteinlagerungen an Bauch und Hüften.

Es gibt also weiß Gott genügend Gründe, liebevoll (meinetwegen auch selbstverliebt) mit seinem Körper umzugehen, ihn ausreichend mit Schlaf, guter Ernährung und viel Bewegung zu verwöhnen. Dann wird das Ergebnis auch im Spiegel zu sehen sein: eine Attraktivität, die man sich selbst erarbeitet hat. Die natürlich ist und gesund.

Es mag komisch klingen, dass ausgerechnet ich als Schönheitschirurg Tipps gebe, wie man ohne Operationen attraktiv wird und bleibt. Doch ich bin der Meinung, dass viel zu viel und viel zu leichtfertig geschnitten wird. Weniger wäre da wesentlich mehr, auch wenn das die meisten meiner Kollegen nicht so gern hören. Manche Patienten kommen stressgeplagt und mit körperlichen Defiziten zu mir, die sie, bei entsprechender Anleitung, auch selbst beheben könnten, wenn sie denn nur wollten. Ich will es mal à la Karl Valentin ausdrücken: Wollen hätten wir schon können, aber mögen haben wir uns nicht getraut. Schönheit muss man sich erarbeiten, wenn man sie genießen will. Und Genießen war noch nie ein leichtes Spiel.

Schön sein muss man wollen – und das geht auch ohne OP

Viele Menschen leben nach dem »Wenn-dann-Prinzip« und wundern sich, dass sie dabei nie richtig glücklich werden. »Wenn ich erst einmal schlank bin, werde ich auch den richtigen Partner finden.« Für einige sind solche »Wenn-dann-Sätze« der ausschlaggebende Grund für eine Schönheitsoperation. »Wenn ich erst einmal schlankere Beine habe, dann werde ich mehr Anerkennung durch meine Umwelt bekommen.« Oder: »Wenn ich erst einmal einen größeren Busen habe, dann findet mich mein Mann attraktiver.« Sollten das die einzigen Beweggründe für eine Schönheitsoperation sein, kann ich nur raten: Finger weg! Echte Probleme in der Partnerschaft und im Beruf lassen sich durch das Skalpell garantiert nicht lösen.

Wer also mit seinem Aussehen unzufrieden ist und eine Verbesserung wirklich will, sollte nicht sofort eine Schönheits-OP anstreben, sondern erst einmal seine ganz persönliche Lebensweise überdenken. Rauchen Sie und trinken Sie zu viel? Haben Sie überdurchschnittlich viel Stress? Ernähren Sie sich ungesund und führen abends das Leben eines Couch-Potatos? Dann sollten Sie ernsthaft damit beginnen, mehr für sich zu tun. Es ist gesünder und preiswerter als ein Eingriff, der immer noch vorgenommen werden kann, wenn alle sanften und natürlichen Methoden versagen. Gesunde Ernährung und Sport sind wichtiger als jeder Schönheitschirurg. Ein guter Arzt wird dem übergewichtigen Patienten keine Fettabsaugung empfehlen, sondern eine Ernährungsumstellung und mehr Bewegung. Ein guter Arzt wird auch bei großporiger und fettiger Haut kein Peeling empfehlen, sondern der Patientin raten, aufs Rauchen zu verzichten. Dann kann sich die Haut wieder von selbst regenerieren.

Wenn man ohne Skalpell schön bleiben will, kann ich generell folgende Punkte empfehlen:

- Keine Zigaretten. Sie sind mit zu viel Sonne der Faltenmacher Nr. 1.
- Wenig Alkohol. Er schwemmt das Gesicht auf, macht Tränensäcke, lässt Äderchen platzen.
- Genügend Schlaf. Nachts regeneriert sich die Haut, im Körper läuft ein Anti-Aging-Programm ab. (23 Uhr bis 7 Uhr morgens, 8 Stunden)
- Mediterrane Ernährung mit viel frischem Obst, Gemüse, Salaten, Fisch und Olivenöl.
- Zweimal in der Woche Sex (mindestens). Das schüttet Glückshormone aus, macht die Haut fest. Genau wie beim Sport an der frischen Luft. Macht aber (noch) mehr Spaß, auch wenn's nicht in freier Natur geschieht.

Hier ein ganzer Katalog von Maßnahmen, die jede(r) selbst ergreifen kann, wobei richtiges Essen und Trinken eine wesentliche Rolle spielen.

ERNÄHRUNG

Grundsätzliches

Bereits mit zwanzig beginnt für viele junge Frauen der Kampf mit dem Gewicht. Das Wachstum ist abgeschlossen, Wachstumshormone, die Ernährungssünden auffangen, kreisen in immer geringerer Anzahl durch den Körper. Der Stoffwechsel wird nach und nach träger und verlangsamt sich pro Lebensjahrzehnt um etwa fünf Prozent. Während eine Zwanzigjährige rund 2000 Kalorien am Tag ohne Probleme zu sich nehmen kann, sind es bei einer Vierzigjährigen nur noch 1700. Wenn die Vierzigjährige aber weiter isst wie bisher und die überschüssigen 300 Kalorien nicht täglich einspart, nimmt sie in zwei Wochen etwa ein Pfund zu.

Überdies nimmt bei Frauen schon vor der Menopause die Muskelmasse deutlich ab. Und weil auch die für die Fettverbrennung zuständig ist, nimmt man schließlich automatisch zu. Außerdem verändert sich der Körper in den Wechseljahren auch optisch. Durch die Abnahme des Östrogens und den gleich hoch bleibenden Werten des Testosterons lagert sich bei manchen besonders am Bauch Fett ab (Apfel-Typ). Bei anderen entstehen die Pölsterchen eher an Hüften, Po und Oberschenkeln. Deshalb muss man den Abbau der Muskelmasse durch Bewegung verhindern. Außerdem sollte man unbedingt versuchen, durch ausgewogene Ernährung Fett zu reduzieren.

Fett ist nicht gleich Fett
Das richtige Beauty-Food enthält Ballaststoffe, gute Fette, Eiweiß, Vitamine, Mineralien und Spurenelemente. Deshalb ist eine gesunde Mischkost ideal. Sie besteht aus komplexen Kohlenhydraten, wie sie in Kartoffeln, Hülsenfrüchten oder in Vollkornprodukten stecken, gesunden Eiweißlieferanten wie Fisch, Krustentieren, Geflügel, magerem hellem Fleisch, fettreduzierten Milchprodukten, täglich etwa 700 Gramm frischem Obst und Gemüse – und Fett. Ja, Sie haben richtig gelesen! Fett ist nämlich nicht gleich Fett. Es kann sogar ein Fettverbrenner sein, weil es an der Bildung von bestimm-

ten Hormonen und Gallensalzen, die für eine gute Verdauung sorgen, beteiligt ist. Man muss nur das richtige Fett nehmen.

Da wären zunächst die gesättigten Fette, meist tierischen Ursprungs. Sie sind enthalten in rotem Fleisch, Butter, Käse, Wurst, Schinken, Speck, Sahne, aber auch in Kokos- und Palmfett. Gesättigte Fette erhöhen den Cholesterinspiegel, verstopfen Blutgefäße und können zu Herzerkrankungen führen. Sie kommen für uns nicht infrage.

Dagegen sind die ungesättigten Fette sehr gut. Wie Vitamine können sie nicht vom Körper selber erzeugt werden, deshalb sind sie bei unserer Ernährung so wichtig; wir müssen sie mit unserem Essen aufnehmen. Ungesättigte Fette stecken etwa in Oliven-, Raps- und Avocadoöl, in Fisch und Nüssen. Man sollte sich wie die Menschen im Mittelmeerraum (die weniger Herzinfarkte erleiden als andere Europäer) daran gewöhnen, täglich damit zu kochen, anstatt Butter, Margarine und gar Butterschmalz zu benutzen.

Und Zucker ist nicht gleich Zucker
Obst, Gemüse und Vollkornprodukte liefern komplexe Zucker, die erst einmal im Darm Stück für Stück zerlegt werden müssen oder, wie Fruchtzucker, in der Leber abgebaut werden. Sie erhöhen den Blutzuckerspiegel langsam und kontinuierlich, dadurch wird nur wenig Insulin ausgeschüttet. Kohlenhydrate aus Obst, Gemüse und Vollkornprodukten haben mit wenigen Ausnahmen einen niedrigen Glyx-Index, der wichtig ist für eine gesunde, ausgewogene Ernährung.

Dagegen treibt der normale Zucker, zum Beispiel in Haushaltszucker, Weißmehlprodukten, Kuchen, Limonaden, verschiedenen Fruchtjoghurts, Süßigkeiten und Bier, den Blutzuckerspiegel rasch in die Höhe. Die Bauchspeicheldrüse arbeitet auf Hochtouren, damit viel Insulin ins Blut gelangen und den Zucker verarbeiten kann. Doch innerhalb von zwei Stunden sinkt der Spiegel wieder genauso schnell. Gehirn und Nerven werden unterversorgt, der Körper reagiert gereizt, man wird müde, die Konzentration sinkt – und Heißhunger kommt auf. Das nennt man dann Unterzuckerung.

Beauty-Food – essen Sie sich schön!

Meine Frau sieht zehn Jahre jünger aus, als sie tatsächlich ist. Sie liebt Beauty-Food und könnte nur von Obst und Salaten leben. Dazu trinkt sie auch das Richtige: zwei Liter stilles Wasser pro Tag und grünen Tee. Wasser ohne Kohlensäure deshalb, weil Kohlensäure den Körper übersäuert und dadurch freie Radikale freisetzt. Gesundes Essen ist erfrischend und schmeckt gut. Hier eine alphabetische Hitliste der besten Früchte und Gemüse für die Schönheit:

Ananas enthalten das Enzym Bromelain, außerdem Kalium, Magnesium, Eisen, Jod und Zink. Bromelain hilft dabei, die Eiweißmoleküle aus der Nahrung aufzuspalten; die Körperzellen können dann diesen Fatburner leichter verwenden.
Aprikosen enthalten Beta-Carotin, das die Zellen vor UV-Strahlung schützt, Pantothensäure und Eisen, die beim Fettabbau helfen, sowie Salizylsäure, die antibakteriell wirkt.
Avocados sind kleine Kalorienbomben (450 Kalorien/Frucht), die aber auch jede Menge B-Vitamine und Biotin enthalten, das gut für das Wachstum von Haaren und Nägeln ist.
Bananen sind für die Verdauung sehr wertvoll, weil sie viele Ballaststoffe enthalten, außerdem Kalium, das den Körper entwässert. Und sie regen die Insulinproduktion an, damit im Gehirn Serotonin gebildet werden kann. Das macht nämlich glücklich.
Brokkoli enthält eine ganze Fülle von wertvollen Substanzen: sekundäre Pflanzenstoffe, die Hautzellen vor freien Radikalen schützen, B-Vitamine, die gut für den Stoffwechsel sind, Kalzium für die Versorgung der Knochen, Vitamin C für eine straffe Haut und Folsäure, die für Schwangere und ihren Nachwuchs wichtig ist. Im rohen Zustand sollte man vom Brokkoli nur die obersten kleinen Röschen essen.
Feldsalat liefert jede Menge Vitamin A, das den Hautzellen behilflich ist, sich zu erneuern. Er enthält auch Vitamin C für den Aufbau des Bindegewebes. Sein Eisengehalt sorgt für einen besseren Sauerstofftransport im Körper, was die Haut frisch aussehen lässt. Die Wirkung wird noch zusätzlich erhöht, wenn man den Feld-

salat mit einem hochwertigen Öl anmacht. Sein Vitamin E verstärkt die Wirkung des Vitamin C im Salat.

Karotten schützen durch ihren Beta-Carotin-Gehalt die Hautzellen vor UV-Strahlung, und die enthaltene Folsäure unterstützt den Aufbau der Zellen. Die gelben Rüben sollten leicht gedünstet und mit etwas ungesättigtem Fett überträufelt werden, so kann das Beta-Carotin besser vom Darm ins Blut gelangen.

Kartoffeln sind wahre Diener der Schönheit und des Wohlbefindens. Sie enthalten sehr viele Ballaststoffe für eine gute Verdauung, ihr Zink und Vitamin C stärken das Immunsystem. Und mit ihrem Kalium entschlacken und entwässern sie den Körper.

Shiitake-Pilze enthalten Vitamin D für den Knochenaufbau und Niacin, das die Zellen zur Energiegewinnung brauchen. Die traditionelle chinesische Medizin (TCM) verwendet diesen asiatischen Pilz schon lange.

Sojabohnen enthalten die östrogenähnliche Substanz Genistein und Vitamin B_2 gegen raue, rissige Haut. Außerdem stecken viele ungesättigte Fettsäuren in ihnen.

Ernährungsumstellung

Prinzipiell bin ich gegen Diäten. Mit ihnen erreicht man meist nur einen Jojo-Effekt und keine nachhaltige Wirkung. Wenn man schön, schlank und vital im Alter sein will, muss man seine Ernährung umstellen. Schlanke Menschen haben oft, trotz Falten, eine größere erotische und dynamischere Ausstrahlung, was wichtig ist für die Attraktivität. Und so fällt das neue oder andere Ernährungsprogramm nicht schwer:

Fünfmal täglich sollten Sie eine kleine Portion Obst und Gemüse essen. Das wäre beispielsweise ein Apfel, 100 ml frischer Obstsaft oder ein kleiner Salat.

Nur frisches Obst und Gemüse kaufen, am besten direkt beim Erzeuger, auf Märkten oder notfalls in gut sortierten Supermärkten. Tiefkühlgemüse ist übrigens viel besser als sein Ruf und jedenfalls viel besser als welke Früchte aus dem Regal. Es wird nach der Ernte direkt eingefroren und hat daher meist ähnlich viele Vitamine, Mineralien und Spurenelemente wie frische Ware.

Gemüse mit Stumpf und Stiel kaufen. So behält es seine natürlich gewachsene Schutzhülle, die seine Nährstoffe am besten einschließt.

Gemüse immer im Kühlschrank lagern. Die Kälte konserviert die Biostoffe. Bei Spargel, Brokkoli, Spinat, Pilzen, Blattsalaten oder Erdbeeren ist auch ein schneller Verzehr wichtig. Sie verlieren nämlich ihre Nährstoffe besonders rasch.

Waschen Sie Gemüse und Obst kurz mit lauwarmem Wasser. Salate und Kräuter immer kalt abspülen. Wichtig: Nie länger im Wasser liegen lassen, sonst spülen Sie die Vitamine raus. Niemals klein geschnittenes Obst und Gemüse waschen.

Kurzes Dämpfen, Dünsten, Pochieren, Sautieren und Grillen sind die gesündesten Zubereitungsarten für Gemüse, Fisch und Fleisch. Auch gut: kurzes Anbraten in ein paar Tropfen hochwertigem Öl im Wok.

Unnötiges Fett bei der Zubereitung von Speisen vermeiden. Vorsicht vor Wurst, Schinken, Käse und Milchprodukten. Verwenden Sie beim Kochen so weit wie möglich nur hochwertige Öle mit ungesättigten Fettsäuren. Die Fritteuse muss aus der Küche verbannt werden.

Sparsam mit Salz umgehen. Und dabei nur jodiertes Speisesalz verwenden. Meersalz wie Fleur de Sel enthält unter anderem Kalium, Magnesium und Mangan.

Frische Kräuter als Würze nehmen.

Weißer Zucker bringt den Insulinspiegel kurzzeitig nach oben und lässt ihn dann wieder schnell abfallen. Daher wenig davon verwenden oder am besten ganz meiden. (Denken Sie an den Zuckergehalt in Obstkonserven, vielen Fertig- und Halbfertiggerichten, in Limonaden und fertigen Fruchtsäften!) Lieber mit Vollrohrzucker, Honig, Apfel- und Birnensaft süßen.

Frischen Seefisch mindestens einmal in der Woche essen, am besten gedünstet oder kurz gegrillt. Er enthält die wichtigen Omega-3-Fette und Jod.

Ausreichend trinken, mindestens zwei Liter am Tag. Ideal sind stille Mineralwasser, Kräuter- und Früchtetees. Fruchtsaftschorlen wegen des Zuckergehalts im Verhältnis 1:3 mischen, ein Teil Fruchtsaft, drei Teile Wasser.

Schwarztee und Kaffee dürfen nicht zur täglichen Flüssigkeitsmenge gezählt werden, Bier und ähnliche alkoholische Getränke ebenfalls nicht. Sie entziehen dem Körper sogar Wasser. Deshalb sollten Sie zu einer Tasse Kaffee oder Tee immer auch ein Glas Wasser trinken. Das Gleiche gilt für Bier.

Ein kleines Stück Schokolade ist eine kleine Sünde wert. Nehmen Sie am besten eine mit einem Kakaoanteil von mindestens 60 Prozent. Sie enthält Phenylethylamin, einen Stoff, der auch im Gehirn von Frischverliebten produziert wird. Ein Glücklichmacher. Die Kombination von Fett und Zucker hebt außerdem den Serotoninspiegel an, was auch happy macht.

Mineralstoffe und Spurenelemente

Neben Vitaminen braucht der Körper sie, um die Zellen zu füttern. Dann kann er reibungslos arbeiten. Gerade Frauen sind bei Biostoffen häufig im Minus.

Eisen: Rund fünf Gramm stecken im Körper des Menschen, größtenteils in den roten Blutkörperchen, die den Sauerstoff zu den Körperzellen transportieren. Ist zu wenig davon im Blut, fühlen wir uns schlapp und sind auch anfälliger für Infektionen. 15 mg braucht der normale Mensch am Tag, Schwangere und Stillende bis zu 25 mg. Eisen ist enthalten in rotem Fleisch, Innereien, Fisch, Vollkornprodukten, Haferflocken, Leinsamen, Hülsenfrüchten, Sojabohnen, Spinat, Mangold. Der Körper akzeptiert besser tierisches Eisen als pflanzliches. Bei Eisenmangel sollte man ein zusätzliches Eisenpräparat mit Orangensaft einnehmen, der Vitamin-C-Gehalt verbessert die Aufnahme des Eisens.

Kalzium dient dem Aufbau und der Härtung von Knochen und Zähnen. Es hilft, Osteoporose zu verhindern. Bei Frauen nimmt bereits ab dreißig die Knochendichte ab. Der Mensch braucht 1000 mg täglich. Kalzium ist enthalten in Milch und Milchprodukten, Nüssen, Sesam, Brokkoli, Fenchel, Lauch, Vollkornprodukten sowie in einigen Mineralwassern. Die Vitamine C und D verbessern die Kalziumaufnahme des Körpers.

Kalium fördert die Reizübertragung von den Nerven auf die Muskeln. Außerdem regelt es den Wasserhaushalt des Körpers und sorgt dafür, dass überschüssige Flüssigkeit ausgesondert wird. Es aktiviert zudem Enzyme, die für den Fettabbau zuständig sind. Wir brauchen 2 bis 4 g täglich. Alle Gemüse- und Obstsorten, Nüsse, Pilze und Vollkornprodukte enthalten Kalium. Kaffee, schwarzer Tee und Cola sowie Entwässerungs- und Abführpräparate und bestimmte Medikamente wie Kortison und Theophyllin (Asthmamittel) führen zu Kaliummangel.

Magnesium ist am Aufbau von Eiweißen beteiligt und beeinflusst die Informationsübertragungen von den Nervenzellen auf die Muskulatur. Wir brauchen täglich 300 bis 400 mg, die therapeutische Dosis kann sogar bis zu 900 mg betragen. Magnesium ist in Mangold, Blattspinat und Brokkoli enthalten, aber auch in Nüssen, Vollkornprodukten, Hülsenfrüchten und Sojabohnen. Achtung: Große Mengen Magnesium können abführend wirken. Menschen mit eingeschränkter Nierenfunktion dürfen kein Magnesium einnehmen.

Jod steckt vor allem in der Schilddrüse, in der die Schilddrüsenhormone gebildet werden. Ein Jodmangel bringt die hormonellen Vorgänge im Körper durcheinander, führt zu einem Wachstum der Schilddrüse, zu einem Kropf und schließlich zu einer Schilddrüsenunterfunktion, die Müdigkeit, Gewichtszunahme, Depressionen, trockene Haut und Fettstoffwechselstörungen hervorrufen kann. Wir brauchen davon 0,2 mg, therapeutsch 1,5 mg in der Woche. Jod ist in Seefischen, Muscheln, Garnelen, Algen, in Jodsalz und in speziell jodierten Lebensmitteln wie Brot, Käse oder Wurstwaren enthalten. Bei einer Schilddrüsenüberfunktion dürfen keine Jodmittel eingenommen werden.

Selen schützt den Körper vor freien Radikalen. Dosis: 50 bis 200 mg täglich. Selen steckt in Seefisch, Austern, Garnelen sowie in Vollkornprodukten und Knoblauch. Selen und Vitamin E ergänzen sich in ihrer antioxidativen Wirkung, dagegen behindert Vitamin C die Selenaufnahme im Körper. Deshalb sollten Selen und Vitamin C nur im Abstand von mehreren Stunden eingenommen werden.

Zink schützt die Körperzellen vor freien Radikalen und ist an der Neubildung von Zellen beteiligt. Es stärkt außerdem das Immunsystem, verbessert die Wundheilung und sorgt für die Entgiftung des Körpers von Alkohol und Schwermetallen. Wir brauchen davon 12 bis 15 mg pro Tag. Zink ist in Seefisch, Austern, Fleisch, Milch und Käse sowie in Hafer, Gemüse und Hülsenfrüchten enthalten. Der Körper nimmt Zink aus tierischen Lebensmitteln besser auf als aus pflanzlichen. Zinkpräparate sollten nüchtern eingenommen werden – und nicht zusammen mit Eisen oder Kalzium. In Kombination mit Vitamin C wirkt es aber noch effektiver.

Grundsätzlich ist zu sagen, dass der tägliche Konsum von Obst und Gemüse sehr wichtig ist zur Abwehr der Zellenkiller freie Radikale. Und absolute Spitze sind Trockenfrüchte wie Pflaumen, Aprikosen, Rosinen, aber auch Blaubeeren, Spinat, Rosenkohl, Brokkoli, Orangen, rote Trauben, Kirschen, Grapefruits und Auberginen. Daher sollten diese wohlschmeckenden Anti-Aging-Helfer unbedingt in den täglichen Speiseplan eingebaut werden.

Hormone

Ich bin ein Naturmensch und habe was gegen Hormonpillen. Vielmehr achte ich auf gesunde Ernährung, die für einen ausgewogenen Hormonhaushalt sorgt. Hormone straffen die Haut, stärken die Muskulatur, das Gehirn und das Immunsystem, und sie lassen die Fettzellen schrumpfen – sie halten unseren Körper in Schwung. Wenn er mit dem richtigen Essen versorgt wird, liefert er auch die Stoffe, die uns jünger machen:

Serotonin ist das Glückshormon. Es stimmt uns fröhlich und steigert die Konzentrationsfähigkeit. Das Hormon wird im Körper aus der Aminosäure Tryptophan hergestellt, und dieses Tryptophan steckt in Rindfleisch, magerem Geflügel, Thunfisch, Lachs und Makrele sowie in Milch, Emmentaler, Gruyère- und Parmesankäse, in Hülsenfrüchten, Erd- und Haselnüssen sowie in Bananen und Datteln.

Wachstumshormon lässt die Muskeln wachsen, reduziert Fettzellen, macht die Haut dicker und strafft das Bindegewebe. Das Hormon, auch Somatotropin (STH) genannt, wird im Tiefschlaf von der Hirnanhangdrüse produziert. Das Wachstumshormon lässt sich am besten von einer Kombination aus Bewegung und Ernährung locken. Wichtig ist auch ausreichender Schlaf, denn es wird verstärkt in der Tiefschlafphase ausgeschüttet; man wird quasi im Schlaf schlank. Und wenn man mit der Ernährung dem Körper die Aminosäuren Lysin und Arginin liefert, kann er das Wachstumshormon bilden. Gut sind Joghurt, Hüttenkäse, Eier, Geflügel, Fisch und Meeresfrüchte.

Melatonin gilt als Wundermittel gegen den Jetlag, weil es dem Körper hilft, trotz unterschiedlicher Zeitzonen wieder einen vernünftigen Schlaf-Wach-Rhythmus zu finden. Das Hormon, das unsere innere Uhr reguliert, wird nachts in der Zirbeldrüse im Gehirn gebildet. Es sorgt für guten Schlaf, normalisiert den Blutdruck, reguliert den Insulinspiegel und soll die Zellen noch besser schützen als die Vitamine E und C. Nach neuen Erkenntnissen soll Melatonin auch das Herzinfarktrisiko senken und das Wachstum von Tumoren verhindern. Daher abends bevorzugt Kürbiskerne, Mandeln, Erdnüsse, Geflügel, Milch, Joghurt und Hüttenkäse essen. Aber: kein Sport mehr am späten Abend und vor dem Schlafengehen nicht in hellem Licht sitzen, das bremst die Melatoninausschüttung.

DHEA (Dehydroepiandrosteron) wird auf natürliche Weise in den Nebennieren gebildet und ist die Muttersubstanz von vielen weiteren Hormonen, darunter der Sexualhormone Östrogen und Testosteron. Es arbeitet gegen das Stresshormon Cortisol, schützt Nerven wie Gehirnzellen und fördert damit die Konzentrations-

und Merkfähigkeit. Außerdem stärkt DHEA das Immunsystem und höchstwahrscheinlich auch den Kreislauf. Zudem verhindert es, dass dem Körper zugeführte Kalorien als Depotfett gespeichert werden. Besonders ungesättigte Fettsäuren scheinen einen positiven Einfluss auf den DHEA-Spiegel im Körper zu haben. Und die nehmen wir mit Oliven-, Raps-, Lein-, Walnuss- und Weizenkeimöl zu uns, aber auch mit Nüssen, Avocados, fettem Seefisch wie Hering, Makrele oder Lachs. Notfalls helfen auch Fischölkapseln. Viele Menschen schlucken DHEA auch als Nahrungsergänzungsmittel. Doch Experten warnen davor: Es gebe keine Langzeitstudien über die Wirkung, festgestellt wurde, dass es bei Frauen zu Akne und Bartwuchs führen kann.

Östrogene sind die Hormone der Weiblichkeit. Sie steuern unter anderem den Monatszyklus, schützen vor Osteoporose, halten die Haut glatt und straff und beugen dem Herzinfarkt vor. Doch bereits ab dreißig nimmt die Produktion von Östrogenen ab, ab dem 39. Lebensjahr geht sie sogar deutlich zurück. Das sieht man besonders an der Haut. Schlafstörungen und depressive Stimmungen können ebenfalls Folgen des sinkenden Östrogenspiegels sein. Wenn mit Beginn der Wechseljahre der Progesteronspiegel absinkt, kommt es zu einem relativen Überschuss an Östrogen. Manchmal hat das Auswirkungen auf die Schilddrüse, und vereinzelt kommt es zu einer Unterfunktion. Diese Unterfunktion und der Östrogenüberschuss stehen in einem engen Verhältnis zueinander. Das Ungleichgewicht kann die Wirkung der Schilddrüsenhormone blockieren, selbst wenn die Schilddrüse normal arbeitet. Wenn dann zusätzliche Östrogene verordnet werden, verstärkt sich das Problem: Das Gewicht steigt in kürzester Zeit. Ein guter Arzt sollte also neben dem Östrogenspiegel auch immer die Schilddrüsenhormone überprüfen. Das Weiblichkeitshormon lässt sich sanft locken: mit Sojaprodukten, Salbei und Rotklee (als Kapseln). Auch ein Bier kann Frauen durch den darin enthaltenen Hopfen einen leichten Hormonkick geben.

Testosteron ist das Männlichkeitshormon. Es steckt in kleineren Mengen, aber auch im weiblichen Körper. Testosteron steuert die sexuelle Lust, wirkt hautstraffend und beugt Cellulite vor. Es sorgt auch für Durchsetzungskraft, Entschlossenheit, Mut und kann, wenn überschüssig vorhanden, zu Aggressionen führen. Um die Testosteronproduktion anzukurbeln, braucht der Körper einen Mix von Vitaminen A, C und E, Vitamine der E-Gruppe sowie die Mineralstoffe Zink, Magnesium und Mangan. Das alles findet man in Vollkorn- und Milchprodukten, Fisch und Nüssen. Alkohol, Nikotin und fettes Essen drosseln die Testosteronproduktion.

Vorsicht! Es ist auf jeden Fall abzuraten, Hormonpräparate – und das gilt auch für Hormoncremes – auf eigene Faust zu nehmen, denn Hormone sind keine Vitaminpillen, sondern Botenstoffe, die den Körper durcheinanderbringen und schwere Nebenwirkungen haben können. Man sollte sich also auf keinen Fall ohne ärztliches Anraten in der Internetapotheke oder bei einem USA-Besuch in den Drugstores bedienen. Nur ein erfahrener Mediziner kann entscheiden, ob und welches Hormon nötig ist – nachdem er bei dem betreffenden Patienten den Hormonstatus bestimmt hat.

Ultimatives Abnehmen

Magenballon
Wenn bei großem Übergewicht Sport und gebremste Kalorienzufuhr nichts nutzen, kann der Magenballon helfen. Dafür ist keine OP notwendig. Es handelt sich um einen Kunststoff- bzw. Silikonballon, der mittels Gastroskopie (Magenspiegelung) oral über die Speiseröhre in den Magen eingebracht und dort mit einer sterilen Kochsalzlösung aufgefüllt wird. In gefülltem Zustand ist der Ballon zu groß, um in den Darm oder in die Speiseröhre zu wandern, er schwimmt frei im Magen. Durch den Magenballon wird der Magen bei der Nahrungsaufnahme früher gefüllt. Die dann auftretende Dehnung des Magens löst ein Sättigungsgefühl aus. So kann man in wenigen Monaten bis zu 25 Kilo verlieren. Begleitet wird das Verfahren von einer unter Aufsicht durchgeführten Diät und einem Verhaltensmodifikationsprogramm. Spätestens nach sechs

Monaten kann der Ballon innerhalb von 20 Minuten problemlos entfernt werden.

Fasten

Es hält den Körper jung, das ist inzwischen auch wissenschaftlich bewiesen. Durch weniger Nahrung wird weniger Energie produziert und dadurch auch weniger freie Radikale. Die Zellschäden sind also geringer – der Anti-Aging-Prozess verlangsamt sich. Es gibt verschiedene Möglichkeiten des Fastens:

a) Zwei Wochen in der Buchinger-Klinik am Bodensee. Fasten unter ärztlicher Aufsicht. Sehr erholsam für Geist, Körper und Seele.

b) Dinner-Cancelling: Zweimal in der Woche fällt das Abendessen aus. Kostet gar nichts.

c) Six-to-six-Diet. Diese Fastenform kommt aus Schweden. Außer zwei kleinen Obstsäften, einer salzarmen Gemüsebrühe, zweimal Kräutertee und zwei Liter stilles Wasser nimmt man von 18 Uhr bis zum nächsten Tag 18 Uhr gar nichts zu sich. Der Stoffwechsel verlangsamt sich, die Organe erfahren einen gründlichen Reinigungsprozess. Und die Anti-Aging-Wirkung hält sogar noch bis zu 48 Stunden länger an, weil der Körper nicht sofort von Sparflamme auf »volle Kraft voraus« umschaltet.

SPORT

Winston Churchills Spruch »No sports at all« ist Quatsch. Bewegung und Sport sind das Beste, was man für den Körper tun kann. Sportliche Betätigung tut dem Köper einfach gut – solange sie nicht übertrieben wird. Vor allem sind es die Ausdauersportarten, die den Kreislauf in Schwung bringen und sich sehr positiv auf Aussehen und seelische Befindlichkeit auswirken. Also Joggen, Walking, Radfahren, Schwimmen, Skilanglauf, strammes Wandern. Der sportliche Ausgleich sollte regelmäßig und nicht sporadisch betrieben und von der Leistung her allmählich gesteigert werden, am besten unter ärztlicher Kontrolle. Finnische Wissenschaftler untersuchten 81 Frauen im Alter von 48 bis 63 Jahren, die an fünf Tagen in der Woche unterschiedlich intensiv walken mussten. Als Kontrollgruppe dienten 40 Frauen, die gar keinen Sport trieben. Das Ergebnis: Bereits bei geringer Belastung verbesserte sich bei den Sport treibenden Frauen die maximale Sauerstoffaufnahmekapazität, der Körperfettanteil nahm ab, und die Herzfrequenz sank um vier bis acht Schläge pro Minute.

Laufen

Meiner Meinung nach ist Laufen die einfachste, preiswerteste und beste Art, sich sportlich zu betätigen – und die effektivste Anti-Aging-Methode. Regelmäßiges Ausdauertraining wirkt auf alle Bereiche des Körpers. Die Haut wird durch die erhöhte Sauerstoffaufnahme besser durchblutet; das macht den Teint rosig, wirkt gegen Unreinheiten und beugt Cellulite vor. Laufen ist gut für das Immunsystem und regt die Bildung von Abwehrzellen gegen Viren und Bakterien an – und von Sexualhormonen. Man hat besseren und längeren Sex und braucht kein Viagra. Auch die Muskulatur profitiert von der Bewegung, und wo trainierte Muskeln sind, hat das Fett weniger Chancen. Fitness lockt das Glückshormon Serotonin an und baut das Stresshormon Cortisol im Blut ab. Dadurch kommt das vegetative Nervensystem wieder in Balance und das Schlafhormon Melatonin in Schwung. Patienten, die sich unwohl fühlen, mit ihrem Körper nicht im Einklang sind oder Übergewicht haben, empfehle ich, sich sportlich zu kleiden, bequeme Laufschuhe anzuziehen und täglich zuerst 30 Minuten zu gehen und dann, je nach Kondition, langsam zu laufen. Ein medizinischer Kreislaufcheck vor dem Joggen ist empfehlenswert. Man sollte auch immer nur so lange und so schnell laufen, wie man sich wohlfühlt. Die innere Uhr ist entscheidend, nicht die Höhe des Pulses. Keinesfalls sollte man sich überfordern, sondern Spaß am Laufen haben. Nachher merkt man, wie gut man sich fühlt. Am besten läuft man am Morgen vor der Arbeit. Der Versuch lohnt sich allemal, denn alle, die ich zum Laufen gebracht habe, fühlen sich wohler, vitaler und glücklicher.

Wie laufe ich richtig?
Zunächst sollte man es einmal barfuß auf einer Wiese probieren, denn die meisten Menschen laufen ohne Schuhe instinktiv richtig. Der häufigste Fehler ist, zuerst die Ferse aufzusetzen. Durch den punktuellen Bodenkontakt wird der gesamte Bewegungsapparat stark belastet. Richtig ist es, erst den Vorderfuß aufzusetzen, dann weich durchzufedern und erst dann mit der Ferse den Boden zu berühren. So wird der Schritt gleich weich angefangen.

Der richtige Anfang ist gar nicht so schwer
Am ersten Tag ohne Lauferfahrung sollte man folgendes Programm haben: eine Minute laufen, eine Minute gehen, wieder eine Minute laufen und wieder eine Minute gehen und so weiter. Fünf bis zehn Minuten schaffen so auch Untrainierte. Nach vier, fünf Tagen das Pensum steigern: zwei Minuten laufen, eine Minute gehen und so weiter. An die Gesamtlaufzeit des Vortages hängen Sie drei bis fünf Minuten dran. Nach drei Tagen sollte schon ein 3-1-3-Rhythmus funktionieren. Wenn Sie dreimal in der Woche laufen (der Idealfall!), könnten Sie Woche für Woche die Gesamtlaufzeit um drei bis fünf Minuten steigern. Im Normalfall sind Sie dann nach einem Monat in der Lage, 30 Minuten ohne größere Anstrengung am Stück durchzulaufen.

Die richtige Atmung
Anfänger verkrampfen sich beim Laufen rasch und bekommen schnell Seitenstiche. Mit der richtigen Atmung passiert das nicht. Und die funktioniert so: Loslaufen und auf drei Schritte einatmen, auf drei Schritte ausatmen und so weiter. Am Anfang muss man sich noch stärker auf diese Atemtechnik konzentrieren, was auch wichtig ist. Später atmet man automatisch richtig. Wichtig: Die Schultern hängen beim Laufen locker, die Arme schwingen entspannt neben dem Körper, die Hände nicht zu Fäusten ballen.

Das richtige Tempo
Wer sich beim Laufen voller Ehrgeiz überfordert, tut sich keinen Gefallen. Denn: Nur langsames Laufen verbrennt Fett. Um das

richtige Tempo zu finden, orientiert man sich an der Herzfrequenz. Faustregel: 220 Pulsschläge minus Lebensalter = der Maximalpuls. 60 bis 70 Prozent davon ist die optimale Fettverbrennungszone. Beispiel: 220 – Lebensalter von 50 = 170. Davon 60–70% = 102–119 Pulsschläge bei der optimalen Verbrennungszone. Investieren Sie unbedingt in eine Pulsuhr (Herzfrequenzmesser), die Ihnen auch mit akustischen Signalen anzeigt, ob Sie in Ihrer optimalen Zone sind. Achten Sie bei der Wahl der Pulsuhr auf gut lesbare Ziffern, Beleuchtung, Stoppuhrfunktion und einen codierten Gurt. So vermeiden Sie Störfrequenzen von Pulsuhren anderer Läufer. Prüfen Sie unbedingt Ihren Ruhepuls. Normal liegt er zwischen 60 und 80. Bei regelmäßigem Laufen kommt der Körper immer schneller vom Belastungs- auf den Ruhepuls zurück.

Die richtigen Schuhe
Man sollte sie im Fachgeschäft kaufen, wo geschulte Verkäufer beraten. Sie fragen nach Gewicht, Laufstil, Laufuntergrund und Beinstellung. Außerdem gibt's meist ein Laufband mit Videokontrolle, um die Schuhe vor dem Lauf zu testen. Frauen kommen meist mit speziellen Damenlaufschuhen besser zurecht, bei den breiteren Herrenmodellen »schwimmen« sie oft im Schuh, das kann zu Blasen führen. Laufschuhe sollte man nur nachmittags kaufen: Dann ist der Fuß ungefähr so ausgedehnt wie beim Sport.

Die richtige Kleidung
Die ist genauso wichtig wie richtige Schuhe, wenn das Laufen Spaß und nicht krank machen soll. Moderne Laufbekleidung ist aus sogenannten Funktionsfasern. Das sind moderne Synthetikstoffe (z. B. Drylete oder Coolmax), die luftdurchlässig sind, den Schweiß aufsaugen und ihn nach außen von der Haut wegtragen. So bleibt der Körper trocken und kann nicht so leicht auskühlen. Außerdem ist Funktionsbekleidung auch wind- und regenabweisend. Auch die Socken sollten aus Synthetikfasern sein. Baumwollsocken saugen sich mit Feuchtigkeit voll, dehnen sich aus, bilden Falten und können so zu Blasen führen. Außerdem sollte man an kühlen Tagen an eine Kopfbedeckung denken, denn etwa 40 Prozent der Kör-

perwärme gehen über den Kopf verloren. Im Sommer schützt ein Stirnband die Augen vor Schweiß.

Was tun gegen Muskelkater?
Das sind feinste Mikroverletzungen des Muskels. Tritt bei Ungeübten etwa 24 bis 48 Stunden nach dem Training auf. Bei Krämpfen Magnesiumtabletten nehmen. Dann braucht man erst einmal Ruhe. Schrauben Sie die Intensität des Trainings unbedingt zurück! Abreibungen mit einem Coolpack aus der Apotheke oder Enzymtabletten sorgen für Linderung. Am besten sollte man sich vor dem Sport zehn Minuten lang aufwärmen (etwa durch strammes Gehen oder Walking), dann hat der Muskelkater weniger Chancen.

Wie motiviere ich mich?
Ich glaube, dass das Schwierigste beim Joggen die eigene Motivation ist. Immer wieder fragt uns der innere Schweinehund: *Warum machst du das eigentlich? Das Leben könnte doch so schön sein! Geh doch in den Biergarten! Oder leg dich auf die faule Haut, du hast es verdient!* Ich weiß, dass diesen Verlockungen sehr schwer zu widerstehen ist. Aber es muss nun mal sein! Legen Sie sich ein Fitness-Tagebuch zu, notieren Sie täglich, welche Erfolge Sie erzielt haben, wie lange und wie weit Sie gelaufen sind. Das motiviert ungemein. Und schreiben Sie sich auf, warum Sie überhaupt trainieren. Für ein besseres Aussehen? Für bessere Kondition? Weil es gesund ist und Sie sich jünger fühlen wollen? Weil es Ihnen ganz einfach Spaß macht? Oder alles zusammen? Sie werden merken, dass der innere Schweinehund wesentlich weniger Chancen hat, wenn Sie sich Ihre eigenen Notizen vor Augen führen. Dann gewinnt der gesunde Ehrgeiz.

RELAXEN

Die Haut ist der Spiegel unserer Seele. Deshalb erröten viele in peinlichen Situationen oder wenn sie die Unwahrheit sagen, deshalb wachsen Pickel vor einer wichtigen Prüfung oder Verabredung, und deshalb sehen so viele in Stresssituationen richtig alt aus. Unser seelischer Haushalt hat also Auswirkungen auf unser Äußeres. Deshalb müssen wir zusehen, dass wir so weit wie möglich ausgeglichen und entspannt sind, der Körper dankt es uns. Die wichtigste Entspannungsübung ist der Schlaf, der buchstäblich schön machen kann.

Schlafen

Mein oberstes Gebot ist: nach einem vierzehnstündigen Arbeitstag täglich acht Stunden Schlaf. Wenn ich nicht vor Mitternacht ins Bett gehe, fühle ich mich am nächsten Morgen wie gerädert. Im Schlaf kann ich physisch und psychisch regenerieren. Ich liebe es, zu schlafen und im Bett zu liegen.

Was passiert im Schlaf?
Im Schlaf arbeitet der Körper im Schongang und erholt sich. Die Atmung ist flacher, Herzschlag und Pulsfrequenz verringern sich, der Blutdruck und die Körpertemperatur sinken, die Muskelspannung geht zurück, weshalb schlafende Menschen auch so entspannt aussehen. Nur das Gehirn schläft nie. Während wir schlummern, werden neue Informationen im Kopf gespeichert und andere, die nicht mehr benötigt oder gar unerwünscht sind, werden gelöscht. Der Schlaf verläuft nach einem genauen Muster in rhythmischen Phasen, die jeweils 90 Minuten dauern. Nach dem Einschlafen versinkt man in den ersten, noch leichten Schlaf, bis die erste Tiefschlafphase, die sogenannte Non-REM-Phase (non rapid eye movement) erreicht ist. Nach rund eineinhalb Stunden wird der Schlaf langsam leichter, das Gehirn aktiver, der REM-Schlaf beginnt. Jetzt träumen wir, begleitet von intensiven, raschen Augenbewegungen unter den geschlossenen Lidern. Gesunder Schlaf ist für unsere Haut immens wichtig, denn in der Nacht findet im Körper ein fantastisches Schönheitsprogramm statt. Die Zellen teilen sich achtmal schneller als am Tag, Unmengen alter Hornschüppchen werden abgestoßen. Außerdem startet der Körper ein hauteigenes Reparaturprogramm mit speziellen Enzymen, die unter anderem freie Radikale bekämpfen und Zellschäden ausmerzen.

Im Alter weniger Schlaf?
Die weit verbreitete Ansicht, dass ältere Menschen weniger Schlaf brauchen, ist schlichtweg falsch. Schlafverluste können Menschen im Ruhestand jedoch dadurch kompensieren, dass sie tagsüber ein Nickerchen machen, wenn ihnen danach ist. Sie haben ja genügend Zeit. Während der Anteil des Traumschlafs im Alter gleich bleibt, verkürzt sich der Tiefschlaf deutlich. Störend auf den Schlaf können sich auch chronische Erkrankungen wie Asthma, Herzerkrankungen, Arthritis oder Harndrang auswirken. Auch der Verlust des Partners kann zu Schlaflosigkeit und Depressionen führen. In Studien wurde festgestellt, dass 75 Prozent der verwitweten Menschen einen Monat nach dem Tod des Partners noch unter Schlafstörungen leiden. Bei der Hälfte von ihnen hielten die Probleme ein Jahr und länger an.

Was stört unseren Schlaf?
Nicht nur Geräusche von außen, wenn etwa der Nachbar eine Party feiert, sind schuld an Schlafstörungen. Psychische Ursachen wie Ärger, Stress, Liebeskummer, Depressionen und Ängste können ebenso den Schlaf stören wie bestimmte Medikamente (Steroide gegen Schmerzen/Schwellungen, Asthma-Medikamente). Glücklicherweise leide ich nicht unter Schlafstörungen, obwohl die alle Anzeichen einer Volkskrankheit haben. Nach Schätzungen der Deutschen Gesellschaft für Schlafforschung und Schlafmedizin sind in Deutschland 20 Millionen Menschen davon betroffen, Tendenz steigend. Ob ein Grund auch unser maßloser Fernsehkonsum ist? Vermeiden Sie deshalb wahlloses Fernsehen, schauen Sie sich besser nur ausgesuchte Sendungen oder Filme an. Besser noch: gute Bücher lesen (entspannt und fördert gleichzeitig die Konzentrationsfähigkeit), mindestens eine halbe Stunde täglich spazieren gehen, keine schwere Kost am Abend und eine positive Lebenseinstellung.

Was hilft gegen Schlafstörungen?
Die gute alte Schlaftablette möchte ich weniger empfehlen. Diese Medikamente aus der Gruppe der Benzodiazepine machen in kürzester Zeit, nach ein bis zwei Wochen, abhängig und verkürzen die

Tiefschlafphase, sodass sich die Patienten am nächsten Morgen schlapp und unausgeschlafen fühlen. Harmloser sind da frei verkäufliche Antihistaminika (mit dem Wirkstoff Doxylamin); das sind Medikamente gegen Allergien, die als Nebenwirkung müde machen. Von ihnen wird man nicht süchtig, sie können aber Nebenwirkungen wie Mundtrockenheit, Verstopfung oder Koordinationsstörungen haben. Garantiert unschädlich sind natürliche Mittel wie Baldrian, Hopfen, Melisse und Passionsblume, die oft auch kombiniert in pflanzlichen Schlafmitteln enthalten sind. Ich hingegen vertraue am liebsten auf das gute alte Glas heiße Milch mit Honig, das wirkt und schmeckt auch am besten.

Tipps für guten Schlaf:

- Stehen Sie jeden Tag möglichst zur gleichen Zeit auf.
- Gehen Sie nur schlafen, wenn Sie wirklich müde sind.
- Seien Sie bezüglich des Nickerchens konsequent: Schlafen Sie entweder jeden Nachmittag oder gar nicht. Sonst drohen Schlafstörungen.
- Nehmen Sie vor der Bettruhe ein warmes Bad mit ätherischen Ölen (Lavendel, Neroli, Vanille, Rose) und eine Tasse Kräutertee.
- Bringen Sie jeden Morgen und jeden frühen Nachmittag Ihren Kreislauf mit Spazierengehen oder Sport in Schwung, aber vermeiden Sie das kurz vor der Bettruhe.
- Trinken Sie nach 16 Uhr keine aufputschenden Getränke wie Cola, Kaffee oder schwarzen Tee.
- Trinken Sie kurz vor dem Schlafengehen keinen Alkohol, besonders, wenn Sie schon müde sind.
- Rauchen Sie nicht kurz vor dem Schlafen.
- Sitzen Sie abends nur bei gedimmtem Licht, unsere innere Uhr reagiert auf Dunkelheit und stimmt so den Körper auf Schlaf ein.
- Lüften Sie das Schlafzimmer vor der Bettruhe zehn Minuten bei geöffnetem Fenster, das auch die Nacht über aufbleiben sollte. Die meisten Menschen schlafen nämlich zu warm. Die ideale Raumtemperatur liegt bei 17 Grad.

Andere Entspannung

Yoga ist eine uralte Methode, um Körper, Geist und Seele in Einklang zu bringen. Sie sollte aber gelernt sein. Besuchen Sie einen Yoga-Kurs, und versuchen Sie sich unter Anleitung an der wirkungsvollen Übung »Sonnengruß«, die Atmung und Kreislauf anregt, die Muskulatur dehnt und die Konzentration fördert.

Anspannen kann auch entspannen. Das hat der Amerikaner Edmund Jacobson bereits Anfang des 20. Jahrhunderts entdeckt. Er nannte seine Methode Progressive Muskelrelaxation (PMR). Durch gezieltes Anspannen und blitzartiges Entspannen kommt man innerhalb kürzester Zeit in einen angenehm entspannten Zustand: Einen oder auch mehrere Muskeln mit aller Kraft rund zehn Sekunden anspannen und dann abrupt loslassen. Dazu am besten kurz die Luft anhalten und beim Entspannen des Muskels tief und hörbar laut ausatmen. PMR hilft gegen Schlafstörungen, Nervosität und Prüfungsstress. Der Schauspieler Til Schweiger kurierte damit seine Flugangst.

Düfte können wie Beruhigungsmittel wirken. Blitzschnell und ohne Nebenwirkungen. Die Nase steht nämlich in direkter Verbindung mit dem limbischen System im Gehirn. Dieser Teil ist unter anderem für die Verarbeitung von Gefühlen zuständig und steuert auch Immunabwehr, Stressbewältigung und Sexualverhalten. In mehreren Studien wurde nachgewiesen, dass ätherische Öl Einfluss auf die Herzfrequenz und Atmung nehmen können. Empfehlenswerte Düfte sind Öle aus Lavendel, Melisse, Neroli, Rosmarin, Bergamotte, Muskatellersalbei und Lemongrass. Wenn es ganz schnell gehen soll, einfach ein, zwei Tropfen Öl auf das Taschentuch träufeln, vor die Nase halten und mehrmals tief ein- und ausatmen.

Grounding stammt aus den USA und wurde vom Psychotherapeuten Alexander Lowen entwickelt. Man stellt sich barfuß oder auf Socken mit hüftbreit gespreizten Beinen hin und lässt die Arme locker hängen. Die ganze Fußsohle sollte fest auf dem Boden stehen. Dann stellt man sich vor, dass ein imaginärer Faden den Kopf sanft in Richtung Decke zieht. Der Körper, unten fest am

Boden verankert, dehnt sich und »wächst« unaufhaltsam in Richtung Decke. Atmen Sie bei der Übung tief durch die Nase ein und durch den Mund wieder aus.

Lachen ist die beste Medizin, sagt ein altes Sprichwort. Stimmt! Kinder lachen hundertmal mehr als Erwachsene. Viele Menschen sehen die Dinge viel zu ernst. Ein herzliches Lachen kurbelt die Produktion von körpereigenen Anti-Stress-Hormonen (Endorphine) an. Sie entspannen die Muskulatur, Rücken- und Nackenprobleme werden gemildert, die Gesichtszüge werden weicher und damit schöner. Außerdem sieht ein lächelndes Gesicht immer jünger aus als ein ernstes. Wir sollten uns zu mehr positivem Denken erziehen. Wer mit seinem Selbstwertgefühl und einer positiven Lebenseinstellung Probleme hat, kann sich beraten und schulen lassen, zum Beispiel bei Franziska Krattinger in Zürich.

KÖRPERPFLEGE

Schöne und gute Haut will entsprechend gepflegt werden. Das klingt ziemlich einfach. Man nimmt eine Creme, reibt Gesicht und Körper ein, und alles wird gut. Doch ganz so simpel ist es leider nicht. Bei der Hautpflege werden immer wieder elementare Fehler gemacht, und die Wirkung verpufft. Hier eine Anleitung, wie es richtig geht.

Was liebt die Haut?

Im Grunde braucht die Haut nur wenig, um schön und gesund zu sein. Die Basis ist *immer* eine gründliche, aber milde Reinigung. Erst wenn alte Hornschüppchen, Talg und Schmutzpartikel entfernt sind, ist der Weg frei für eine Pflegecreme.

Waschsyndets sind ideal für alle Hauttypen. Sie haben einen hautverwandten pH-Wert, liegen also im leicht sauren Bereich und greifen den Säureschutzmantel der Haut nicht an. Für fette und Mischhaut sind normale Syndets gut, weil sie die Haut leicht entfetten und antibakteriell wirken. Trockene und sensible Haut braucht ein rückfettendes Syndet mit hochwertigen pflanzlichen Ölen. Frauen mit einer sehr trockenen Haut können zu einer milden, sahnigen Reinigungsmilch oder einem Reinigungsöl greifen.

O/W-Cremes oder Lotions (Öl in Wasser) sind gut für die Pflege von normaler und Mischhaut. Sie sind leichter, wirken durch die Wasserverdunstung kühlend und spenden intensive Feuchtigkeit. Fettige und Aknehaut ist am besten mit einer fettfreien Pflege bedient, weil die Talgdrüsen sowieso schon auf Hochtouren arbeiten.

W/O-Emulsionen (Wasser in Ölcreme) sind ideal für trockene und empfindliche Haut. Sie bieten eine reichhaltige Pflege, wobei der Fettanteil überwiegt.

Cremes mit Derma-Membran-Struktur sind für sehr sensible, allergiegefährdete Haut geeignet. Sie sind ähnlich aufgebaut wie die natürliche Barriereschicht der Haut, dadurch kommen die Wirkungsstoffe besonders gut zum Einsatz, außerdem sind sie frei von Emulgatoren, die Unverträglichkeiten auslösen und die Haut zusätzlich austrocknen können.

Wichtig! Verwenden Sie am besten alle Pflegeprodukte aus einer Serie. Die Inhaltsstoffe sind die gleichen und aufeinander abgestimmt. Dadurch minimiert sich das Allergierisiko. Nicht ständig die Produkte wechseln, das irritiert die Haut. Wenn man mit einer Pflegeserie zufrieden ist und die Haut positiv darauf reagiert, sollte man dabei bleiben.

Pflege in verschiedenen Altersstufen

Mit 20 haben die meisten Frauen eine wunderbare Haut. Klar, rosig, prall und glatt. Ab Mitte 20 drosseln dann die Fasern des Bindegewebes schon ihre Arbeit. Auch die Talgproduktion nimmt leicht ab, die Haut wird trockener. Feuchtigkeit ist jetzt die Basis jeder Pflege, denn Wasser fehlt junger Haut besonders. Wichtig sind wasserbindende Substanzen in den Cremes, wie Milchsäure, Urea (Harnstoff), Aloe Vera oder Hyaluronsäure. Sie steigern den Feuchtigkeitsgehalt der Hornschicht. Eine leichte Augencreme ab Mitte 20 ist kein Luxus, weil die Haut an dieser Stelle besonders dünn und empfindlich ist und deshalb schneller knittert.

Mit 30 zeigt die Haut erste Ermüdungserscheinungen. Die Fettproduktion ist um 30 Prozent geringer als noch mit 20, die ersten elastischen Fasern im Bindegewebe beginnen schlaffer zu werden, auf der Stirn treten Mimikfältchen auf. Auch die Zellteilung dauert jetzt länger: statt 28 Tage bis zu 40 Tage. Jetzt sind ausreichend Schlaf und eine gute Nachtpflege ein Muss. Die Tagespflege sollte sogenannte Antioxidantien wie Vitamin C und E, grünen Tee oder Gingkoextrakte enthalten. Diese Wirkstoffe bekämpfen freie Radikale, die Hautfeinde Nummer eins. Auch Cremes mit Energieeffekt sind empfehlenswert. Sie kurbeln die erlahmende Kollagensynthese wieder an und lassen die Haut straffer und frischer aussehen.

Mit 40 ist die Zellteilung deutlich träger. Durchblutung und damit auch die Sauerstoffversorgung nehmen von Jahr zu Jahr rapide ab. Rote Äderchen an Nasenflügeln und Wangen können auftreten, erste Oberlippenfältchen und Knitterfältchen am Dekolleté zeigen sich. Jetzt braucht die Haut Vitamin A oder (die verschreibungspflichtige) Vitamin-A-Säure. Vitamin A regt die Bildung von kollagenen Fasern an, stimuliert die Aktivität der müder werdenden Hautzellen und reduziert Trockenheitsfältchen. Besonders wirksam ist Vitamin A in Verbindung mit den Vitaminen E oder C. Noch effektiver ist die Vitamin-A-Säure, ein Medikament, das ursprünglich gegen Akne eingesetzt wurde. Es beschleunigt die Zellteilung und lässt die Haut wieder straffer und frischer aussehen. Das Rezept für eine Creme mit diesem Wirkstoff in unterschiedlichen Konzentrationen, je nach Empfindlichkeit der Haut, können Sie von Ihrem Hautarzt bekommen. Ganz wichtig: Denken Sie jetzt unbedingt an einen guten Sonnenschutz, denn UV-Strahlen sind schlimme Feinde der Haut. Benutzen Sie eine Tagescreme oder ein Make-up mit integriertem

Sonnenschutzfilter. Im Sommer für Stirn, Nase und Dekolleté einen Sunblocker mit einem Lichtschutzfaktor von 30 und mehr nehmen, für den übrigen Körper ein Produkt mit Lichtschutzfaktor 15 und darüber.

Mit 50 ändert sich (mit dem Beginn der Wechseljahre) der Hormonspiegel deutlich. Durch den Östrogenmangel wird die Haut trockener, Fältchen werden zu Falten, weil auch das Kollagen im Bindegewebe immer stärker abbaut. Das Gesicht wird faltiger, schmaler, die Konturen verschwimmen. Tiefere Nasolabialfalten graben sich bei den meisten Frauen ein, der Hals wird faltiger. Und viele Frauen um die 50 neigen zu Couperose, das sind feine, erweiterte Äderchen an Nasenflügeln und Wangen. Für die Pflege heißt das: Wichtig sind jetzt Wirkstoffe wie etwa Hefeextrakte die den Energieaustausch, den Nährstofftransport zwischen Lederhaut und Oberhaut, ankurbeln. Das führt dazu, dass die Haut wieder mehr stützendes Kollagen bildet und deutlich straffer, praller und jünger wirkt. Gegen Couperose gibt es spezielle Cremes, noch effektiver ist eine Laserbehandlung. Ich bin ein Gegner von chemischen Hormonen, aber ein Fan von pflanzlichen. Präparate aus Soja und Rotklee in richtiger Dosierung wirken oft Wunder in den Wechseljahren.

Mit 60 hat der Östrogenspiegel seinen Tiefpunkt erreicht. Und viele Frauen leiden unter einer sehr trockenen Haut, besonders am Körper. Das kann zu Juckreiz, starken Spannungsgefühlen und sogar Trockenheitsekzemen führen. Durch eine gestörte Pigmentproduktion entstehen bei rund 78 Prozent aller Frauen Pigmentflecken im Gesicht, am Hals oder an den Händen. Jetzt sollten bei der Pflege die sogenannten Phytohormone zum Einsatz kommen. Sie stecken nicht nur in Nahrungsmitteln, sondern werden mittlerweile auch in Cremes eingearbeitet. Extrakte aus Soja, Rotklee, Sonnenblumen, Muscheln, Shiitake-Pilzen und Ginseng wirken etwa halb so intensiv wie echte Hormone, haben aber dafür garantiert keine Nebenwirkungen. Phytohormone sorgen für den Aufbau von neuen Kollagenen und elastischen Fasern, helfen der Haut, wieder mehr Feuchtigkeit zu speichern, und verbessern die Durchblutung. Für den Körper empfehle ich reichhaltige Anti-Aging-Bodycremes mit hochwertigen pflanzlichen Ölen wie Jojobaöl oder Karitébutter oder auch Körperlotionen mit hautstraffenden Zusätzen. Zum Baden und Duschen sollten Sie kein normales Gel verwenden, sondern ebenfalls Dusch- und Badeöle. Und denken Sie daran: Je mehr ein Produkt schäumt, desto stärker trocknet es die Haut auch aus. Gegen Pigmentflecken gibt's sogenannte kosmetische Whitening-Cremes. Wirksamer sind jedoch medizinische Bleichcremes (gegen Rezept vom Hautarzt) oder eine Behandlung mit dem Laser.

18. Die wichtigsten Operationen und Eingriffe

»Vorsicht Schönheitschirurgie! Es kann viel passieren. Schönheitschirurgie ist eine Wohlfühl- und keine Veränderungschirurgie. Erkundigen Sie sich nach dem richtigen Operateur.« Werner Mang

BAUCHDECKENSTRAFFUNG

Was lässt sich korrigieren?
Die Haut verliert mit zunehmendem Alter an Elastizität. Auch nach Schwangerschaften oder starker Gewichtsabnahme können die Haut und das Unterhautfettgewebe schlaff werden. Manchmal ist auch die Haut nicht mehr straff genug, um sich nach einer Fettabsaugung (Liposuktion) glatt um die neue Körperkontur zu legen. In diesen Fällen kann eine Bauchdeckenstraffung Abhilfe schaffen.

So wird's gemacht
Die Operation wird in Narkose durchgeführt. Bei der Bauchdeckenstraffung wird im Bikinibereich ein langer horizontaler Schnitt durchgeführt und die schlaffe Bauchhaut abpräpariert. Der Nabel wird an seiner Stelle belassen und umschnitten. Dann wird die gesamte Bauchhaut nach unten gezogen, die überschüssige Haut entfernt und die Bauchhaut vernäht. Dabei wird auch der Schamhügel gestrafft. Es ist darauf zu achten, dass die gesamte Bauchhaut und die seitliche Hüfte gerafft werden, ohne dass im Hüftbereich überstehende Hautlappen entstehen.

Bei einem geübten Operator sind die Ergebnisse sehr gut, wobei auch die Kunst des Operateurs für kaum sichtbare Nähte ausschlaggebend ist. Die Fäden müssen nicht mehr gezogen werden, da durch neue Operations- und intrakutane Nahttechniken sowie neue Fadenmaterialien und Klebstoffe hervorragende Ergebnisse erzielt werden.

Nach einer Bauchdeckenstraffung sollte der Patient etwa sechs Tage in der Klinik bleiben. Ein Spezialverband muss vier Tage getragen werden, anschließend ein speziell angepasstes Mieder für mindestens sechs Wochen. Des Weiteren wird eine Thrombose- und Infektionsprophylaxe durchgeführt.

Welche Komplikationen sind möglich?
Vorsicht ist bei Rauchern geboten, denn bei ihnen kommt es nach einer Bauchdeckenplastik häufiger zu Wundheilungsstörungen. Auch die Thrombosegefahr ist gegeben. Um dieser Gefahr vorzubeugen, sollte der Patient regelmäßig Füße und Beine bewegen. Weil die Wundfläche nach einer Bauchdeckenplastik sehr groß ist, kommt es gelegentlich zu Nachblutungen, die gestillt werden müssen. Nabeldeformierungen, ein Absterben des Nabels, Infektionen und Wundheilungsstörungen sind mögliche Komplikationen, die jedoch bei gut ausgebildeten und sorgfältig arbeitenden Chirurgen sehr selten vorkommen.

Mein persönlicher Tipp
Lassen Sie eine Bauchdeckenstraffung nur von einem erfahrenen Chirurgen durchführen. Sie sollten versuchen, vor der Operation Ihr Gewicht auf ein Niveau zu senken, das Sie auch nach der Operation halten können. Eine Diät nach der Bauchdeckenstraffung könnte das schöne Ergebnis nämlich beeinträchtigen. Das gilt auch für eine Schwangerschaft. Lassen Sie Ihren Bauch also möglichst erst nach abgeschlossener Familienplanung straffen. Leben Sie diszipliniert, und halten Sie Ihr Gewicht durch ausgewogene Ernährung und Sport (Bauchtraining). Ein »Waschbrettbauch« ist durch die Operation allein nicht zu erreichen.

Kosten: ca. 6000 Euro zuzüglich Nebenkosten (für Anästhesie und Aufenthalt)

BRUSTOPERATION

Bruststraffung

Was lässt sich korrigieren?
Wenn die Haut mit zunehmendem Alter an Elastizität verliert und sich Fett- und Drüsengewebe zurückbilden, wird die Brust schlaffer. Bei Frauen mit anlagebedingter Bindegewebsschwäche setzt dieser Prozess schon früh ein, und Schwangerschaften und Stillzeiten können diesen auch beeinflussen. Auch eine rigorose Gewichtsabnahme kann zur Erschlaffung der Brust beitragen.

Wenn sich im Stehen die Brustwarzen unterhalb der Hautumschlagfalte der Brust befinden, spricht man von einer Hängebrust. Für viele Frauen stellt ein erschlaffter Busen oder eine Hängebrust ein psychisches Problem dar, das sie manchmal jahrelang mit sich herumschleppen. Hier kann eine Operation helfen.

So wird's gemacht
Ziel der Bruststraffung ist es, die überschüssige, erschlaffte Haut zu entfernen, die Brustwarzen in eine höhere Position zu bringen und dem Busen damit insgesamt ein ästhetischeres Aussehen zu verleihen.

Für die Bruststraffung stehen mehrere Operationstechniken zur Verfügung. Viele Chirurgen bevorzugen das Verfahren, bei dem ein Schnitt um den Warzenhof geführt wird. Ein weiterer, senkrechter Schnitt vom unteren Warzenhof wird durch die untere Hälfte der Brust und schließlich ein geschwungener Schnitt in der Hautumschlagfalte unterhalb der Brust gesetzt. Überschüssige Haut wird entfernt und die Brustwarze nach oben versetzt. Manche Operateure verzichten unter bestimmten Bedingungen auf den Schnitt in der Hautumschlagfalte und hinterlassen dadurch geringere Narben. Diese Methode wird auch an der Bodenseeklinik durchgeführt. Ein Schnitt um die Brustwarze ist notwendig, da diese nach oben verschoben werden muss, sowie ein Längsschnitt unterhalb der Brustwarze. Bei der Bruststraffung besteht die Kunst darin, dass danach kaum Narben sichtbar sind.

Nach der Operation ist ein fünftägiger Klinikaufenthalt notwendig. Wenn die Narben gut heilen und eine intensive Nachpflege durchgeführt wird (drei Wochen lang mit Panthenolsalbe einreiben und zwei Monate lang Silikonsalbe bzw. Silikonpflaster verwenden), können die Narben sehr schön abheilen. Falls kleine Narben zurückbleiben sollten, insbesondere im Bereich der Brustwarzen, besteht die Möglichkeit, sie durch eine Fachkosmetikerin so zu tätowieren, dass sie fast unsichtbar werden. Ab dem zweiten Tag nach der Operation sollte vier Wochen lang ein speziell angepasster Sport-BH getragen werden. Bei normaler Heilung ist die Patientin nach acht Tagen beruflich und gesellschaftlich wieder einsatzfähig.

Welche Komplikationen sind möglich?
Wie bei allen Operationen kann es natürlich auch nach einer Bruststraffung zu Blutergüssen, Nachblutungen oder Infektionen kommen. Gefühlsstörungen in der Brustwarze oder in Teilen der Brusthaut normalisieren sich in der Regel innerhalb von Wochen bis Monaten.

Mein persönlicher Tipp
Die Bruststraffung erfordert sehr viel Erfahrung des Chirurgen. Begeben Sie sich daher in eine Fachklinik, die diese Art von Operationen täglich durchführt. Lassen Sie die Operation nicht stationär durchführen. Wenn, dann treten Nachblutungen oder sonstige Komplikationen meist immer innerhalb der ersten 24 Stunden auf. Die Wunde muss nach der Entlassung aus der Klinik weiterhin sehr gut gepflegt werden.
Kosten: ca. 7000 Euro plus Nebenkosten

Brustaufbau mit Implantaten

Was lässt sich korrigieren?
Ein voller, hübsch gerundeter Busen ist der Inbegriff der Weiblichkeit. Viele Frauen leiden darunter, dass ihre Brust nicht diesem Ideal entspricht. Selbstzweifel und Minderwertigkeitsgefühle sind

die Folge. Eine Brustvergrößerung (Augmentationsplastik) mit Implantaten kommt für Frauen infrage, deren Busen nur spärlich oder gar nicht entwickelt ist. Auch Frauen, deren Brust sich durch starke Gewichtsabnahme oder durch Schwangerschaften und Stillperioden ungünstig verkleinert hat, kann mit einer operativen Vergrößerung geholfen werden. Eine Brustvergrößerung mit einem Implantat ist außerdem möglich, wenn eine Verletzung in der Pubertät dazu geführt hat, dass eine oder beide Brüste im Wachstum zurückgeblieben oder deformiert sind.

Ziel der Brustvergrößerung ist es, einen schönen Busen zu formen, der in der Größe zum Brustkorb und zu den übrigen Körperproportionen der Patientin passt. Frauen, die sehr lange unter ihrem flachen Busen gelitten haben, wünschen manchmal eine unrealistische Vergrößerung. Diese Frauen wird ein guter Brustchirurg möglichst davon abbringen, über Nacht zum Busenwunder werden zu wollen! Das wirkt nämlich nicht nur unnatürlich, sondern ist durch die großen Prothesen auch viel komplikationsträchtiger als eine mäßige Brustvergrößerung. Gut machbar ist eine Brustvergrößerung mit Implantaten, die ein Volumen von 250 bis 350 ml aufweisen (BH-Körbchengröße B bis C).

So wird's gemacht
Das Implantat kann über die Achsel, über die Brustwarze oder über einen kleinen Schnitt in der Brustumschlagfalte eingebracht werden. In unserer Klinik bevorzugen wir den Schnitt in oder etwas unterhalb der Unterbrustfalte, der später kaum zu sehen ist und dadurch die besten Resultate erzielt.

Über einen etwa 4 cm langen Schnitt lässt sich das Implantat optimal zwischen Brustmuskel und Drüsengewebe platzieren. Bei sehr dünner und schlaffer Haut und wenig Brustdrüsengewebe legen wir das Implantat unter den Brustmuskel.

Nur ein erfahrener Operateur kann entscheiden, ob unter oder über dem Muskel besser ist. Wir haben Erfahrung mit über 3000 Brustoperationen und treffen je nach Brustform die optimale und richtige Entscheidung bezüglich OP-Technik, Form und Größe des Implantats. Der Eingriff dauert ca. eine Stunde und ist technisch leicht durchführbar. Wenn eine gute Narbenheilung besteht und eine intensive Nachpflege durchgeführt wird, sind die Narben später kaum mehr sichtbar.

Um spätere Komplikationen möglichst zu vermeiden, achten wir auf eine peinlich genaue Blutstillung und tauchen das Implantat vor dem Einsetzen in eine antiseptische Lösung. Eine Saugdränage leitet Wundsekret ab. Die Wunde wird sorgfältig verschlossen und durch einen elastischen Verband gestützt.

Einen Tag nach der Operation entfernen wir die Dränage; entzündungshemmende und abschwellende Medikamente verabreichen wir für acht Tage. Etwa eine Woche nach der Brustoperation ist die Patientin beruflich und privat wieder »einsatzfähig«. Ab dem vierten postoperativen Tag sollte für einige Zeit ein speziell angepasster Sport-BH getragen werden.

Welche Komplikationen sind möglich?
Wie bei allen Operationen kann es natürlich auch nach einer Brustoperation zu Blutergüssen, Nachblutungen oder Infektionen kommen. Bei der Brustvergrößerung kommt als Besonderheit hinzu, dass Fremdmaterial in den Körper eingebracht wird. Unabhängig davon, für welches Implantat man sich entscheidet, kann als Komplikation eine Kapselfibrose auftreten. Um jeden implantierten Fremdkörper bildet der Körper eine Kapsel, die jedoch in der Regel dünn und geschmeidig ist. Verdickt und verhärtet sich die Bindegewebshülle um das Implantat herum, kann es zu Fremdkörpergefühl, Schmerzen und unschönen Brustdeformierungen kommen und die Entfernung des Implantates notwendig werden.

Da bei der Brustvergrößerung Fremdmaterial in den Körper eingebracht wird, ist auch die Infektionsgefahr etwas erhöht. Falls es zu einer Infektion kommt, muss das Implantat herausgenommen werden. Nach etwa einem halben Jahr kann eine erneute Vergrößerungsoperation gewagt werden. Infektionen treten bei guten Chirurgen zum Glück sehr selten auf. Ebenso haben wir an unserer Klinik ein sehr geringes Narben- und Fibroserisiko (unter 2%).

Mein persönlicher Tipp
Zur Brustvergrößerung sollten Implantate der Firma Allergan oder Mentor verwendet werden, die autorisiert sind und sich jahrelang bewährt haben. Die Firmen geben eine lebenslange Garantie auf das Implantat. Bei neu auf den Markt kommenden Implantaten ist äußerste Zurückhaltung geboten, denn jedes Implantat sollte mindestens fünf Jahre klinisch erprobt sein.

Seit drei Jahren existiert in der gesamten Europäischen Union ein einheitliches Gütesiegel für Brustimplantate, das der Trägerin gesundheitliche Unbedenklichkeit garantiert. Die meisten Herstellerfirmen geben mittlerweile eine lebenslange Garantie für Brustimplantate. Dies ist eine neue Ära in der Brustchirurgie und gibt den Patientinnen ein Gefühl der Sicherheit. Ein nicht unwichtiger Aspekt, denn Qualität und Sicherheit des Implantats haben einen entscheidenden Anteil am Ergebnis der Brustoperation. Die heute verwendeten Silikonimplantate sind mit vernetztem (kohäsivem) Silikongel gefüllt und können deshalb nicht auslaufen. Man kann bedenkenslos stillen, mit Ultraschall untersucht werden und hat keine nennenswerten Risiken.

Kosten: ca. 5000 Euro plus Nebenkosten

FACELIFT

Was lässt sich korrigieren?
Absackende Gesichtskonturen, ein faltiger Hals, müde wirkende Augen und ein pessimistischer Zug um den Mund: Nicht jeder mag sich mit den Spuren abfinden, die gelebtes Leben im Gesicht hinterlässt. Vor allem dann nicht, wenn der Alterungsprozess relativ früh einsetzt oder wenn gutes Aussehen aus beruflichen Gründen sehr wichtig ist.

Mit zunehmendem Alter lässt die Hautelastizität nach, und die Muskulatur unter der Haut erschlafft. Haut- und Fettgewebe folgen der Schwerkraft und sinken nach unten. Oberflächliche Verfahren wie Peelings oder eine Laserbehandlung können dem nicht entgegenwirken, aber mit einem Facelift gelingt es, das abgesackte

Gewebe vor allem im Stirn-, Wangen- und Halsbereich an seinen ursprünglichen Platz zurückzuholen. Damit erzielt man einen deutlichen Verjüngungseffekt, was aber nicht bedeutet, dass ein geliftetes Gesicht vollkommen glatt und faltenfrei aussieht! Denn auch der beste plastische Chirurg kann einer Sechzigjährigen nun mal nicht das Aussehen einer Zwanzigjährigen verleihen.

Deshalb ist das Aufklärungsgespräch von großer Bedeutung, wenn Sie ein Facelifting in Erwägung ziehen. Lassen Sie sich vom Arzt Ihrer Wahl Fotos bereits gelifteter Patienten zeigen. So sehen Sie, was machbar ist und mit welchem Ergebnis Sie rechnen dürfen.

Welches Alter ist für ein Facelifting optimal? Das lässt sich nicht pauschal beantworten. Wir meinen, dass jedes Gesicht in jedem Altersabschnitt individuell therapiert werden muss, um optimale Operationsergebnisse zu erzielen. Deshalb führen wir in unserer Klinik das Drei-Stufen-Lifting nach Professor Mang durch, bei dem sich die Schnittausdehnung nach dem Ausmaß der Hautalterung richtet. Nur der erfahrene ästhetische Gesichtschirurg kann die Einheiten Stirn, Schläfenregion, Augengegend, Nasolabial-Mundregion optimal behandeln, ohne zu viel (»Maskengesicht«) oder zu wenig (kein überzeugendes Ergebnis) zu korrigieren. Ein gelungenes Facelifting soll nicht für jeden auf den ersten Blick erkennbar sein – das geliftete Gesicht soll lediglich frischer, jugendlicher und »gut erholt« aussehen!

Ein Facelifting ist nicht möglich bei bestimmten Vorerkrankungen oder bei Gesundheitsstörungen, die einen längeren operativen Eingriff verbieten.

Grundsätzlich kann ein Facelifting in örtlicher Betäubung mit Dämmerschlaf oder aber in Vollnarkose durchgeführt werden. Bei einem »großen« Lifting, das ausgedehnte Hautschnitte erfordert, empfehlen wir jedoch eine Vollnarkose. Wir wenden auch beim Facelifting die Tumeszenz-Technik an, denn mit dieser Methode sind kaum Schwellungen und Blutergüsse zu befürchten, und die Narben sind fast unsichtbar.

Stufe-1-Lifting

Die sanfte Form des Faceliftings – auch Fotomodell-Lifting genannt – kommt nur bei beginnender Hautalterung bis zum 40. Lebensjahr infrage. Von der Haargrenze bis zum Tragus (dem kleinen Knorpelzäpfchen, das am Ohr vor der äußeren Gehörgangsöffnung liegt) wird ein Minischnitt gelegt und von diesem Schnitt aus die Haut bis zur Nasolabialregion abgelöst und dann gestrafft. Oft kombinieren wir das Stufe-1-Lifting mit Kollageninjektionen, oder wir glätten Falten im seitlichen Augenbereich, über der Nasenwurzel oder im Nasolabialbereich mit dem Laser.

Stufe-2-Lifting oder M(Mang)-Lifting

Bei dieser Methode, die wir vor allem bei Patienten zwischen 40 und 50 Jahren anwenden, legen wir einen S-förmigen Schnitt, der 2 bis 3 cm oberhalb des Ohrläppchens in der Falte hinter der Ohrmuschel endet. In dieser Altersgruppe ist die Haut nicht mehr so straff, und oft liegen »Hängebäckchen« vor.

Vom Ohrenschnitt aus präparieren wir in Richtung Stirn, Nase und Kinn, um das abgesackte Gewebe im Schläfen-, Nasolabial- und Kinn-Hals-Bereich zu straffen. Überschüssige Haut und Unterhautfettgewebe werden entfernt und die Gesichtshaut in Richtung Ohr gezogen und vernäht.

Stufe-3-Lifting

Diese umfangreichste Lifting-Methode wenden wir bei über Fünfzigjährigen an, wenn bereits das gesamte Gesicht im Schläfen-, Wangen- und Halsbereich abgesackt ist. Nachdem die Tumeszenz-Lösung unter die Haut gespritzt ist, legen wir den Hautschnitt, der sich nach dem Haaransatz des Patienten richtet: Die Schnittführung beginnt oberhalb des Ohrmuschelansatzes, verläuft vor dem Ohr nach unten und um den Ohrläppchenansatz nach hinten bis in den Nackenbereich. Der Hautschnitt liegt vorwiegend in der Haargrenze und ist nur vor dem Ohr leicht sichtbar.

Beim Stufe-3-Lifting wird die Gesichts- und Halshaut großflächig von ihrer Unterlage präpariert, das Gewebe gestrafft und überschüssige Haut und Unterhautfettgewebe herausgeschnitten. Den verbleibenden Hautlappen ziehen wir zur Seite und nach oben und vernähen die Wunde mit einem feinen Faden. Damit Wundsekret gut ablaufen kann, legen wir eine Dränage – einen dünnen Schlauch – ins Wundgebiet. Nach 24 Stunden wird die Dränage entfernt.

Mit anderen Verfahren kombinieren
Tiefe Falten von den Nasenflügeln zu den Mundwinkeln, Ober- und Unterlippenfältchen, Stirnfalten oder ausgeprägte Krähenfüßchen lassen sich mit einem alleinigen Facelifting nicht vollkommen »glatt bügeln«. In diesen Fällen kann es sinnvoll sein, das Facelifting mit anderen Methoden zu kombinieren, etwa mit einer Peeling- oder Laserbehandlung oder mit Botulinumtoxin- bzw. Kollageninjektionen.

Nach dem Facelift
Am Tag nach der Operation werden der Verband und – falls vorhanden – die Dränage entfernt. Um Schwellungen entgegenzuwirken, empfehlen wir Kälteanwendungen. Damit die abgelöste Haut gut anheilt, sollten Sie sich acht Tage lang schonen und Ihre Gesichtsmuskeln nicht beanspruchen (nicht lachen, nicht grimassieren!). Schlafen Sie am besten auf dem Rücken.

Kleinere Blutergüsse bilden sich von selbst zurück. Größere Blutergüsse muss der Arzt absaugen, damit die Wunde gut abheilen kann. Planen Sie für ein Facelifting drei Wochen ein. Denn wenn nach zehn Tagen die Fäden entfernt werden, sind immer noch gewisse Schwellungen zu sehen. Nehmen Sie sich also eine ausreichend lange »Auszeit«, und lassen Sie sich von einer entsprechend ausgebildeten Fachkosmetikerin kompetent behandeln, damit Sie zu Hause Komplimente ernten und nicht mit sichtbaren Spuren dort eintreffen.

Welche Komplikationen sind möglich?
Durch die modernen Operations- und Narkosemethoden sind Komplikationen seltener geworden, doch bleibt natürlich auch beim Facelifting ein Restrisiko. Gefürchtet sind Durchblutungsstörungen, die dazu führen können, dass Hautbereiche zugrunde gehen. Raucher, deren Hautdurchblutung oft eingeschränkt ist, müssen deshalb besonders intensiv beobachtet werden. Zeichnen sich beginnende Durchblutungsstörungen ab, kann der Arzt mit Medikamenten gegensteuern. Nach der Operation kann es auch zu Nachblutungen kommen, die abgesaugt werden müssen, damit die Wundheilung nicht gestört wird. Wie bei jeder Operation sind Infektionen möglich, weshalb viele Ärzte vorbeugend Antibiotika geben.

Gefühlsstörungen und ein Spannungsgefühl, vor allem vor den Ohren, treten relativ häufig auf, lassen aber mit der Zeit nach. Und natürlich hinterlässt ein Facelifting Narben, die aber vom Arzt in der Regel so geschickt in oder hinter den Haaransatz gelegt werden, dass sie später kaum auffallen.

Eine sehr seltene, aber schwerwiegende Komplikation, die wir bei unseren Patienten noch nie beobachtet haben, sind Gesichtslähmungen, die bei versehentlicher Durchtrennung eines Gesichtsnervs auftreten können und kaum rückgängig zu machen sind.

Kosten. Stufe 1: ca. 4000 Euro plus Nebenkosten, Stufe 2: ca. 6000 Euro plus Nebenkosten, Stufe 3: ca. 8000 Euro plus Nebenkosten

Faltenunterspritzung – biologisches Anti-Aging

Gegen Fältchen und Falten – ganz ohne Skalpell

Eine jugendliche glatte und zarte Haut verbinden wir mit Gesundheit, Frische und Vitalität. Deshalb steht eine faltenfreie, gut durchblutete Haut so hoch im Kurs. Im Laufe der Zeit verliert die Haut aber ihr straffes, festes und jugendliches Aussehen. Dies ist das Ergebnis eines natürlichen Alterungsprozesses. Auch hochwertige Pflegeprodukte können dies nicht vollständig verhindern, da der

Prozess teilweise in Hautschichten stattfindet, die von den Cremes nicht erreicht werden.

Um auch in einem etwas reiferen Alter ein gutes Aussehen zu erhalten, gibt es viele Methoden. Eine davon ist die Faltenunterspritzung.

Was lässt sich korrigieren?
Einzelne tiefe Gesichtsfalten lassen sich mit Peeling-Methoden oder mit dem Laser nicht ausreichend korrigieren, weil hier ein regelrechter Substanzdefekt vorliegt. Solche Falten kann der Arzt mit sogenannten Fillern »aufpolstern«. Die Falte wird so unterspritzt, dass sich die Haut anhebt und sich dem umgebenden Hautniveau anpasst. Tiefe Nasolabialfalten von der Nase zu den Mundwinkeln, Falten von den Mundwinkeln zum Kinn, »Zornesfalten« auf der Stirn, aber auch Krähenfüßchen können mit einem Filler gut geglättet werden.

So wird's gemacht
An unserer Klinik werden zum Faltenunterspritzen nur biologische Filler wie Kollagen, Hyaluronsäure, Polymilchsäure oder Eigenfett verwendet. Zwar werden diese Substanzen im Lauf der Zeit vom Körper abgebaut, doch kommt es mit ihnen sehr viel seltener zu Nebenwirkungen und Komplikationen als mit permanenten Fillern. Bei Bedarf kann nach einigen Monaten wieder nachgespritzt werden.

Eigenfett
Durch Liposuktion (Fettabsaugung) gewonnenes Fett eignet sich gut, um Falten aufzufüllen. Eigenfett steht zum Faltenunterspritzen in der Regel reichlich zur Verfügung und ist nicht mit der Gefahr einer allergischen Reaktion verbunden.

Nach der Entnahme spritzt der Arzt das Fett unter die Falten und massiert anschließend das Gewebe. Angenehm ist eine Kühlung direkt nach der Injektion. Wirkung und Haltbarkeit sind von Patient zu Patient verschieden. Bei manchen lässt die Wirkung schon nach Wochen nach, bei anderen bleibt die Haut für Jahre glatt. Eigenfettinjektionen werden in aller Regel sehr gut vertragen, und nach wiederholten Injektionen soll die Wirkung länger bestehen bleiben. Das Fett kann auch bei minus zwanzig Grad eingefroren und bis zu zwölf Monate aufbewahrt werden.

Kollagen
Kollagen ist wichtiger Bestandteil des Hautbindegewebes. Zum Faltenunterspritzen wird gereinigtes Kollagen verwendet, das von der Rinderhaut stammt. Ein spezielles Herstellungsverfahren soll das Risiko allergischer Nebenwirkungen minimieren. Dennoch wird jeder verantwortungsbewusste Arzt vor einer Faltenunterspritzung mit Kollagen einen Allergietest machen.

Das Kollagen wird nach Hautdesinfektion und eventueller Vorbehandlung mit einer lokal betäubenden Creme in die Haut gespritzt. Die Faltenglättung hält etwa zwei bis zwölf Monate an, je nach verwendetem Präparat. Danach kann erneut unterspritzt werden.

Hyaluronsäure
Sie ist ein natürlicher Bestandteil der menschlichen Haut. Aufgrund ihres hohen Wasserbindungsvermögens sorgt sie für ein pralles, straffes Erscheinungsbild. Nimmt der Gehalt an Hyaluronsäure im Laufe der Jahre ab, wird die Haut unelastisch und faltig. Hyaluronsäure kann bei Lach-, Zornes-, Mund- und Nasolabialfalten angewandt werden. Hyaluronsäure sorgt für eine Hydratisierung der Haut, indem sie Wassermoleküle bindet. Sofort wird der Haut ihr Volumen wiedergegeben, und Altersfalten werden geglättet.

Nach der Desinfektion spritzt der Arzt die Hyaluronsäure je nach Bedarf linear oder fächerförmig in die Haut. Schmerzempfindliche Patienten können mit einer Creme (Betäubungsmittel) vorbehandelt werden. Direkt nach der Faltenunterspritzung hat sich eine Kälteanwendung bewährt. Die Behandlung dauert nur 15 bis 20 Minuten, und das Resultat ist sofort sichtbar, hält lange an und wirkt sehr natürlich.

Polymilchsäure
Polymilchsäure ist ein biologisches Implantat, das abbaubar ist, das Gewebe stimuliert und durch die Produktion von Kollagenfasern Bindegewebe aufbaut.

Biologische Milchsäure wird in die unteren Hautschichten zwischen Muskulatur und Gesichtsgewebe injiziert. Unter der Haut sieht das aus wie Bienenwaben. Es sind etwa 30 bis 40 Injektionen nötig. Es kommt zu einem natürlichen und weichen Aufbau des Bindegewebes, und das ganze Gesicht wirkt wie ein stabiles Gerüst. Das Gesicht regeneriert sich von innen.

Liquid Lifting nach Mang
Die beiden Produkte Hyaluronsäure und Polymilchsäure können auch gut kombiniert werden. Dadurch kommt es zur Schönheit von innen und außen und zu einem Stopp des Alterungsprozesses. So kann von dem Soforteffekt der Hyaluronsäure als auch der Langzeitwirkung der Milchsäure profitiert werden.

Die Therapie kann problemlos wiederholt werden und zeigt verblüffende Erfolge. Man kann mit dieser Kombinationstherapie auch Lippen modellieren.

Welche Komplikationen sind möglich?
Wie bei jeder Injektion kann es auch nach einer Faltenunterspritzung zu Rötungen, Blutergüssen, Schwellungen oder Infektionen kommen. Überempfindlichkeitsreaktionen sind selten. Etwa ein bis zwei Prozent der Patienten reagieren auf die Kollagenspritze mit einer Unverträglichkeit, auch wenn der Vortest negativ ausgefallen war.

Mein persönlicher Tipp
Lassen Sie sich zu allen Behandlungsmethoden ausführlich beraten. Welche dieser Methoden am besten geeignet ist, hängt ganz wesentlich vom Hauttyp und vom Hautproblem des Patienten ab. Lassen Sie sich nur von einem Fachmann behandeln!

HAARTRANSPLANTATION

Es ist unglaublich, wie hoch der Leidensdruck bei jungen Männern ist, die Haarausfall haben. Wir haben etwa 120 000 Haare auf dem Kopf, davon verlieren wir täglich 100 bis 120. Wenn mehr ausfallen, dünnt das Haar aus, und es bilden sich schüttere oder gar kahle Stellen. Haarausfall kann ganz unterschiedliche Ursachen haben, die häufigste Form des Haarausfalls ist die sogenannte androgenetische Alopezie, der Haarausfall vom männlichen Typ. Von dieser Form des Haarausfalls ist in den westlichen Ländern etwa jeder zweite Mann betroffen, aber auch Frauen können darunter leiden.

Eine Schlüsselrolle bei der Entstehung des androgenetischen Haarausfalls spielt das Hormon Dihydrotestosteron, das unter dem Einfluss eines bestimmten Enzyms aus dem männlichen Sexualhormon Testosteron gebildet wird. Es führt dazu, dass die Haare an ganz bestimmten Stellen, etwa über der Stirn, an den Schläfen oder im Scheitelbereich, immer dünner werden und schließlich ausfallen.

Zum Glück kann das Dihydrotestosteron seine unerwünschte Wirkung nicht auf alle Haarfollikel ausüben: Die Haare am Hinterkopf sind gegen das Hormon resistent. Das erklärt auch, warum Haare, die man aus dem Hinterkopf entnimmt und auf kahle Stellen transplantiert, später nur sehr selten ausfallen.

Was lässt sich korrigieren?
Ziel der Behandlung ist es, kahle Kopfhautstellen kleiner und unauffälliger zu gestalten bzw. mit Haar zu decken. Dazu gibt es verschiedene Methoden, am beliebtesten ist heute die freie Transplantation von Eigenhaar.

So wird's gemacht
Für ein gutes kosmetisches Ergebnis ist die Haardichte auf der vorderen Kopfhälfte besonders wichtig, denn diese Haare springen dem Betrachter sofort ins Auge. Vor einer Haartransplantation legt der Arzt die neue Haarlinie über der Stirn fest, und dafür ist sehr viel Fingerspitzengefühl notwendig.

Der Eingriff wird in örtlicher Betäubung durchgeführt. Der Operateur entnimmt einen Hautstreifen aus dem Haarkranz am Hinterkopf. Diese Entnahmestelle wird präzise und fein vernäht und ist unmittelbar danach durch das darüberfallende Deckhaar nicht mehr sichtbar. Mehrere tausend Haarfollikel befinden sich auf diesem Spender-Hautlappen, der nun in sorgfältiger Feinarbeit in kleine Transplantate zerlegt wird. Sogenannte Mikrotransplantate (Micrografts) enthalten nur ein bis zwei Haarfollikel, Minitransplantate (Minigrafts) dagegen drei bis fünf.

Diese Micro- oder Minigrafts werden nun in die zuvor mit lokaler Betäubung schmerzfrei gemachten kahlen Bereiche implantiert. Dazu bedient sich der Operateur entweder der Schlitz- oder der Lochtechnik. Als Unterstützung kommt dafür auch der Erbium-Yag-Laser oder der CO_2-Laser zur Anwendung.

Es bilden sich im Transplantationsgebiet kleine Krusten, die sich nach einigen Tagen von selbst ablösen. Nach der Haartransplantation wird der Patient 24 Stunden stationär überwacht. Am darauffolgenden Tag erfolgt die Entlassung aus der Klinik mit genauen Informationen und Instruktionen. Für die erste Woche nach der Transplantation werden abschwellende und entzündungshemmende Medikamente verordnet. Schon nach drei Tagen darf das Haar gewaschen werden, nach sieben Tagen ist der Patient wieder gesellschaftsfähig. Die neu eingepflanzten Haare können nach der Abheilungsphase zunächst ausfallen, aber nach zwei bis drei Monaten setzt ein kontinuierlicher Haarwuchs ein. Erreicht man die gewünschte Haardichte in einer »Sitzung« nicht, kann man frühestens drei bis sechs Monate später erneut transplantieren.

Welche Komplikationen sind möglich?
In der ersten Nacht sind Wundschmerzen im Spendergebiet am Hinterkopf möglich. Schwellungen im Stirn- und Augenbereich können etwa zwei Tage nach der Operation auftreten, sie beeinträchtigen das Haarwachstum aber nicht. Durch Reizung sensibler Hautnerven sind Gefühlsstörungen oberhalb der Spenderregion und im Implantationsgebiet relativ häufig; sie vergehen nach einigen Wochen bis Monaten. In seltenen Fällen wachsen die Transplantate nicht richtig an. Diese Gefahr ist bei Infektionen erhöht.

Mein persönlicher Tipp
Nehmen Sie sich Zeit für eine Haartransplantation, und lassen Sie diese nur von einem geübten Team durchführen. Es ist günstig, die Haare vor einer Transplantation möglichst lang wachsen zu lassen. So kann die Entnahmestelle durch das Resthaar gut überdeckt werden.
Kosten: ca. 6000 Euro plus Nebenkosten

LIDKORREKTUR

Oberlidkorrektur

Was lässt sich korrigieren?
Die Haut am Augenober- und -unterlid ist besonders zart, die Elastizität lässt oft schon früh nach. Bereits Anfang 30 können sich rund ums Auge deutliche Fältchen bemerkbar machen. Auch die feinen Lidmuskeln können schon in recht jungen Jahren an Spannkraft verlieren. Die Folge: Der Blick wirkt müde und gedrückt, das Gesicht nimmt einen wenig vitalen und eher pessimistischen Ausdruck an, auch wenn das gar nicht zu unserer inneren Einstellung passt.

Bei der Oberlidkorrektur wird überschüssige Haut, oft auch Fett- und Muskelgewebe entfernt. Dieser Eingriff ist relativ einfach durchzuführen, hat aber eine große Wirkung: Wenn die »Schlupflider« entfernt sind, wirkt das Gesicht wesentlich verjüngt, der Blick wacher und aufmerksamer.

Bei vielen Menschen besteht eine Asymmetrie zwischen dem rechten und dem linken Lid. Diesen Unterschied kann der Operateur ausgleichen, indem er einen unterschiedlich großen Hautstreifen aus dem rechten bzw. linken Oberlid entnimmt. Wenn Sie an eine Lidstraffung denken, sollten Sie sich vorab vom Augenarzt untersuchen lassen.

So wird's gemacht
Für die Oberlidkorrektur genügt in der Regel eine örtliche Betäubung. Die Schnitte legt der Arzt in die natürlichen Hautfältchen

des Oberlids und etwa parallel zum Augenbrauenbogen und entfernt dann den mehrere Millimeter breiten Hautstreifen. Manchmal genügt es schon, die schlaffe Haut zu entfernen, um den entsprechenden Verjüngungseffekt zu erreichen. In anderen Fällen wird der Chirurg zusätzlich Fettpölsterchen und etwas Muskelgewebe abtragen, um die gewünschte Straffung zu erhalten. Anschließend wird die Wunde geklebt, mit einem ganz feinen Faden verschlossen und mit einem Pflaster abgedeckt.

Am Tag nach der Operation darf das Pflaster abgenommen werden, die Fäden entfernt der Arzt am vierten Tag. Kühlende Eispads wirken Schwellungen entgegen, Antibiotika beugen einer Infektion vor.

Welche Komplikationen sind möglich?
In aller Regel verläuft die Oberlidkorrektur komplikationslos, wenn sie von einem gut ausgebildeten und erfahrenen Operateur vorgenommen wird. Dennoch sind Komplikationen nie mit hundertprozentiger Sicherheit auszuschließen. Blutergüsse – »blaue Flecken« – um die Augen sind nach dem Eingriff normal und können in der ersten Woche mit einer Sonnenbrille, später mit einem speziellen Make-up (Camouflage) kaschiert werden. Sehr selten treten große Blutergüsse oder Nachblutungen auf, die abgesaugt werden müssen. Gerade die zarte Lidhaut neigt zu Schwellungen; hier können Kälteanwendungen und abschwellende Medikamente helfen. Reizungen der Augenbindehaut bilden sich meist spontan zurück.

Eine Lidkorrektur hinterlässt in der Regel nur feine, kaum sichtbare Narben. Falls Sie zu auffallender Narbenbildung neigen, sollten Sie ab dem 14. Tag für etwa sechs Monate lang zweimal täglich eine Narbensalbe im Lidschnittbereich einmassieren.

Bei Überkorrektur kann es zu Störungen des Lidschlusses oder der Tränensekretion kommen. Falls sich der Lidschluss in den ersten Wochen und Monaten nach der Operation nicht bessert, kann nachkorrigiert werden. Bei Augentrockenheit helfen »künstliche Tränen«.

Mein persönlicher Tipp
Nach der Operation intensive Kühlung mit Eispads, um Schwellungen zu vermeiden. Am Tag nach der Operation wird das Pflaster abgenommen, die Fäden entfernt der Arzt am vierten Tag. Weitere Pflege mit Bepanthen-Augensalbe, Kühlung vier Tage lang sowie ein Antibiotikaschutz. Das bewirkt, dass der Patient nach acht Tagen beruflich und gesellschaftlich wieder einsatzfähig ist. In dieser Zeit sollte eine Sonnenbrille getragen und Urlaub gemacht werden.
    Kosten: ca. 2000 Euro (örtliche Betäubung, ambulant)

Unterlidkorrektur

Was lässt sich korrigieren?
Wie das Oberlid kann auch das Unterlid einen deutlichen Hautüberschuss aufweisen, der bei der Unterlidstraffung entfernt wird. Ursache von Tränensäcken ist ein mit Lymphflüssigkeit gefülltes Fettgewebe, das konsequent entfernt werden muss, damit die unschönen Vorwölbungen unterhalb des Auges verschwinden. Gerade Männer ab 50 wünschen sehr häufig eine Unterlidkorrektur.

So wird's gemacht
Der Schnitt wird mikroskopisch exakt unterhalb der Augenwimpern geführt, sodass er bei guter Heilung später nicht sichtbar ist. Anschließend werden die Lidhaut abgehoben und die mit Lymphe gefüllten Fettkörper für die Korrektur beseitigt. Abschließend wird die überschüssige Haut ohne Zug entfernt und exakt mit einer feinen Naht an den Wundrand adaptiert. Die Fäden entfernt der Arzt nach vier Tagen.

Welche Komplikationen sind möglich?
Prinzipiell sind die gleichen Komplikationen wie nach einer Oberlidkorrektur möglich. Hat der Arzt zu viel Haut am Unterlid entfernt, bleibt ein Hängelid (»Triefauge«) zurück, das sich unter entsprechender Behandlung innerhalb einiger Monate zurückbilden kann. Gegebenenfalls muss nachoperiert werden.

Mein persönlicher Tipp
Stationärer Aufenthalt und fachmännische Kühlung, dadurch schnelle Heilung. Antibiotikaschutz und fachmännische Lymphdränage beschleunigen den Heilungsprozess. Am Tag nach der Operation wird das Pflaster abgenommen, die Fäden entfernt der Arzt am vierten Tag. Bei guter Nachbehandlung und Pflege ist der Patient nach acht Tagen beruflich und gesellschaftlich wieder einsatzfähig. In den ersten Wochen nach der Operation sollte eine Sonnenbrille getragen und Urlaub gemacht werden.

Kosten: ca. 2500 Euro plus Nebenkosten

LIPOSUKTION – TUMESZENZ-FETTABSAUGUNG

Was lässt sich korrigieren?
Ein junges Gesicht, aber ein unschönes Doppelkinn. Oder: Eine schmale Taille, aber eine hässliche »Reithose« an den Oberschenkeln. Es gibt Fettpolster, die sich hartnäckig jeder Form von Diät, Sport oder Fitnesstraining widersetzen, weil eine entsprechende familiäre Veranlagung besteht. Viele Frauen – und zunehmend auch Männer – sind nicht mehr bereit, sich mit Hängebäckchen, lästigem Hüftspeck oder zu starken Oberschenkeln abzufinden und melden sich zur Fettabsaugung (Liposuktion, Body-Contouring) an. Korrigieren lassen sich ein Doppelkinn, Oberarme, Brust (männliche Fettbrust), Bauch, Hüften, Oberschenkelaußen- und Oberschenkelinnenseiten, Waden und Fesseln.

So wird's gemacht
Die Methode der Fettabsaugung hat sich im Lauf der Jahre stark verändert. Früher war für diesen Eingriff eine Narkose notwendig, es wurde mit dicken Kanülen das Fett abgesaugt, was oft Blutungen zur Folge hatte.

Einen großen Fortschritt brachte die Tumeszenz-Absaugmethode. Im Gegensatz zur örtlichen Betäubung werden bei der Tumeszenz-Lokalanästhesie mehrere Liter physiologische Kochsalzlösung, der man ein lokales Betäubungsmittel, ein gefäßverengendes

Mittel und Bikarbonat beimischt, in die Areale (Problemzonen) injiziert, die vorher am stehenden Patienten vom Arzt angezeichnet wurden. Nach einer Einwirkzeit, in der die Tumeszenz-Flüssigkeit die Fettzellen aus dem Bindegewebe löst, saugt der Arzt das Fett mit dünnen Kanülen ab. In einer Sitzung kann man bis zu vier Liter reines Fett entfernen. Sogar eine eventuell bestehende Cellulite kann durch eine Liposuktion verbessert werden. Bei einem geübten Chirurgen sind die Ergebnisse exzellent und die Risiken minimal. Die Fettabsaugung erfolgt immer stationär.

Während der Operation wird nicht die gesamte Menge an Tumeszenz-Flüssigkeit entfernt. Deshalb nässen die kleinen Kanülen-Einstichstellen noch eine Weile. Wenn sich der Patient nach dem Fettabsaugen viel bewegt, tritt die Tumeszenz-Flüssigkeit rascher aus.

Am Tag nach der Operation wird der Verband gewechselt, und der Patient kann nach Hause entlassen werden. Er ist nach ca. zwei Tagen wieder arbeitsfähig, Sport ist nach vier Wochen wieder erlaubt.

Wichtig ist, dass der Patient nach einer Liposuktion am Körper zwei Wochen lang ein spezielles Kompressionsmieder trägt, und zwar Tag und Nacht. Anschließend soll das Mieder noch für etwa vier Wochen getragen werden, so oft wie möglich, wenigstens nachts.

Der Patient soll sich nach der Fettabsaugung viel bewegen. Um die Regeneration zu unterstützen, werden abschwellende und entzündungshemmende Präparate verordnet.

Welche Komplikationen sind möglich?
Auch wenn die Tumeszenz-Liposuktion im Allgemeinen gut vertragen wird, lassen sich Komplikationen nicht hundertprozentig ausschließen. Wie bei jeder Operation kann es zu Infektionen, Blutungen oder Narben kommen. Infektionen wird mit einem Antibiotikum vorgebeugt, die Gefahr von Narben werden minimiert, indem nur ganz kleine Stiche gesetzt werden, die dann nicht vernäht, sondern geklebt werden.

Bei bekannter Allergie auf einen der Inhaltsstoffe der Tumeszenz-Lösung ist eine Tumeszenz-Absaugung nicht machbar. In sehr seltenen Fällen kann es zu Thrombosen und Embolien kommen.

Wenn Patienten zu Blutgerinnselbildung neigen, sollte keine Liposuktion durchgeführt werden.

Neben den üblichen Komplikationen ist es möglich, dass sich die Haut nach der Liposuktion nicht mehr strafft (Doppelkinn, Oberarme, Bauch, Oberschenkel). In diesem Fall kann eine operative Straffung helfen. Ein erfahrener Operateur sollte allerdings in der Lage sein, schon vor der Liposuktion abzuschätzen, ob die Retraktionsfähigkeit der Haut ausreicht.

Mein persönlicher Tipp
Eine Fettabsaugung ist nicht zum Abnehmen geeignet, sondern um Problemzonen zu beseitigen. Nach der Fettabsaugung ist eine 24-stündige stationäre Überwachung notwendig. Ebenso ein Antibiotika- und Thromboseschutz und das Tragen eines Kompressionsverbandes bzw. eines Mieders für mindestens vier Wochen. Anschließend wird die Haut mit medizinischer Kosmetik (Bodylotion, Bodygel) behandelt. Nach vier Wochen sind sportliche Aktivität und Training wieder möglich, am besten unter Anleitung eines Fitnesstrainers. In dieser Kombination kann auch ein Traumergebnis erzielt werden.

Kosten: ca. 3000 Euro pro Zone plus Nebenkosten

NASENKORREKTUR

Was lässt sich korrigieren?
Zu groß und höckrig? Zu breit oder zu schief? Eine allzu »markante« Nase kann ihrem Besitzer viel Kummer bereiten. Auffällige Nasen provozieren nämlich oft angeblich witzig gemeinte Bemerkungen unserer lieben Mitmenschen, die aber sehr kränkend und beleidigend sein können.

Mit modernen Techniken lassen sich die unterschiedlichsten störenden Nasenmerkmale beseitigen oder zumindest verbessern:

- Korrektur einer Höcker- bzw. Langnase
- Begradigung einer schiefen Nase

- Verschmälerung einer zu breiten Nase
- Korrektur einer unschönen Nasenspitze
- Auffüllen von Einsenkungen (z. B. bei einer Sattelnase)

Manchmal liegen zusätzlich zu der ästhetisch unschönen Nasenform auch noch eine verkrümmte Nasenscheidewand oder zu große Nasenmuscheln vor, die die Naseatmung behindern. Auch dieses Problem kann bei der Nasenkorrektur gleich mitbehoben werden.

Wie soll Ihre »neue« Nase aussehen? Wenn bestimmte Winkel eingehalten werden, wirkt eine Nase harmonisch. Wir empfinden es beispielsweise als ästhetisch, wenn der Winkel zwischen Nase und Oberlippe bei Frauen etwa 110 Grad beträgt, bei Männern ungefähr 90 bis 100 Grad. Allerdings verpasst ein guter plastischer Chirurg seinen Patienten keine Einheitsnasen, sondern er formt jede Nase so, dass sie sich harmonisch in das jeweilige Gesicht fügt.

So wird's gemacht
Operiert wird in der Regel in Vollnarkose. Sehr häufig können die erforderlichen Schnitte in die Schleimhaut der Nasenvorhöfe gelegt werden, sodass man sie später von außen nicht sieht. Je nach Eingriff können aber auch kleine Schnitte, zum Beispiel am Nasenflügelansatz, notwendig werden.

Durch die Schnitte führt der Chirurg spezielle Operationsinstrumente ein, mit denen er die Weichteile der Nase abpräpariert und sich so Zugang zum Nasenskelett verschafft. So kann der Arzt etwa die knöchernen und knorpeligen Anteile eines Nasenhöckers abtragen, eine unschöne Nasenspitze korrigieren oder eine Sattelnase mit Knochen oder Knorpel auffüllen. Falls notwendig, begradigt der Chirurg die Nasenscheidewand, oder er verkleinert die Nasenflügel.

Soll eine Höcker-/Langnase operiert werden, müssen die Nasenbeine von ihrer Basis abgelöst werden, weil nur auf diese Weise die Nase optimal verschmälert und ein filigraner Nasenrücken geformt werden kann. Verständlich, dass eine operativ völlig neu geformte Nase nach dem Eingriff für einige Zeit behandelt werden muss wie ein rohes Ei!

Nachdem die Schnitte vernäht sind, werden Tamponaden in die Nasenlöcher gelegt. Anschließend klebt der Operateur Spezialpflaster dachziegelartig auf den Nasenrücken auf. Der Pflasterverband trägt dazu bei, Schwellungen und Blutergüsse zu verhindern. Über den Pflasterverband kommen ein Nasengips und anschließend noch eine Kunststoffpelotte, damit die neue Nase gut geschützt ist.

Welche Komplikationen sind möglich?
In den ersten beiden Wochen nach der Operation kann es zu behinderter Nasenatmung kommen, weil die Schleimhaut noch geschwollen ist und Wundsekret absondert. Auch Nasenbluten ist möglich. Die Sensibilität an Nasenspitze und Oberlippe, aber auch an der Nasenschleimhaut kann vorübergehend vermindert sein. Diese Gefühlsstörung bildet sich in der Regel von allein zurück.

Mein Tipp
Klären Sie vor einer Nasenkorrektur mit dem Arzt genau ab, ob Ihre Vorstellungen mit dem technisch Machbaren in Einklang zu bringen sind. Und wählen Sie »Ihren« Nasenchirurgen sorgfältig aus, denn Nasenkorrekturen sind technisch anspruchsvoll und verlangen vom Operateur viel Geschick und langjährige Erfahrung.
Kosten: 5500 Euro plus Nebenkosten

OBERSCHENKELSTRAFFUNG

Was lässt sich korrigieren?
Viele Frauen ab dem 45. Lebensjahr leiden unter schlaffen Oberschenkelinnenseiten. Eine Oberschenkelstraffung kann Abhilfe schaffen. Oft wird dieser Eingriff auch in Verbindung mit einer Gesäßstraffung durchgeführt.

So wird's gemacht
Die Oberschenkelstraffung ist keine einfache Operation, und die Ergebnisse sind nicht immer optimal, weil oft große Zugkräfte im Spiel sind, die zu einer auffälligen Narbe führen können. In einem

Aufklärungs- bzw. Beratungsgespräch werden unsere Patienten genau darüber informiert.

Vor der Operation wird am stehenden Patienten die Schnittführung eingezeichnet und markiert, wie viel Haut entfernt werden muss. Es gibt unterschiedliche Methoden zur Oberschenkelstraffung. Wir bevorzugen eine Schnittführung, die seitlich in Höhe der Schamhaargrenze oberhalb der Leistenfalte zur Oberschenkel-Dammbeuge führt und im innersten Anteil der Gesäßfalte endet. Soll zusätzlich das Gesäß gestrafft werden, kann der Schnitt nach hinten entsprechend verlängert werden.

Nach der Schnittführung wird die Haut von ihrer Unterlage abpräpariert und nach oben gezogen. Die überschüssige Haut wird entfernt, und die Wunde wird verschlossen. Entscheidend ist, dass nicht nur die Haut entfernt und vernäht wird, sondern dass der Hautlappen am Schambein und am Leistenband befestigt wird, damit das Ergebnis lange hält. Bei sehr schlaffen Oberschenkeln kann neben einer nahezu unsichtbaren Schnittführung in der Leistengegend auch ein vertikaler Schnitt an der Innenseite des Oberschenkels in Richtung Knie geführt werden, um hier eine optimale Raffung zu erzielen.

Der Trick bei der Gesäßstraffung besteht in einer keilförmigen Entfernung des Fettgewebes, sodass es nicht nur zu einer Straffung, sondern auch zu einer höheren Positionierung des Gesäßes kommt. Die Straffung kann auch mit einer Fettabsaugung kombiniert werden. Durch eine spezielle Nahttechnik und anschließende intensive Narbenpflege sind die Narben bei guter Heilung später unauffällig. Wenn notwenig, werden Dränagen zur Ableitung des Wundsekrets gelegt. Ein Pflasterverband schützt die Wunde. Der stationäre Aufenthalt beträgt etwa fünf Tage.

Nach der Operation werden dem Patienten Antibiotika verabreicht, um Infektionen vorzubeugen. Der stationäre Aufenthalt beträgt fünf Tage. Intensive Nachpflege für zwei Monate.

Welche Komplikationen sind möglich?
Auch nach einer Oberschenkelstraffung können Komplikationen wie nach jeder Operation auftreten (Nachblutungen, Infektionen,

Thrombosen etc.). Da die Zugkraft der Haut im Bereich des Oberschenkels sehr stark ist, sind Wundheilungsstörungen keine Seltenheit. Wurden die Schnitte für die Oberschenkelstraffung zu weit unten angelegt, können sie später im Beinausschnitt sichtbar werden. Deshalb sollte der Eingriff von einem erfahrenen Chirurgen durchgeführt werden.

Mein persönlicher Tipp
Oft erwarten sich Patienten von einer Oberschenkel- oder Gesäßstraffung mehr, als operativ möglich ist. Daher ist vor der Operation eine umfassende Aufklärung über die Möglichkeiten des Eingriffs wichtig.

Wichtig ist auch die intensive Nachpflege. Es wird auch eine spezielle Gymnastik in einem Fitnesscenter empfohlen, um die Muskeln an den Oberschenkelinnenseiten zu aktivieren. Auch hier gilt, dass ein optimales Ergebnis durch eine Operation allein nicht zu erreichen ist, das heißt, sportliche Betätigung und intensives Training gehören dazu.

Kosten: 6500 Euro plus Nebenkosten

OBERARMSTRAFFUNG

Was lässt sich korrigieren?
Da die Haut mit zunehmendem Alter an Elastizität verliert, können auch die Oberarme schlaff werden und einen beachtlichen Hautüberschuss aufweisen. In diesem Fall kann die überschüssige Haut samt darunterliegendem Fettgewebe operativ entfernt werden.

So wird's gemacht
Der Arzt zeichnet vor der Operation am sitzenden Patienten genau die Schnittführung an. Der lange Schnitt an der Oberarminnenseite, der von der Achsel bis ins obere Drittel der Oberarminnenseite reicht, wird so platziert (»Fischmaultechnik« nach Mang), dass die Narbe später möglichst wenig auffällt. Nach vorsichtiger Präparation wird die überschüssige Haut samt Fettgewebe entfernt, und die Wundränder werden mit einer kosmetischen Naht verschlos-

sen. Pflaster und ein elastischer Verband schützen die Wunde. Die Operation kann in Tumeszenz-Anästhesie (örtlicher Betäubung) ausgeführt werden. Der stationäre Aufenthalt beträgt vier Tage.

Nach einer Oberarmstraffung sollte sich der Patient drei bis vier Wochen körperlich schonen, damit die Wunde ungestört abheilen kann. Sechs bis acht Wochen sollte der Patient kontinuierlich Kompressionsmanschetten tragen. Die Patienten sind nach guter Heilung vom Ergebnis begeistert.

Welche Komplikationen sind möglich?
Auch bei der Oberarmstraffung kann man Komplikationen wie Nachblutungen, Infektionen etc. nicht mit absoluter Sicherheit ausschließen. Relativ häufig kommt es im Bereich der Operationsnarbe zu einem leichten Lymphstau. Wir empfehlen unseren Patienten deshalb eine manuelle Lymphdränage, die nach der Operation für etwa zwei bis drei Wochen durchgeführt werden sollte.

Ein Nachteil ist die Narbenbildung, das heißt, bei schlechtem Heilverhalten können die Narben sehr störend sein.

Mein persönlicher Tipp
Ab dem vierten postoperativen Tag muss mit der Narbenpflege begonnen werden. Auftretende Narben können nach sechs Monaten durch Narbeninjektionen mit Hydrocortison behandelt werden. Das führt bei gestörter Heilung zum Abflachen der Narben. Darüber hinaus besteht nach einem halben Jahr die Möglichkeit, die Narben mit einer Laser-Dermabrasion oder Exzision zu behandeln.

Kosten: 5000 Euro plus Nebenkosten.

OHRANLEGUNG

Was lässt sich korrigieren?
»Segelohren«, die mehr als 30 Grad vom Kopf abstehen, können schon für kleine Kinder zum Riesenproblem werden, wenn sie wegen ihrer Deformität von Gleichaltrigen ständig gehänselt und von gemeinsamen Spielen ausgeschlossen werden. Wenn Ohren abste-

hen, liegt das an einer Fehlentwicklung des Ohrknorpels, die sich operativ gut korrigieren lässt. Bei manchen Menschen steht nur ein Ohr deutlich vom Kopf ab, das andere nimmt eine völlig unauffällige Stellung ein.

Ab dem fünften Lebensjahr wächst die Ohrmuschel nicht mehr so stark, sodass die Ohren bereits im Kindergartenalter operativ angelegt werden können. Dieser Zeitpunkt ist auch sinnvoll, um dem Kind spätere Hänseleien durch Schulkameraden zu ersparen.

Werden abstehende Ohren bei einem kleinen Kind operiert, sollte die Krankenkasse die Kosten übernehmen. Erwachsene müssen in der Regel selbst bezahlen.

So wird's gemacht
Aus einer Vielzahl von Operationstechniken hat sich seit zwanzig Jahren eine Technik bewährt, die gute Ergebnisse bringt und das Ohr lebenslang in Form hält:

Hinter dem Ohr wird ein Schnitt angelegt und ein sichelförmiger Hautlappen sowie ein Teil des Knorpels entfernt. Durch geschickte Formung des Knorpels wird die äußere Kontur des Ohrs neu modelliert und die Wunde mit einer kosmetischen Naht versorgt. Nun schließt sich die Korrektur des gegenüberliegenden Ohrs an. Sind die Ohren nicht genau symmetrisch, muss dies bei der Operation berücksichtigt und ausgeglichen werden.

Nach acht Tagen wird der Verband abgenommen, und die Fäden werden entfernt. Das Ohr ist noch empfindlich, der Patient sollte vier Wochen lang nachts ein Stirnband tragen, damit das Ohr in Form gehalten wird. Körperliche Betätigung und Schwimmen sind nach vier Wochen möglich. Erst nach einem halben Jahr ist das Ohr wieder so fest und belastbar, wie es vor der Operation war.

Kleine Kinder sollten in Vollnarkose operiert werden. Etwa ab dem zehnten Lebensjahr ist eine Ohranlegung meist problemlos in örtlicher Betäubung machbar.

In der Presse wird auch des Öfteren von der »Fadenmethode« berichtet. Meist entzünden sich aber die Fäden und machen Probleme. Deshalb sollte man gerade in der Schönheitschirurgie keine großen Experimente machen. Die von mir beschriebene Methode nach

Stenvers und Stenström ist standardisiert. Erprobte und standardisierte OP-Methoden bringen bei einem geübten Operateur immer die gleichen und guten Resultate.

Welche Komplikationen sind möglich?
Schwellungen und leichte Nachblutungen sind möglich. Um Infektionen zu verhindern, geben wir ein Antibiotikum. Sollte es trotzdem zu einem Pochen im Ohr, zu Schmerzen oder gar Fieber kommen, muss sofort der Arzt benachrichtigt werden: Es könnte nämlich sein, dass sich die Wunde infiziert hat. Eine Infektion im frisch operierten Ohr kann zu unschönen Deformierungen führen und muss deshalb sofort konsequent behandelt werden.

Mein persönlicher Tipp
Sollten die Ohren sehr stark abstehen, ist es aus psychischen Gründen empfehlenswert, Kinder vor der Einschulung operieren zu lassen. Dabei wird ein spezielles, schonendes Narkoseverfahren durchgeführt. Auch die Mutter oder der Vater kann 24 Stunden bei dem Kind bleiben. Bei älteren Kindern (über 10 Jahren) ist auch örtliche Betäubung möglich.

Kosten: Bis zum 14. Lebensjahr zahlen die Kassen, dann 2000 Euro pro Ohr plus Nebenkosten.

Register

Abd el Farag, Nadja 89
Adelhardt, Christine 120
Adjani, Isabelle 67
Affleck, Ben 101
Aga Khan, Prinz Karim 15
Ägypten 63
Allen, Soon-Yi 74
Allen, Woody 74
Alterschirurgie 17, 135, 168 ff., 172 ff.
–, häufigste OPs 171
Anastacia 52
Anderson, Pamela 48, 53, 58, 80, 89, 93, 100, 119, 158
Aniston, Jennifer 100 f.
Auermann, Nadja 120
»Aus Alt mach Neu« (RTL-Doku) 54

Banderas, Antonio 50, 101
Barati, Minu 72
Bardot, Brigitte 66, 121, 186
Barrymore, Drew 50
Bauchdeckenstraffung 97, 100, 174, 180, 184, 220 f.
Bebehani, Ali 34
Bebel, August 74
Bechtolsheim, Andreas von 23
Beckenbauer, Franz 83
Becker, Barbara 78
Becker, Boris 78, 83, 89
Beckham, David 101, 107
Beckham, Victoria 45, 80, 84
Begum Inaara 15
Beinverlängerung 137 f.
Ben Amar, Tarek 110
Berben, Iris 12, 84

Berenson, Marisa 186
Bergman, Ingrid 67
Berlusconi, Silvio 71 f., 77, 104 ff.
Berry, Halle 100
»Big Brother« (TV-Sendung) 88
Bischoff, Sonja 104
Bismarchi, Angela 123 f.
Bismarchi, Ox 123 f.
Blanchett, Cate 67
Bodenseeklinik 8 f., 39, 41 ff., 132, 154 f., 158
Bohlen, Dieter 43 f., 59, 78, 91
Botox(-Injektionen) 11 f., 49 f., 52 f., 55 ff., 108, 113, 121, 123, 135 f., 156
Braga, Sonia 101
Brandt, Fredric 55 ff.
Brandt, Willy 74
Brasilien 29 f.
Briatore, Flavio 74
Bruni, Carla 70 f.
Brustoperationen 9, 35, 47 ff., 53 f., 80 f., 86, 91, 98 ff., 120, 122 ff., 126 ff., 132, 134 f., 142 ff., 155, 184, 222 ff.
Bullock, Sandra 100
Bündchen, Gisele 100 f.
Burda, Hubert 42

Campbell, Naomi 51, 56, 58
Cardinale, Claudia 67
Carfagna, Mara 72
Carl August von Sachsen-Weimar-Eisenach 75
Cattrall, Kim 52
Chamberlain, Richard 46 f.
Cher (Bono) 49 f., 113

Clapton, Eric 70
Clooney, George 101, 107
Connemann, Gitta 99, 156
Conradi, Erwin 42 f.
Cooper, Gary 108
Cordalis, Costa 36, 83, 159, 176
Costner, Kevin 70
Cox, Courtney 52
Crawford, Joan 186
Cruise, Tom 101 f.

Dalì, Salvador 187
de Havilland, Olivia 67
Deneuve, Cathérine 47, 67, 100
»Der Tod steht ihr gut« (Film) 168 f.
Derek, Bo 184
Deutsche Gesellschaft für Ästhetische Medizin 34, 40
Diaz, Cameron 100
Dietrich, Marlene 47, 67
Douglas, Kirk 101
Douglas, Michael 74, 108
Drews, Jürgen 36, 82
Dunaway, Faye 49
Dylan, Bob 111

Ecclestone, Bernie 74
Ecclestone, Slavica 74
Eichinger, Bernd 84
Einstein, Albert 21
Elstner, Frank 83
Erhardt, Steve 103, 113 f.
Escobar, Pablo 125
Estefania (Bohlen-Lebensgefährtin) 43
Evangelista, Linda 52

Facelifting 9 f., 35, 49, 52, 106, 108, 134, 136, 146 f., 149, 226 ff.
Faltenunterspritzung 9, 121
Farah Diba 186
Ferfried (»Foffi«) von Hohenzollern 89 f.
Fernández de Kirchner, Cristina 106, 126
Ferrari, Lollo 142 f.

Ferres, Veronica 78, 87
Fettabsaugung (Liposuktion) 9, 12, 35, 50, 98, 105, 108 f., 120, 123, 134, 155, 231, 239 ff.
Fischer, Joschka 72
Flick, »Mick« 84
Flick, »Muck« 84
Flint, Katja 83 f.
Flynn, Errol 101
Fonda, Jane 53
Ford, Betty 186
Foster, Taneka 123
Frevert, Ute 68, 76
Fried, Amelie 21
Fuhr, Eckhard 73

Gabor, Zsa Zsa 186
Garbo, Greta 67, 100
Gardner, Ava 67
Gedeck, Martina 67
George, Götz 36, 82, 159, 176
Gere, Richard 107
»Germany's Next Topmodel« (TV-Sendung) 97 f.
Gerster, Petra 145 ff.
Gesundheitsreform 161 ff.
Giambologna 62
Gibson, Mel 101
Giger, Andreas 169
Glas, Uschi 12, 84
Glaßbrenner, Adolf 20
Göbel, Eckhard 28, 30
Graeter, Michael 84
Graser, James 84
Gregoraci, Elisabetta 75
Griese, Inga 188
Griffith, Melanie 50
Gsell, Tatjana 90

Haartransplantationen 9, 35, 134, 233 ff.
Haas, Tommy 86
Hacker, Bernd 28, 30
Haerter, Eckart 76
Hammer, Klaus 33 f.
Harlow, Jean 67
Hassencamp, Oliver 84

Hayek, Selma 100
Hayworth, Rita 67
Heesters, Johannes 75
Heidegger, Martin 88
Heller, Joseph 70
Hemingway, Ernest 106
Hepburn, Audrey 67
Hepburn, Katherine 67
Herles, Wolfgang 23
Herzog, Werner 84
Hilton, Paris 86, 89, 98
Hinterseer, Hansi 83
Hoefflin, Steven 114
Hoeneß, Dieter 21
Hoeneß, Uli 21
Hofmann, Gunther 139
Holzberg, Oskar 79
Holzschuher, Renate von 13
Hurley, Liz 51, 56
Hussein, jordan. König 186
Hyaluronsäure 53, 94, 134, 232

Iglesias, Julio 108, 186
Ilisarow, Gavril 137
Ilisarow-Klinik 138
Implantate 47 ff., 53, 80, 98 f., 113, 118 f., 128 f., 223 f.
International Society of Aesthetic Plastic Surgery 100
Internationale Gesellschaft für Ästhetische Medizin (IGÄM) 157
It-Girls 86

Jackson, Cindy 121
Jackson, Michael 15, 101, 110 f., 114, 121
Jagger, Bianca 84
Jagger, Mick 70, 84
Jang, Dong-Kun 101
Jolie, Angelina 45, 59, 99 f., 119
Jones, Grace 89
Jung, Marc-David 18, 96, 176 ff.

Kahn, Oliver 78
Karcher, Eva 190
Katon, Kerry 98
Kaufmann, Christine 83

Kelly, Grace 15, 59, 67, 100
Kennedy, John F. 70
Kennedy, Robert 70
Kerr, Charlotte 168
Kerth, Verena 78
Kidman, Nicole 48, 90, 92, 100 f., 119
Kinder und Jugendliche 93–102, 126, 131
King, Larry 74
Kirch, Leo 37
Kleopatra, ägypt. Herrscherin 61
Klitschko, Vitali 83
Klitschko, Wladimir 83
Klum, Heidi 66
Knef, Hildegard 67
Kohl, Helmut 72
Kollagen 11, 53, 55, 231
Korkmaz, Aylin 180 ff.
Kosten 80, 116 ff., 125 f., 128 ff., 132, 135, 221, 223, 226, 235, 237, 241, 243, 245 f., 248
Kravitz, Lenny 56
Kroetz, Franz Xaver 84
Krug, Martin 78
Krüger, Mike 21
Kutcher, Ashton 49

Lacher, Helmut 28, 30
Lamarr, Hedy 67
Lario, Veronica 71 f., 105
Lauda, Niki 186
Lauterbach, Heiner 84
Lauterbach, Karl 99
Lehndorff, Veruschka, Gräfin 84
Leigh, Vivian 67
Lepore, Amanda 121, 139
Letizia von Spanien, Prinzessin 134
Letizia, Noemi 71 f.
Levetzow, Amalie von 75
Levetzow, Ulrike Sophie von 75 f.
Lévy, Bernard-Henri 70
Lidkorrektur/straffung 9 f., 35, 105, 107, 130 f., 134, 148, 173 f., 236 ff.
Lindauer Kreiskrankenhaus 29, 31 f., 39, 41
Lindenberg, Udo 83

Lippenmodellierung (siehe auch Botox) 12, 14 f., 48 ff., 53, 94 f., 100, 135
Lollobrigida, Gina 67, 186
Lopez, Jennifer 45, 100, 136
Loren, Sophia 67, 100, 186
Loth, Kader 88
Lugner, Christina 89 f.
Lugner, Richard 89 f.
Luhrmann, Baz 52
Lutz Christian 25, 27

Madonna 50 f., 56, 101, 113
Mang, Gloria (Tochter) 38
Mang, Karl (Bruder) 21
Mang, Karl Magnus (Vater) 21 ff., 25 ff., 36 f.
Mang, Luise (geb. Baur, Mutter) 21
Mang, Sybille 11, 32, 36 ff., 171
Mang, Thomas (Sohn) 38
Mang Klinik Swiss 43
»Mang-Schule« 42
Männer 104–114
Mansfield, Jane 13
Martin, Ricky 101
Mary von Dänemark, Prinzessin 100
Matthäus, Kristina Liliana 74, 81
Matthäus, Lothar 74, 81
Matthäus, Marijana 81
McConaughey, Matthew 101
Medical-One-Klinikgruppe 42 f., 116, 158
Meier to Bernd-Seidl, Petra 41
Meine, Klaus 83
Mendes, Eva 46
Menem, Carlos 106, 126
Mercouri, Melina 186
Mercury, Freddy 84
Meyer, Laurenz 72
Michelle (Schlagersängerin) 53 f.
Mies van der Rohe, Ludwig 45
Mittelfußknochenentfernung 16, 121, 139
Mitterrand, François 186
Möller, Ralf Ralph 83, 104
Monroe, Marilyn 47, 66, 70, 100, 140
Moore, Demi 49, 100, 119

Morgan, Michèle 67
Moss, Kate 58
Motti, Gianni 105
Müller, Gerhild von 98
Müller, Jürgen 41
Münchner Klinikum Großhadern 9, 33 f.
Münchner Klinikum rechts der Isar 31 f., 34 ff., 38
Müntefering, Anke-Petra 72
Müntefering, Franz 72 ff., 77
Müntefering, Renate 73

Narbenfehlbildung 54
Nasenkorrektur 9 f., 33, 47 f., 100, 110, 127, 132, 134, 136, 149 ff., 159 f., 241 ff.
Netzer, Günther 83
Nicholson, Jack 84
Nielsen, Brigitte 54
Nietzsche, Friedrich 90
»Nip/Tuck – Schönheit hat ihren Preis« (US-TV-Serie) 46 f.
Nofretete, ägypt. Herrscherin 59
Novak, Kim 67

Oberarmstraffung 9, 173, 245 f.
Oberschenkelstraffung 9, 173, 243 ff.
Ochsenknecht, Uwe 83
Ohoven, Chiara 94, 97
Ohoven, Mario 94
Ohoven, Ute 94
Ohranlegung 246 ff.
Onassis, Jackie 186
OP-Tourismus 115–132
Oral- und Venenchirurgie 9
Osbourne, Ozzy 48
Osbourne, Sharon 48

Padaung (Volksgruppe) 63 f.
Paes, Juliana 100
Pelé 189
Penisverdickungen bzw. -verlängerungen 112, 135
Pfeiffer, Michelle 48, 55, 100
Pitanguy, Gisela 188
Pitanguy, Ivo 13, 24, 26, 29 f., 37, 123, 168, 185 ff.

Pitt, Brad 100 ff., 107, 158
Polanski, Roman 84
Polymilchsäure 232
Pooth, Franjo 91
Pooth, Verona 90 ff.
Popkow, Arnold 138
Porter, Phyllis 171 ff.
Presley, Priscilla 121, 136
Price, Katie 86
Professor-Mang-Stiftung 18, 40, 177, 182

Rajter, Dunja 36, 82, 159, 176
Ramstein, Flugshow-Katastrophe von 18, 96, 177
Raptopoulou, Pagniotta 149 ff.
Rau, Christina 74
Rau, Johannes 74
Reagan, Nancy 54
Reagan, Ronald 54
Rethel-Heesters, Simone 75
Reynolds, Burt 109
Rezzori, Gregor von 84 f.
Richard, Cliff 108
Richter, Maike 72
Riefenstahl, Leni 186
Riekel, Patricia 73
Rio de Janeiro 13, 29 f.
Rippenentfernung 16 f., 49, 121, 136, 139
Ritchie, Nicole 45
Roberts, Julia 49, 100 f.
Ross, Diana 110
Rosselini, Isabella 168
Roth, Claudia 21
Rourke, Mickey 111
Rubens, Peter Paul 62
Ruge, Nina 83
Rummenigge, Karl-Heinz 83
Ryan, Meg 48 f.

Sachs, Gunter 84
Salzhauer, Michael 95, 120
Sander, Erol 83
Sarkozy, Nicolas 70 f.
Schell, Maria 67
Schirrmacher, Frank 169
Schmid, Wilhelm 14

Schmidt, Harald 169
Schmidt, Ulla 163
Schneider, Romy 67
Schönheitschirurgie 7, 9 f., 12 f., 24, 29, 32 ff., 39 f., 42, 45 ff., 49 ff., 53 f., 67, 79 f., 93–102, 104–167, 176 ff., 180 ff., 191–248
–, sinnvolle 16 ff., 133 ff., 144 ff., 148 ff.
Schönheitsfarmen 130
Schönheitsideale 58 ff., 62 ff.
Schönrade, Uwe 97 f.
Schröder, Gerhard 83
Schwarzenegger, Arnold 101, 104
Scorsese, Martin 52
Scuderi, Nicolò 105
Sevinor, Sheldon 171 f.
Seymour, Jane 145
Seymour, Stephanie 56
Shakira 100
Shaw, George Bernard 93
Siegel, Giulia 86 f.
Siegel, Ralph 86
Silikon 47, 80, 95, 118, 123, 125, 136, 143 f., 184
Simpson, Jessica 53
Soraya 84
Southwick-King, Shawn 74
Spears, Britney 93, 98, 100, 140
Speidel, Jutta 84
»Spider Murphy Gang« 85
Stallone, Sylvester 54, 107
Steeger, Ingrid 36
Steinau, Hans-Ulrich 156
Stewart, Kimberly 134
Stewart, Rod 134
Stone, Sharon 49, 100
Strauß, Franz Josef 84
Streep, Meryl 168
Stuff, Britta 56 f.
»Stupededia« Stupidedia (Satire-Internetportal) 88, 94
Surma (Volksgruppe) 63

»Tara« (US-Kommentatorin) 139 f.
Taylor, Elizabeth (»Liz«) 61, 67, 100 f.
Teese, Dita von 89

Tellerlippe 63
Thalia 100
Theron, Charlize 101
Thurman, Uma 48
Thurn und Taxis, Gloria von 84
Thurn und Taxis, Prinz Johannes von 13
Tiedemann, Carlo von 108 f.
Tiedemann, Nikolas von 109
Tiriac, Ion 83
Tomasina, Michele 179 f.
Trophäenfrauen 10, 19, 68–81
Trump, Donald 70, 74
»Tuk Tuk« (Kunstobjekt) 63 ff.
Turner, Tina 100
Twiggy (Model) 66
Tyler, Liv 67

Ulm 21
Usher (US-Popstar) 123

Valentin, Barbara 84
Valentin, Karl 193
Van Damme, Jean-Claude 101
Venus von Milo 58

Venus von Willendorf 60
Versace, Donatella 15, 136
Vigne, Eric 142 f.
Vogel, Sabine 63

Walser, Martin 23, 76, 83
Wayne, John 103, 108
Weber, Willi 83
Welch, Raquel 186
Wepper, Fritz 83
Werner, Margot 84, 93, 103
Westerwelle, Guido 83
Wiener Opernball 89 f.
Wilde, Oscar 168
Wildenstein, Jocelyn 121, 140 ff.
Willis, Bruce 49
Winfrey, Oprah 101
Winslett, Kate 67

Xuxa (brasilian. Popstar) 100

Y-Gesicht 56

Zeta-Jones, Catherine 59, 74, 100
Zulu, Paulo 101

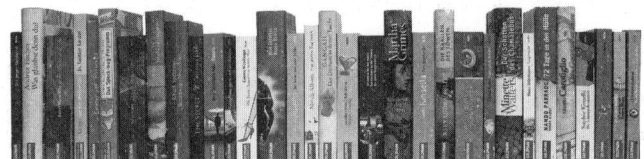

Die ganze Welt des Taschenbuchs
unter
www.goldmann-verlag.de

Literatur deutschsprachiger und
internationaler Autoren,
**Unterhaltung, Kriminalromane, Thriller,
Historische Romane** und **Fantasy-Literatur**

Aktuelle **Sachbücher** und **Ratgeber**

Bücher zu **Politik, Gesellschaft,
Naturwissenschaft** und **Umwelt**

Alles aus den Bereichen **Body, Mind + Spirit**
und **Psychologie**

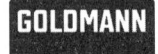

Überall, wo es Bücher gibt und unter www.goldmann-verlag.de

Goldmann Verlag • Neumarkter Straße 28 • 81673 München